Ralf Vogt

Das traumatisierte Gedächtnis – Schutz und Widerstand

Wie sich traumatische Belastungen in Körper, Seele und Verhalten verschlüsseln und wieder auffinden lassen

Ralf Vogt

Das traumatisierte Gedächtnis – Schutz und Widerstand

Wie sich traumatische Belastungen in Körper, Seele und Verhalten verschlüsseln und wieder auffinden lassen

Mit Beiträgen von:

Dipl.-Psych. Wiebke Bruns
Dipl.-Geografin Salina Magdalena Centgraf
Dipl.-Kunsttherapeutin Sabine Hampf
Dipl.-Psych. Thomas Haudel
Dipl.-Psych. Amrei Kluge
M.Sc. Psychologin Winja Lutz
PhD. Renée P. Marks
Dipl.-Psych. Irina Vogt
Dr. rer. nat., Dipl.-Psych. Ralf Vogt

lehmanns media

Impressum

Bibliografische Information der Deutschen Nationalbibliothek
Die Deutsche Nationalbibliothek verzeichnet diese Publikation in der Deutschen Nationalbibliografie; detaillierte bibliografische Angaben sind im Internet unter `http://dnb.ddb.de` abrufbar.

Helmholtzstr. 2-9
10587 Berlin
Korrigierter Nachdruck der 1. Auflage 2018
Umschlag: Bernhard Bönisch
Satz & Layout: LaTeX(Zapf Palatino) Volker Thurner, Berlin
Druck und Bindung: Totem • Inowrocław • Polen
ISBN 978-3-86541-964-4 www.lehmanns.de

Inhaltsverzeichnis

Danksagungen

Diese Buchveröffentlichung ist engagierten Förderern zu verdanken, die sich gegen ein Ausbremsen bewusster und unbewusster Gegenkräfte durchsetzen mussten. Es wird wohl in späteren Anekdoten zusammengefasst werden, welche dynamischen Kämpfe hier ausgetragen wurden. Mein erster Dank gilt diesen Unterstützern.

Mit der dankenswerten Energie meiner Frau und unseren Gesprächen zur Notwendigkeit und Sinnhaftigkeit konnte dieses Projekt letztendlich realisiert werden. Danke Irina.

Auch die junge Generation von Absolventen des Trauma-Institut-Leipzig hat mir den Rücken gestärkt, unserem Forschungs- und Lehrauftrag treu zu bleiben. Danke auch Ihnen Allen!

Bei der praktischen Fertigstellung des Buches hat Frau Pötzsch wieder die meisten Fäden in den Händen halten müssen. Vielen Dank für diese großartige Multitaskingleistung.

Herr Reichelt hat wie immer das Coverbild nach unseren Anregungen gestaltet und unsere Fotos in die Druckreife gebracht. Danke für die zuverlässige Qualität.

Herr Höffling war ein fachkundiger und umsichtiger Lektor des Buches, der uns eine angenehme Arbeitsatmosphäre gestaltet hat. Vielen Dank dafür.

Ich danke abschließend Herrn Thurner und Lehmanns Media GmbH für die professionelle Realisierung dieses ersten E-Book-Projektes im Fachbuchressort.

Ralf Vogt im März 2018

Einführung

Ralf Vogt

Dieses Buch entstand sowohl aufgrund vieler neuer Forschungsergebnisse und Fachdiskussionen zur Veränderung und Veränderbarkeit des traumatisierten Gedächtnisses bei von Menschen gemachten Psychotraumastörungen als auch aufgrund des Bedürfnisses unserer SPIM-30-Ausbildungskandidaten nach den neuesten Texten zum Behandlungsmodell unseres Trauma-Institutes-Leipzig. Die neuen Forschungsergebnisse und Fallanalysen sind insbesondere im Rahmen einer Konferenzaufforderung im Frühsommer 2017 entstanden, wo wir viele Kollegen zu neuen Beiträgen aus ihrer Praxis über die qualitative Gedächtnisforschung motivieren konnten.

Das Grundthema des sich widersprüchlich verändernden Traumagedächtnisses lag uns in der alltäglichen Praxis schon lange am Herzen, weil wir feststellten, dass es zur Struktur und Behandlung des in der Therapie sich verschließenden und öffnenden Traumagedächtnisses kaum nutzbare Fachliteratur gibt, sondern dass sich stattdessen in unserer Disziplin sogenannte Fachaussagen der False Memory Syndrom Foundation breitmachen oder angrenzende Bereiche, wie die forensische Aussagenpsychologie, offenbar das gesamte Terrain für sich in Anspruch nehmen, weil Traumapsychotherapeuten dazu anscheinend keine Forschung betreiben. Verblüfft waren wir auch, als wir von Kollegen in der Supervision hörten, dass das Traumagedächtnis ja leider kaum reliabel sei usw. Wir hörten also abwehrende Argumente der oben genannten Aussagenpsychologie und der False Memory Syndrom Foundation aus dem unreflektierten Munde von Kollegen! Daher musste endlich etwas passieren, und zwar auf wissenschaftlicher Basis. Der Forschungsgegenstand war in den Vordiskussionen für einige Kollegen so neu bzw. missverständlich, dass diese Vertreter glaubten, wir würden althergebrachte Erkenntnisse über die Amygdala oder Ähnliches referieren. Analytische Einzelfallanalysen, theoretische Systematisierungen zur Veränderung des Traumagedächtnisses und eine Forschungsbefragung von Betroffenen zum Gegenstand haben die wenigsten für möglich gehalten.

Solche Missverständnisse, auch von Kollegen in unserem Fachgebiet, nehme ich gleich zu Beginn des Buches unter dem Thema „Zeitgeist" in den Fokus der Betrachtung. Ich wende mich darin zum Beispiel strikt gegen den vorauseilenden Gehorsam, der darin besteht, falsche Aussagen der False Memory Syndrom Foundation als auch problematische Verallgemeinerungsakzente der forensischen Aussagenpsychologie unkritisch zu übernehmen oder sich eventuell dadurch sogar ausbremsen zu lassen, eigene Forschung zu betreiben. Wir haben in der Psychotraumatologie den Fokus auf die Verbesserung der Behandlung zu legen und Patienten in der Erkenntnisanalyse zu stützen. Das ist natürlich ein ganz anderer Arbeitsgegenstand als der der forensischen Psychologie. Da dieser verwirrende Zeitgeist wie auch unsere Medien und Alltagsansichten auf dem Boden zweier Weltkriege eine Mentalität der Nichtfassbarkeit des Traumagedächtnisses erzeugen, wurde wahrscheinlich auch so gut wie keine besondere klinische Forschung zum Praxisgegenstand erhoben. Es dominiert die universitäre Grundlagenforschung, die die Merkfähigkeit und Gedächtnisstruktur von Allgemeinbürgern oder neurologischen Krankheitsbildern untersucht.

Frau Lutz rechnet in ihrem Beitrag ausführlich und konkret mit der Unwissenschaftlichkeit der False Memory Syndrom Foundation ab und beleuchtet deren interessante Historie als Täterorganisation zur Abwendung von Gerichtsklagen, welche durch traumageschädigte Menschen angestrebt werden könnten – und manchmal auch werden.

Im darauffolgenden Artikel beschreibe ich anhand des SPIM-30-Diagnostik- und Therapiemodells, wie methodisch implizite Gedächtnisstrukturen im Rahmen von spezifischen Settingbeispielen bereits seit Jahren nutzbar gemacht werden und wo es Erweiterungsmöglichkeiten gibt. Im Anschluss daran erweitere ich die theoretischen Aussagen durch neue traumaanalytische Einzelfallstudien, in denen ich speziell die Datenumwandlung von faktischen, symbolischen und atmosphärischen Traumaerinnerungen von Klienten untersuche, die durch zwischenmenschliche Gewalt veranlasst und geprägt wurden. Anhand dieser aktuellen Langzeitprotokollierungen kann ich frühere Arbeitshypothesen untermauern, und zwar dadurch, psychodynamische Patientenbelege zu beschreiben, in welchen faktische, symbolische und atmosphärische Daten durch psychotraumatischen Druck Wandlungen erfahren, die durch langfristige Traumabehandlungen wieder oder erstmals verstehbar und teilweise rückgängig gemacht werden können.

Im zweiten Teil des Buches sind Beiträge von verschiedenen Autoren aus dem Bereich der Kinder- und Erwachsenenbehandlung zu lesen, welche ihre Fallbeispiele der Gedächtnisveränderung bei dissoziativen Klienten mit unterschiedlichen methodischen Zugängen eindrücklich darstellen.

Renée Marks berichtet über die Behandlung dissoziativer Kinder und den Nutzen externalisierender Settings zur Traumagedächtnisanalyse.

Amrei Kluge und Wiebke Bruns beschreiben als tiefenpsychologische PsychotherapeutInnen, wie sie mit zum Teil körper- und handlungsorientierten Settings emotional traumatische Erinnerungen befördern konnten.

Danach schildern jüngere TraumabehandlerInnen ihre Therapie- und Beratungserfahrungen. Sabine Hampf verwendet künstlerisch-kreative Medien in der Traumatherapie und zeigt deren Vorteile für die Erinnerungs- und Bewältigungsarbeit. Thomas Haudel ist biodynamischer Körper- und Psychotraumatherapeut. Aus dieser Kombination entwirft er ebenfalls eigene originäre Zugangswege zu Traumapatienten. Sabine Centgraf ist Traumafachberaterin und arbeitet mit traumasensitivem Yoga mit schwangeren Psychotraumapatientinnen, die ihre psychotherapeutische Behandlung bei integrativen Therapeuten parallel durchführen. Sie beschreibt eindrucksvoll, wie durch bestimmte Yogaübungen die konkreten faktischen Einfälle einer Klientin zum therapeutischen Nutzen optimal gefördert wurden.

Nach diesen interessanten Berichten sind Praxisbeiträge aus der Werkstatt von meiner Frau und von mir zu lesen. Irina Vogt schildert einen spannenden Fallbericht einer ca. 30-jährigen Patientin, deren Geburtstraumatisierung bis dato noch nicht bearbeitet war. Sie verwendet dazu als Therapiemedium das Riesenei aus dem Konzept der Beseelbaren Symbolisierungsobjekte der SPIM-30-Settings.

Den Abschluss dieses Kapitels bilden Fallberichte von komplextraumatisierten DESNOS-, DDNOS- und DIS-Patienten aus meiner Praxistätigkeit. Hier werden qualitative Besonderheiten der schrittweise erfolgenden Wiedererlangung des faktischen Erinnerungsvermögens dieser TraumapatientInnen beschrieben. Darüber hinaus versuche ich der Frage nachzugehen, bei welchen therapeutischen Interventionen zunächst unspezifische Traumatrigger Bedeutung erlangten, bis sich später der Szenenhintergrund öffnen konnte.

Bemerkenswert an den aufgelisteten Einzelfallbeispielen ist meines Erachtens, dass konkrete psychodynamische Belege in Form von Patientenaussagen gefunden werden konnten, die die Notwendigkeit der Datenwandlung durch das emotional überforderte Traumaopfer in der Stufe der dissoziativen Wegspaltung, Symbolbildung oder atmosphärischen Datenwandlung verstehbar machen.

Im dritten Buchteil folgt die zentrale Forschungsarbeit von meiner Frau und mir. Als Datengrundlage dient die Befragung von 78 Patienten unserer Praxis, wie sie die Erinnerungsarbeit in der Traumapsychotherapie unter unserer Leitung erlebt haben. Besonders brisant waren dabei auch Fragen zu den selbst reflektierten Widerständen und Abwehrprozessen im Verlaufe ihrer Behandlung. Ein interessantes Ergebnis ist zweifelsohne, dass unsere Klienten viele Widerstandssymptome benennen, die wir zuvor auch als Aspekte des Zeitgeistes gegen die Traumatherapie (s.o.) beschrieben hatten. Das bedeutet, dass höchstwahrscheinlich eine Phase der verstärkten Abwehr, der Traumabagatellisierung und der phobischen Haltung gegenüber endlosen Labilisierungen bis hin zur Psychose etc. die meisten dissoziativen Traumaklienten kennzeichnet. Allein dieses Ergebnis ist ein wertvoller Orientierungspunkt für junge TraumapsychotherapeutInnen als auch ein Lernmotivationsargument für Kollegen, die bisher – ohne Ausbildungshintergrund in der Traumatherapiemethodik – eigenartigerweise keine traumatisierten Patienten im Praxisalltag gefunden hatten. Diese Klienten werden offensichtlich gesetzmäßig übersehen! Diese Unsicherheiten in der Psychotraumaselbsterfahrung macht sich zweifelsohne auch die oben genannte False Memory Syndrom Foundation zu Eigen, wenn sie mit halbplausiblen Argumenten und der missbräuchlichen Ausnutzung der allgemein typischen traumaphobischen Widerstandshaltungen von KlientInnen und der Umwelt die therapeutische Erinnerungsarbeit für quasi unmöglich erklärt.

Im vierten Teil des Buches sind brandneue Theoriebausteine des SPIM-30-Behandlungsmodells darlegt. Diese konzeptionellen Texte stellen Brücken zum Hirnphysiologiemodell von Stephen Porges und den bindungstheoretischen Pionierarbeiten von Bolwby, Ainsworth, Solomon, Main, Liotti und anderen klassischen Forschern dar. Diese Verknüpfungen können unsere traumapsychotherapeutische Arbeit noch komplexer mit anerkannten Modellen interdisziplinärer vernetzen. Dadurch wird unsere praktische Vorgehensweise noch besser begründbar und die oben genannten Qualitätssprünge in unserer Gedächtnisverarbeitungsstruktur werden besser verstehbar. Aus dieser Logik ergibt sich schließlich auch eine neue und notwendige Definitionsableitung, und zwar die Ableitung von wirklich interaktions- und bindungsorientierten qualitativen Traumaschädigungsklassen, die die bisherigen mehr quantitativen Bestimmungen reformieren können.

Die letzten Passagen des Buches beinhalten Fotos zu den im Buch dargestellten Fallbeispielen, da dadurch unsere Arbeit für viele Kollegen deutlich an Anschaulichkeit gewinnt. Meine Frau und ich sowie alle Kollegen hoffen, dass wir mit diesem Buch allen interessierten Lesern und Fachkollegen das Rahmenthema der Gedächtnisforschung in unserem Fachgebiet als auch die Arbeit mit dem Behandlungsmodell SPIM 30 für dissoziative Psychotraumastörungen sowie dessen vielfältige Anwendungsmöglichkeiten näher bringen können. Zur Erleichterung des Textverständnisses enthält der Anhang ein Abkürzungsverzeichnis. Ausführlichere Beschreibungen zu den Abkürzungen finden sich in Vogt (2013). Weiterführende Diskussionsanfragen können über die Autorenliste an die jeweiligen Verfasser selbst gestellt werden.

Kapitel 1

Theoretische Vorbetrachtungen

1.1 Zeitgeist und Traumagedächtnis

Ralf Vogt

Der Zeitgeist beeinflusst in hohem Maße das alltagspsychologische und psychotherapeutische Denken (vgl. Vogt, 2012, S. 13-15 und Vogt, 2014, S. 6-12). Grund dafür ist meines Erachtens erstens der Stand der relativ jungen Wissenschaftsdisziplin Psychotherapie, in der notwendigerweise viele sich widersprechende Konzepte praktiziert werden und die Kristallisation einer relativ klaren allgemeingültigen, breit akzeptierten Lehrmeinung noch in weiter Ferne liegt. Zweitens wird Psychotherapie in der traditionellen Betrachtung eher als „weiche" Wissenschaft – im Gegensatz etwa zur Physik oder Medizin – angesehen, obwohl auch diese Wissenschaftsdisziplinen essenzielle Probleme ihres Gegenstandsspektrums, wie die Problematik der Schwarzen Löcher bzw. der Krebsbehandlung, noch nicht lösen konnten. Selbst einem Wetterbericht – mit einer maximalen Treffsicherheitswahrscheinlichkeit von ca. 3 Tagen – vertrauen viele Menschen mehr als einer psychologischen Expertise, an welche man obendrein noch größere Ansprüche stellt und menschliche Verhaltensprognosen mit monatelanger, wenn nicht sogar jahrelanger Gültigkeit erwartet. Warum ist das so? Die meisten Menschen nehmen in Anspruch, über ihre Psyche, ihre innerseelischen Vorgänge mit Motiven, Gefühlen, Denken und Verhalten irgendwie ausreichend Bescheid zu wissen. Vielleicht gemäß einem abgewandelten Decartes-Motto: Ich denke – also weiß ich Bescheid! Oder: Ich vermute – also bin ich! Aber Spaß beiseite. Wir betreten vermintes Gelände. Die Psyche ist ein sensibles Ding, da lässt sich niemand mal schnell etwas sagen.

Im Gegensatz zum Arzt oder Naturwissenschaftler, bei welchem die Mitmenschen unserer Zeit schnell gläubig werden.

Bei Auffassungen über die Psyche und ihre Qualitätseigenschaften wie etwa eine Gedächtnisleistung oder Persönlichkeitshaltung steht offenbar mehr das persönliche Selbstkonzept eines jeden auf dem Spiel. Beim Arzt kann man sich in der Regel eine Kritik zur Lebensführung eher ruhig anhören, wie: Dann schälen wir eben künftig die Gurken ab, wenn die Schale industriell gespritzt ist. Kein Problem, die Gurke bleibt im Wesentlichen erhalten. Damit kann man leben, wenn man kein Meerschweinchen ist und sich gerade auf die Schale gefreut hat.

Bei psychologischen Rückmeldungen zur seelischen Verarbeitungskapazität wird die angesprochene Person schnell ungläubig, distanziert, ärgerlich – oder einfach sofort gegenteiliger Meinung sein, weil: Es so ist, und basta! Das heißt, psychologische bzw. psychotherapeutische Hinweise treffen auf eine Form von Halbwissen, welches im Selbst- und Weltbild häufig sofort und vehement verteidigt werden muss. Es geht schließlich um unbewusste Prozesse, und wenn man da nicht Bescheid weiß, bekommt man eine ärgerliche Angst und möchte plötzlich alles so lassen, wie es war, um keine Unruhe zu erleben. Ebenso schnell belastet fühlt sich eine Reihe von Kollegen, wenn sie den Eindruck haben, dass das Ansehen des verdienten Pioniers der Psychoanalyse, Sigmund Freud, infolge der modernen Traumaforschung objektiv unheilbaren Schaden nehmen könnte.

Im Bereich von Technik ist so eine emotionale Stagnationssehnsucht unvorstellbar. Wer möchte heute noch wirklich im ersten Personenkraftwagen von Carl Benz wie vor über 100 Jahren sitzen? Wer käme als Techniker auf die traurige Interpretation, dass wir, wenn wir einfach neue Autos bauen, das Erbe von Carl Benz ignorieren bzw. traditionell Bewährtes einfach übergehen würden? Der Zeitgeist in der Psychoanalyse und Psychotherapie ist da manchmal viel stärker dem Bisherigen verhaftet. Das Festhalten an konservativen Normen hat auch Einfluss auf unser Schulendenken in der Psychotherapie. Und das wiederum beeinflusst auch die schleppende Übernahme traumatherapeutischer Konzepte; es mangelt an Forschung in der tiefenpsychologisch-analytischen Psychotherapie überhaupt und somit beschäftigt man sich bisher auch nur unzureichend mit der Untersuchung von traumatisch geprägten Gedächtnisproblematiken und deren methodenpsychologischer Lösung. Der Zeitgeist, sich nicht mit der Furcht vor dem unbekannten traumatischen Unbewussten, mit dissoziierten Erinnerungsgegenständen zu befassen, hatte auch Sigmund Freud erfasst, als er sich 1897 – nach knapp 2 Jahren der Postulation der Traumahintergrund-Hypothese für schwere psychische Störungen (Verführungstheorie Freuds 1895-1897, vgl. Hirsch, 2004 sowie Vogt, 2004, S. 35-39)

– davon abwandte und die Fantasiehypothese als wichtigere Erklärung für gewaltsame, traumatische sexuelle Übergriffe an Kindern an die erste Stelle schob.

Jennifer Freyd (1994) untersucht seit Jahren das Trauma des Verrats, welches durch gewaltsame bzw. bloßstellende Übergriffe von wichtigen Bindungs- und Bezugspersonen bei den Opfern entsteht. Ein Resümee dieser Auseinandersetzung besteht darin, dass der Verrat gerade von an sich liebenswerten Menschen die tiefsten seelischen Narben hinterlässt und dass auch im Bereich der Psychotherapie- und Universitätsstrukturen der Verrat ein ernst zu nehmender Faktor ist. Das hat auch Jeffery Masson (1986) belegend abgehandelt (vgl. Vogt, 2014, S. 52-61).

Demnach kann sowohl bei Menschen im Alltag als auch bei Psychotherapeuten im Besonderen angenommen werden, dass es für das konservative Fixiertsein und das Nichtrütteln-Wollen am eigenen Selbsterfahrungsdefizit – neben allen anderen charakterlich blinden Flecken – tiefere unbewusste/dissoziierte Gründe geben dürfte.

Hiervor ist auch die breite Medienlandschaft nicht gefeit, die in unserer schnelllebigen Welt immer größeren Einfluss als Bildungsquelle erlangt.

So wurde im deutschen Fernsehkanal „3sat“ im bekannten Wissenschaftsjournal „Scobel“ am 22.09.2016 und am 30.03.2017 gleich zweimal im kurzen Abstand der Beitrag „Das getäuschte Gedächtnis“ ausgestrahlt. Kern dieser je 45-minütigen Sendung waren einseitige Beiträge der Vertreterin der False Memory Syndrom Foundation, Loftus (USA), sowie Argumentationen des Forschungsshootingstars Shaw (GB) zur Gedächtnismanipulationsforschung sowie Diskussionsbeiträge von Steller (BRD) als Aussagen- und Gerichtspsychologe. Tenor dieses sehr tendenziösen TV-Beitrages war die Intention, Belege dafür zu liefern, dass das Gedächtnis des Menschen sehr unzuverlässig sei und durch Einflussnahme von Befragern, d. h. auch Psychotherapeuten, schnell manipuliert werden könne. Eine kurze Gegenhypothese von Ulrich Sachsse im Journalbeitrag konnte an diesem Tenor wenig ändern.

Mit den unwissenschaftlichen Studien der False Memory-Bewegung und den unzulänglichen Ausweitungen der Aussagenpsychologie auf Felder der klinischen Psychotraumatherapie beschäftigen sich auch Lutz in diesem Band sowie unser Forschungsbeitrag im späteren Kapitel dieses Buches. Mir geht es in diesem Abschnitt vorrangig um den Zeitgeist der journalistischen Redaktion, die gerade diesen Beitrag einseitig in Auftrag gab bzw. den angebotenen Beitrag eifrigerweise gleich zweimal im Zeitraum von nur sechs Monaten ins Programm nahm. Vergleichbare kurzfristige Wiederholungen sind mir in der ansonsten häufig niveauvollen

Themenauswahl nicht so geläufig. Es muss also etwas mit dem Zeitgeist dieser ansonsten breit aufgestellten Redaktion zu tun haben.

Es ist wahrscheinlich plausibler, dem traumatisch fragmentierten und therapeutisch wieder herzustellenden Gedächtnis inhaltlich nicht zu glauben als umgekehrt. Wie ich eingangs hervorhob, werden durch den traumaskeptischen Zeitgeist die Opfer zweimal verraten: Einmal durch den fehlenden Schutz und Beistand der Umwelt gegenüber den Opfern während und nach dem Gewaltverhalten der Täter. Und zum Zweiten aufgrund der geringen Unterstützung der Umwelt bei der Aufarbeitung sowie durch die tendenziöse Unterstellung von krankhafter Fantasie, die angeblich am Werke sei, wenn Traumainhalte später therapeutisch rekonstruiert werden – Unterstellungen durch nicht psychotraumatologisch geschulte Fachleute und Gerichte im Rahmen juristischer Prozesse.

Es sollte nicht vergessen werden, dass gerade wir in Deutschland transgenerational durch zwei Weltkriege nicht nur als Opfer, sondern auch als Tätervolk mehrfach geprägt sind und Psychotraumatherapie in den vorherigen Generationen nie eine Rolle spielte bzw. in Erziehung und Bildung in der militanten Zeit nicht spielen durfte! Das Bagatellisieren von seelischem Leid beim anderen und das vehemente Wegschieben von eigener Betroffenheit sehe ich mit meiner 30-jährigen Berufserfahrung als dominierenden Zeitgeist in unserem transgenerational verlorenen Mutter- und gefürchteten Vaterland an (vgl. Mitscherlich u. Mitscherlich, 1977; Moser, 2010 u.a.).

1.2 Der Mangel an klinischer Theorie zum Traumagedächtnis

Ralf Vogt

Wie oben in der Einführung des Buches erwähnt, gibt es außer interessanten Fallberichten von Kollegen (vgl. Reddemann, 2001; Hochauf, 2007) leider wenig Aussagen dazu, wie sich das durch zwischenmenschliche Gewalt geprägte und damit zumeist dissoziative Gedächtnis eigentlich strukturiert, konserviert und therapeutisch verändern lässt. Die meisten wissenschaftlichen Arbeiten zur Gedächtnispsychologie betreffen die Grundlagenforschung der Allgemeinen Psychologie.

Hier wird in der Regel das gesunde, allgemeine, durchschnittliche, repräsentative Gedächtnis in seinen Funktionen untersucht. Wie viele Gegenstände kann man sich merken? Wie lange sind die Objekte im Kurz- oder Langzeitgedächtnis gegenwärtig? Wodurch wird die Gedächtnisspeicherung erleichtert oder behindert? So interessant diese Ergebnisse auch sein mögen, sie sind leider im Rahmen psychotraumatischer Gedächtnisstrukturen nicht wirklich anwendbar. Im peritraumatischen Dissoziationsprozess arbeitet das Gehirn in seinen Funktionen leider nicht in normaler Art und Weise. Aufgrund des hohen bzw. extrem hohen, lebensbedrohlichen Stresses gibt es nur fragmentierte Gedächtnisspuren, die mit diversen Sinnesinformationen aus dem Körper gemischt oder von diesen überlagert werden. Des Weiteren springen die Wahrnehmungsperspektiven im Kontext der existenziell bedrohlichen Interaktion mit dem Traumaverursacher zeitweilig auf dessen Seelen- und Handlungsebene über (vgl. Vogt, 2012, S. 26-48; 2016, S. 146-153 sowie in diesem Band). Dadurch entsteht eine große Verwirrung im Prozess der Gedächtnisspeicherung, die Klienten und Therapeuten kaum lesen, geschweige denn mit normalen Speicherungsprozeduren erklären können. Ich erlebe das auch als traditionelles Problem zwischen universitärer und praxisbezogener Psychologie. Es ist sehr schwer, die universitäre Forschung für eine andere Zielstellung zu gewinnen, da die goldenen Standards der Stichprobenerstellung auf Signifikanzen ausgerichtet sind, welche im Rahmen unserer einzelfallorientierten klinisch-ambulanten Praxis nur schwer organisiert werden können. Wir bräuchten mehr Modelle für eine wissenschaftliche Kleingruppen- und Einzelfallanalyse sowie eine größere Wertschätzung für Prozeduren von introspektiven Berichten.

Die traditionelle Psychoanalyse ist für Psychotraumatherapeuten schon eher ein Quell der Erkenntnis (vgl. Freud, 1950; Jung, 1967; Dieckmann, 1978; Kast, 2007 u.v.a.). Hier existieren Schriften zur individuellen Speicherung von normalen bis schwerwiegenden Erlebnissen. Darin werden Prozesse beschrieben, wie Menschen seelische Vorfälle in Träumen wiederholend verarbeiten, wie gescheiterte Konflikte ins Unbewusste abtauchen und als seelische Symbolbilder in Träumen oder Tagesfantasien wieder auftauchen, um den Betroffenen im übertragenen Sinne auf eine tiefere seelische Verarbeitung, einen noch zu lösenden Konflikt oder eine Entwicklungs- und Reifungsanforderung hinzuweisen (vgl. Autoren ebenda). Das Problem für die Nutzung der Erkenntnisse im Rahmen psychotraumatologischer Fallanalysen und –behandlungen ist allerdings wiederum der zu unterscheidende Schweregrad der erworbenen seelischen Störung bei dissoziativen Patienten. Wie ich bereits in Vogt (2012, S. 23-25 und 2013, S. 59-94) hervorhob, ist die Mehrzahl der psychoanalytischen Fallbeispiele im Kontext eines Neurosemodells verfasst worden. Dieser neurotische Schweregrad würde im SPIM-30-Modell den Regulationszustand RZ III oder teilweise RZ IV betreffen. Das bedeutet wiederum, dass diese Lehrmeinungen für dissoziativ organisierte Menschen nicht anwendbar sind, also der ganze Bereich herausfallen würde, den in der Nomenklatur der SPIM 30 die Schweregrade RZ IV bis RZ VI beinhalten.

Sigmund Freud (1956) hat sich Anfang des 20. Jahrhunderts vorrangig mit den psychodynamischen Aspekten der Verdrängung befasst, Pierre Janet (1901) im selben Zeitraum mit dem Traumaabwehrprozess der Dissoziation. Janet hat meiner Kenntnis nach keine Projekte zur Gedächtnisforschung angeschoben. Seitens der Freudianischen Psychoanalyse existiert dagegen, wie schon erwähnt, eine Fülle von Büchern zu seelischen Abbildern im Psychischen. Beim Freudschen Begriff der Verdrängung (1969 sowie bei Freud, A., 1936) wird allgemein davon ausgegangen, dass die verdrängende Person ein unbewusstes Motiv für das Verdrängen eines seelisch-individuell belastenden Sachverhaltes hat, was dort meist mit dem Begriff eines „unlustbetontes Objektes“ beschrieben wird. Ein Individuum möchte es mehr oder weniger nicht wahrhaben, zulassen oder sich eingestehen, dass es etwas im Grunde spürt oder weiß. Die neurotische Verdrängung ist nützlich, weil beispielsweise andere erlernte Normen (dort begrifflich meist als Über-ICH-Normen der Eltern u. ä. bezeichnet) dem entgegenstehen und der Ambivalenzkonflikt psychoökonomisch vermieden werden muss.

Diese grundsätzliche Psychodynamik gibt es zusätzlich auch bei Psychotraumapatienten. Traumaklienten haben ebenfalls verdrängte phobische Haltungen, wo sie sich bewusst erlebte Traumavorfälle nicht mehr vor Augen halten wollen, weil sie die psychische Destabilisierung durch das Hochpoppen der Traumaereignisse fürchten. Das bewusste oder teilbewusste Verdrängen trifft nach der Nomenklatur des SPIM-30-Modells noch auf die Regulationszustände RZ III und IV zu. Daneben, und besonders im RZ V, VI und VII, nehmen Vorgänge der Dissoziation den größeren Rahmen ein. Hier gibt es nicht mehr eine „verdrängte Absicht, irgendwie besser dissoziieren zu wollen“, um einen konkreten Vorteil zu erreichen. Die

Dissoziation ist ein psychophysiologischer Spaltungsüberlastungsschutz für das menschliche Individuum. Durch ihn können seelisch-existenziell unaushaltbare und/oder psychophysiologisch lebensbedrohliche Stresssituationen quasi in Form einer Generalabschaltung des höheren Nervensystems bewältigt werden. Die kontinuierliche Wahrnehmung, d. h. auch die strukturierte Gedächtnisspeicherung, ist daher nicht mehr möglich. Auf implizierter, bewusstseinsunterschwelliger, sensorischer und körperlicher Ebene gibt es aber noch gespeicherte Abbilder bzw. Abdrucke der Traumaszene. Diese sind jedoch diffus, chaotisch, ohne Raum, Zeit und Kontext ungeordnet im Gehirn abgelegt und müssen in der Traumapsychotherapie später mühsam zusammengepuzzelt werden. Würde man nun die symbolische Deutung von dissoziierten Gedächtnisfragmenten vornehmen, käme man zu scheinlogischen, nicht zutreffenden oder völlig unhaltbaren falschen Hypothesen oder Aussagen. Ein Beispiel aus der Praxis! Eine Patientin hat im Alter von 3 bis 5 Jahren, wie sich am Ende der Traumaarbeit herausstellte, sexuelle Gewalt durch ihren Stiefvater erlebt, was bei dem Mädchen aufgrund des Gewaltschockerlebens und wegen der Ungeheuerlichkeit des Verrates „in der sonst liebenswerten Familie" bis zum Wirksamwerden der Traumatherapie vollständig dissoziiert war. Das heißt, sie wusste „beim besten Willen ehrlich nichts" von den Vorfällen. Sie hat das nicht (bewusst) verdrängt, um ihren (oberflächlichen) Frieden zu haben. Durch den Schock war es absolut weggespalten. Sie kam wegen psychosomatischer Probleme mit allgemeinem Ekelerleben vor Berührungen jeder Art (vgl. Vogt, 2009) in die Psychotherapie. Die Nichtbegründbarkeit des Ekelerlebens, der hohe psychosomatische Stress und die phobische Angst vor assoziativen Settings in der Psychotherapie ließen mich intuitiv hellhörig werden, dass hier wohl mehr hinter der diffusen Symptomatik stehen könnte. Natürlich hatte die junge Frau viele scheinplausible Zweckerklärungen für ihre Symptome, zum Beispiel meinte sie, dass der Freund zu grob sei, den rechten Zeitpunkt im Berühren nicht kennen würde, dass sie sich über echte Probleme auf Arbeit oder über unzuverlässige Freunde zu Recht so aufregen müsse – und so weiter. Die Patientin hatte auch diverse immer wiederkehrende, wenn auch seltene Träume in der Form, dass sie Sex mit uralten Monstern hatte und irgendwie Spaß daran. Weiterhin träumte sie von einer Küchentischszene, in der die Mutter sehr abfällig ihr gegenüber gewesen sei und sie als „dummes Flittchen" bezeichnet hätte. Ein dritter wichtiger Traum war eine aschenputtelähnliche Szene, in der sie die Mutter beim Tanzen mit einem hübschen Kleid ausstach.

Nun zum Problem: Würde man diesen Fall, bei dem die Klienten übrigens im analytischen Gespräch sehr introspektionsfähig war, klassisch interpretieren (Schweregrad RZ III, s. o.), so würde man in den Traumasymbolen einen ödipalen Konflikt bzw. Elektrakomplex und eine phallische Bedürftigkeit erkennen können, was die kooperative Patientin wahrscheinlich auch einsichtig verstehen und annehmen würde. Wenn wir aber nicht vom verdrängten Wunsch, mit dem Stiefvater Sex zu haben, und auch nicht von einem selbst gewollten sexuellen Katharsis-Erleben sowie von unreifen Neidgefühlen des Mädchens ausgehen, dann sieht die Geschichte ganz anders aus. Die therapeutische Leitorientierung für mein vorsichtiges und traumaorientiertes Vorgehen ging von den starken Körperstresszuständen und den eigenartig total stimmigen Symptom-Selbsterklärungen der Patientin aus. Wir diskutierten die Furcht der Patientin vor den Assoziationssettings und vereinbarten dann die Anwendung des LMDR (vgl. Vogt, 2013, S. 26-30), weil man hier mit offenen Augen spüren kann und die Koordination der Schrittfolge eine gute Selbstkontrolle im Expositionsprozess darstellt. In dieser Kreisgangsarbeit kamen dann relativ schnell die dissoziativen Bilder zum Vorschein. Die sexuellen Übergriffe waren für das Mädchen total eklig und schockierend. Sie fanden nachts in ihrem Kinderzimmer statt. Sie hatte den Eindringling oft als Monster erlebt und seither auch Monsterträume. Die sexuelle Erregung geschah in dissoziativen Erlebniszuständen. Das Kind war über seine Körperreaktionen – nach einer gewissen Zeit der regelmäßigen Überfälle – selbst „eigenartig überrascht". Diese ungewollten Gefühle erzeugten später beim Mädchen Schuldgefühle, weil sie verwirrt glaubte, den Sex gewollt zu haben, so wie es ihr der Täter nachts aufgeilend tatsächlich verwirrend zugeflüstert hatte. Die Mutter hatte offenbar doch etwas von den heimlichen Aktionen des zweiten Mannes bemerkt, aber die Verantwortung gestörterweise auf das Kind abgewälzt, es somit im Stich gelassen und das Kind mit einer entwertenden Vernachlässigung bestraft. Ein schönes Kleid hat das Mädchen nie besessen. Insofern war der Aschenputteltraum auch später nur ein trauriger Vernachlässigungskompensationstraum. Die Patientin erhielt bei mir aufgrund des vorrangigen RZ IV (bei Zustandsformen von RZ III bis V) die Diagnose DESNOS.

Diese Fallvignette belegt meines Erachtens, dass man bei dissoziativen Patienten im Therapieprozess nicht so sehr von klassisch symbolisierten Informationen, sondern mehr von dissoziativ zutreffenden und anders verschlüsselten Daten ausgehen muss.

Für diese Übersetzung dissoziativer Erscheinungen im traumatisch geprägten Gedächtnisspeicher braucht es noch theoretische Modelle und klinische Forschung. Im SPIM 30 (Vogt, 2013, S. 165-188) versuchen meine Frau und ich zunächst faktische, symbolische und atmosphärische Daten parallel zu erfassen (s. u.), was durch die aktuelle Forschung ausgebaut wird. Wir müssen demnach mit einer komplizierten Mehrdeutigkeit für längere Zeit leben, und zwar solange, bis evidente Behandlungsergebnisse vorliegen.

1.3 Wie echt sind falsche Erinnerungen? Loftus und die methodischen Fehler der Erinnerungsforscher

Winja Lutz

Mein besonderer Dank gilt Lynn Crook für die Teilhabe an ihrem umfangreichen Wissen

Die Geschichte der False Memory Syndrome Foundation

Die Geschichte der False Memory Syndrome Foundation beginnt ironischerweise mit einer der wichtigsten Traumaforscherinnen, Prof. Dr. Jennifer J. Freyd. Freyd ist Professorin für kognitive Psychologie an der Universität von Oregon. Sie entwickelte die Betrayal Trauma Theorie (Freyd, 1991, 1996) und hat umfangreiche Forschung betrieben, um zu untersuchen, welchen Einfluss der Verrat auf die Auswirkungen von Traumatisierungen hat. Nachdem gewöhnlich davon ausgegangen wurde, dass Angst- und Terrorerleben den einzigen Schweregradfaktor bei Traumatisierungen darstellen, konnten Freyd und ihr Forschungsteam belegen, dass Verrat mindestens ein ebenso einflussreicher Faktor ist. Das Ausmaß von Verrat beeinflusst beispielsweise, wie schwerwiegend die Folgen einer Traumatisierung ausfallen. Wird eine Traumatisierung durch einen Täter verübt, der dem Opfer nahesteht, so leidet dieses unter stärker ausgeprägten und langfristigeren Folgesymptomen (Edwards et al, 2012; Goldsmith, Freyd & DePrince, 2012: Kelley et al, 2012). Überdies kommt es bei traumatischem Verrat durch nahestehende Personen zu einer Blindheit für den Verrat, die Freyd „Betrayal Blindness" nennt. Wenn das Opfer dem Verrat nicht begegnen kann, indem es den Täter entweder konfrontiert oder den Kontakt abbricht, so kann es sich nicht leisten, den Verrat zu erkennen. Hierin sehen Freyd und ihr Forschungsteam auch Bewusstseins- und Wahrnehmungslücken begründet. Aufgrund der absoluten Abhängigkeit von Kindern ist die Betrayal Blindness bei Kindheitstraumatisierungen innerhalb der Familie besonders ausgeprägt. Sie trägt dazu bei, dass die traumatischen Erlebnisse abgespalten („vergessen") werden, um die überlebensnotwendige Beziehung zum Täter aufrechterhalten zu können (DePrince et al, 2012).

Im Verlauf ihrer Forschung entwickelte Freyd auch das DARVO-Konzept (Freyd, 2017), mit dem sie eine häufige Täter-Opfer-Dynamik beschreibt. DARVO steht dabei für:

Tabelle 1.1: DARVO-Konzept (Freyd, 2017)

D –	Deny –	Verleugnen	
A –	Attack –	Angreifen	
R –	Reverse –	Umkehren	Opfer-Täter-Rollenumkehr
V –	Victim –	Opfer	Opfer-Täter-Rollenumkehr
O –	Offender –	Täter	Opfer-Täter-Rollenumkehr

Konfrontiert das Opfer den Täter mit den begangenen Taten, dann verleugnet der Täter, was er getan hat, greift das Opfer seinerseits mit Vorwürfen an und stellt sich selbst als Opfer (einer Verleumdung) und das Opfer als Aggressor dar. Somit kommt es zu einer gezielten Opfer-Täter-Rollenumkehr, mit deren Hilfe der Täter versucht sich seiner Verantwortung zu entziehen.

Im Dezember 1990 konfrontierte Jennifer J. Freyd ihre Eltern privat mit der sexuellen Gewalt, die sie in der Kindheit durch ihren Vater erlitten hatte. Innerhalb von nur 14 Monaten gründeten ihre Eltern die „False Memory Syndrome Foundation“. Im Juni 1991 veröffentlichte Pamela Freyd unter dem Pseudonym „Jane Doe“ den Artikel „How could this happen? Coping with a false accusation of incest and rape“ (Doe, 1991), in dem sie viele persönliche Details öffentlich machte, die Jennifer J. Freyd unglaubwürdig machen sollten. Im Vorfeld hatte Pamela Freyd bereits eine Reihe von Jennifers Kollegen kontaktiert und ihnen den Artikel zugespielt, sodass schnell öffentlich wurde, um wen es in dem Artikel ging. Dies geschah pünktlich zu einem Zeitpunkt, zu dem Jennifer J. Freyd ihre Professur erhalten sollte. In dem Artikel beschreibt Pamela Freyd, ihre Tochter sei von ihrer Therapeutin mithilfe von aufdeckenden Therapietechniken manipuliert worden, falsche Erinnerungen an sexuelle Traumatisierungen[1] durch den Vater zu entwickeln. Obwohl Pamela Freyd den Artikel großzügig verbreitete, griffen die Medien das Thema nicht sofort auf. Pamela Freyd wandte sich daraufhin an Howard Lief, ihren langjährigen Psychiater und gleichzeitigen Freund der Familie, und bat ihn um Hilfe. Lief organisierte für die Freyd-Eltern zusammen mit Hollida Wakefield und ihm selbst ein Interview mit Darrell Sifford, einem internationalen Reporter. In diesem Interview wurden zahlreiche falsche Behauptungen aufgestellt, so behauptete Pamela, die Therapeutin habe ihrer Tochter in der 3. Sitzung gezielt das Buch „Trotz allem“ gegeben. Lief erzählte dem Reporter, die Therapeutin habe zudem mit Hypnose

[1] Die Autorin verzichtet auf den Begriff „sexueller Missbrauch“, weil dieser einen möglichen Gebrauch impliziert, den es nicht geben kann. Im Folgenden wird stattdessen der Begriff „sexuelle Traumatisierungen“ verwendet.

gearbeitet, und Hollida Wakefield behauptete, die Erinnerungen an sexuelle Traumatisierungen seien ohnehin meist nur eine praktische, aber falsche Erklärung. Das würden solche Frauen nutzen, um eine Ausrede für ihre psychischen Probleme zu haben. Darrell Sifford veröffentlichte seine Kolumne „Accusations of sex abuse, years later" im November 1991 in verschiedenen Zeitungen im ganzen Land.

1992 gründeten die Freyd-Eltern die False Memory Syndrome Foundation (FMSF) dezidiert für Eltern, die angeblich fälschlicherweise von ihren Kindern des sexuellen Missbrauchs bezichtigt wurden. Anfang 1992 luden Pamela und Peter Freyd ihre Tochter ernsthaft ein, dem wissenschaftlichen Fachbeirat der FMSF beizutreten. Jennifer J. Freyd lehnte ab. Ihr Vater schrieb ihr daraufhin, dass es ihm leid tue, dass sie es so schlimm fände, wie stark er und seine Frau mit dem Thema in die Öffentlichkeit gegangen seien. Dies habe ihr doch klar sein müssen, es sei eine seiner wenigen berechenbaren Handlungen gewesen. Er habe ihr angeboten dem Beirat beizutreten, weil er davon ausgegangen sei, sie würde dies wollen, zumindest um informiert zu sein und um inhaltlich Einfluss nehmen zu können: „Ich beharre weiterhin darauf, dass unser Newsletter, ja das ganze Projekt, in der Hauptsache den Versuch darstellt, weiter mit unseren Töchtern zu kommunizieren [...]."[2] (Freyd, 1993) (übersetzt von der Autorin). Jennifer J. Freyd selbst sagt dazu: „Was wäre das für eine absolut bizarre Grenzverletzung gewesen, wenn ich ihre Einladung, dem FMSF Beirat beizutreten, akzeptiert hätte – eine Stiftung mit dem offensichtlichen Vorsatz, meine Realität zu verleugnen: eine Organisation, die von meinen eigenen Eltern geleitet wird?!"[3] (Freyd, 1993).

Weitere Gründungsmitglieder der FMSF waren neben Jennifer J. Freyds Mutter Pamela Freyd und ihrem Vater Peter Freyd unter anderem Martin T. Orne, Elisabeth Loftus und das Ehepaar Underwager / Wakefield. Ralph Underwager prägte den Begriff „False Memory Syndrome", was die FMSF wissenschaftlicher wirken ließ. Dabei ist wichtig zu wissen, dass keine Forschung existiert, die die Existenz eines „False Memory Syndroms" belegen würde. Es gibt kein von irgendeiner medizinischen Fachgesellschaft anerkanntes derartiges Syndrom. Ein „False Memory Syndrom" existiert auch in keinem Klassifikationssystem psychischer Störungen. 2016 hat Julia Shaw diesen Schachzug bagatellisiert, indem sie in ihrem Blog dazu aufrief, den Begriff nicht mehr zu benutzen. Es sei ein „unausgereifter Begriff [. . .], der vielleicht ein, zwei Mal in den 90ern benutzt wurde, aber die Wissenschaft hat ihn längst überwunden"[4] (Shaw, 2016). Prof. Ross Cheit, Begründer des Recovered Memory Projects, eines Fallarchivs zu bestätigten Fällen wiedererlangter Erinne-

[2] Aus dem Englischen übersetzt durch die Autorin.
[3] Aus dem Englischen übersetzt durch die Autorin.
[4] Aus dem Englischen übersetzt durch die Autorin.

rungen, korrigierte dies mit dem Hinweis, der Begriff sei politisch gewesen und kein zufälliger Jargon; er nannte Shaws Statement eine „kolossale Fehlaussage“, da der Begriff auch in der aktuellen Forschung noch völlig gängig sei (Cheit, 2016).

1993 äußerte Ralph Underwager in einem Interview im dänischen Magazin *Paidika – The Journal of Paedophilia*, dass Pädophilie als eine verantwortungsbewusste Entscheidung betrachtet werden könne, Sex mit Kindern solle man als Teil von Gottes Wille verstehen (Geraci, 1993). Gleichzeitig war Underwager einer der aktivsten Sachverständigen in Gerichtsverfahren gegen Täter, die wegen sexuellen Traumatisierungen von Kindern angeklagt wurden. Er vertrat die Meinung, die meisten Vorwürfe wegen sexuellen Traumatisierungen seien auf fehlerhafte therapeutische Verfahren zurückzuführen, die zu falschen Erinnerungen geführt hätten, und nicht auf tatsächlich stattgefundene sexuelle Gewalt.

Martin T. Orne, ebenfalls einer der FMSF-Gründungsmitglieder, war als Psychologe und Psychiater für die CIA an Top Secret-Forschungen wie dem MK Ultra-Programm tätig, mit dem Mind Control- Experimente durchgeführt wurden. Nach dem Freedom of Information Act studierte Dr. Colin A. Ross die Beteiligung von Psychologen und Psychiatern an CIA Mind Control-Experimenten. Er veröffentlichte Dr. Ornes Beteiligung an diversen CIA Mind Control-Experimenten, in denen damit experimentiert wurde, Mandschurische Kandidaten (Menschen mit einer gezielt konditionierten Persönlichkeitsspaltung) zu trainieren (Ross, 2006).

Elisabeth Loftus war von Beginn an im Fachbeirat der FMSF. Bereits 1991 bezeichnete sie wiedererlangte Erinnerungen als „verdächtig“: „Ist es eine echte Erinnerung oder ist es bloße Imagination, angetrieben von Hass und Rache?“[5] (Loftus, 1992). Loftus war diejenige, die die Idee (unabsichtlich) implantierter Erinnerungen in die Medien brachte: „Ein überengagierter Psychologe kann seinen oder ihren Einfluss auf einen vulnerablen Patienten unabsichtlich nutzen und eine Erinnerung einpflanzen, die eigentlich eine Fantasie ist“[6] (Thompson, 1991). An dieser Stelle nutzt Loftus einen Fantasiebegriff, dem bereits in seinem Ursprung eine ganz ähnliche Verleugnungs-Dynamik zugrunde liegt. 1896 stellte Freud seine „Verführungstheorie“ vor, nach der die Symptome seiner hysterischen Patientinnen eine Folge real erlebter sexueller Traumatisierungen seien. Freuds Erkenntnisse wurden mit eisigem Schweigen und aktiver beruflicher Ablehnung seitens der Kollegen beantwortet. Die Idee, die Familie und noch dazu die Patriarchen der Familie zu bezichtigen, war im viktorianischen Zeitalter noch undenkbarer als heute. 1905 widerrief Freud öffentlich seine Theorie und präsentierte mit dem Ödipuskomplex die entlastende Theorie, die Erinnerungen der Patientinnen seien in Wahrheit nur

[5] Aus dem Englischen übersetzt durch die Autorin.
[6] Aus dem Englischen übersetzt durch die Autorin.

kindliche Fantasien, die im Konflikt mit den Über-Ich Strukturen der Patientinnen zu ihren hysterischen Symptomen führen würden. Freud beugte sich dem Druck der öffentlichen Meinung, die von den realen sexuellen Traumatisierungen von Kindern nichts wissen wollte, um sich der Verantwortung und den Konsequenzen nicht stellen zu müssen (vgl. Masson, 1984; Vogt, 2014 a). Wo Freud noch zumindest den ehrenhaften Versuch machte, sich gegen die gesellschaftliche Verleugnung zu stellen, greift Loftus ihr voraus und setzte sich gezielt dafür ein, das Konzept „Falsche Erinnerungen“ zu verbreiten. In der Folge wurden die von Loftus als „implantiert“ benannten „falschen Erinnerungen“ in den Medien ein großes Thema und die neuen Bösen waren die Psychotherapeuten. Die sogenannten implantierten Erinnerungen wurden als grober Behandlungsfehler dargestellt und dadurch offen für Gerichtsverfahren. In den 1990er Jahren kam es dann auch zu Hunderten von Gerichtsverfahren, in denen Psychotherapeuten angeklagt und verurteilt wurden. Noch häufiger kam es zu Gerichtsverfahren, in denen die Verurteilung der Täter aufgrund von als „falsch“ kategorisierten Erinnerungen scheiterte.

Es ist möglicherweise sinnvoll, die beschriebenen Entwicklungen historisch einzubetten und sich die Frage zu stellen, warum gerade in dieser Zeit eine so auffällig hohe Aktivität zu beobachten war. Ohne sagen zu können, welchen Einfluss dies faktisch hatte, ist festzustellen, dass in den USA bis zum Jahre 1988 Straftaten im Bereich sexueller Kindheitstraumatisierungen mit der Volljährigkeit des Opfers verjährten. Seit 1988 änderte sich diese Gesetzeslage in immer mehr Bundesstaaten, indem die Verjährungsfrist über die Volljährigkeit hinaus verlängert wurde.

Möglicherweise ist die überaus heftige Reaktion der Freyd Eltern und ihrer Mitstreiter nur Zufall, aber Jennifer J. Freyd streicht sehr treffsicher heraus, dass es eine Falle sei, wenn wir annehmen würden, „[...] dass es in dieser Debatte nur um das Gedächtnis geht: Gedächtnisforschung, Wahrhaftigkeit des Gedächtnisses, die Fehlbarkeit des Gedächtnisses. Wenn es irgendetwas gibt, was meine Geschichte demonstriert, dann ist es, dass es der FMSF nicht nur um die Erforschung des Gedächtnisses geht [...]“[7] (Freyd, 1993).

Forschungsparadigmen

Es ist unbestreitbar richtig, dass unser Gedächtnis fehlbar und kreativ ist. Die Gedächtnisforschung ist überaus interessant und vielfältig und nur ein kleiner Zweig beschäftigt sich gezielt mit der Einpflanzung falscher Erinnerungen. Brewin und

[7] Aus dem Englischen übersetzt durch die Autorin.

Andrews (2016) haben in einer Metastudie versucht Kriterien aufzustellen, mit denen wir diese Forschung leichter verstehen und bewerten können. Grundsätzlich gibt es drei experimentelle Paradigmen, die eingesetzt werden, um falsche Erinnerungen zu implantieren und mögliche therapeutische Gedächtnis-Verzerrungen nachzuahmen:

Vorstellungsinflation

Studien, in denen die Teilnehmer aufgefordert werden, sich Erlebnisse, die nicht stattgefunden haben, immer wieder imaginativ-bildhaft vorzustellen.

Falsches Feedback

Studien, in denen Teilnehmer falsche Informationen erhalten, die suggerieren, sie hätten das falsche Erlebnis gehabt.

Gedächtnisimplantation

Studien, in denen das suggerierte Erlebnis durch falsche Aussagen von Familienmitgliedern oder manipulierte Fotos „bestätigt" wird.

In den meisten Studien, in denen alle drei Paradigmen kombiniert werden, wird die praktische Relevanz in Bezug auf Erinnerungen an Kindheitsmisshandlungen herausgestrichen, dabei ist der gesamte Forschungsbereich kritisch zu betrachten:

- Definition und Operationalisierung von „falschen Erinnerungen" variieren in verschiedenen Studien sehr stark;
- falsche und wahre Erinnerungen zu differenzieren erfordert einen sehr komplexen Evaluationsprozess;
- viele der implantierten Erinnerungen sind allgemein so häufig, dass ein Erinnern der Studienteilnehmer an tatsächlich stattgefundene Erlebnisse kaum ausgeschlossen werden kann;
- die implantierten Inhalte reichen von Essensvorlieben bis zum Verlorengehen im Einkaufszentrum und haben in der Mehrheit keine Ähnlichkeit mit Kindesmisshandlungen;
- die Methoden gleichen den Bedingungen in einer Psychotherapie in vielen maßgeblichen Punkten nicht.

Wichtig in der Forschung ist zuerst einmal die Definition und Operationalisierung von „falschen Erinnerungen". Hier spielt die Differenzierung von Erinnern versus Wissen (Mandler, 1980; Tulving, 1985) eine Rolle. Studienteilnehmer können ihre Kenntnis von einem vergangenen Vorfall erleben:

- als Bekanntheitsgefühl – sie denken, dass sie etwas schon einmal gesehen/erlebt haben, es fehlt ihnen aber der Kontext (Wissen);
- als vollständiges Wiedererleben inklusive sensorischer Informationen (Erinnern).

Brewin und Andrews (2016) haben die folgenden drei Kriterien für die Evaluation der „Erinnerungsqualität" autobiografischer Erinnerungen vorgeschlagen:

1. *Die autobiografische Überzeugung*
   Überzeugung, dass das Erlebnis stattgefunden hat
2. *Das Wiedererleben*
   Ein entsprechendes sensorisch komplexes vollständiges Wiedererleben
3. *Das Erinnerungsvertrauen*
   Vertrauen in die Wahrhaftigkeit der Erinnerung

Diese drei Kriterien sind nicht leicht auseinanderzuhalten und können in verschiedenen Kombinationen vorkommen. In einer Studie schienen beispielsweise zwei Drittel der Teilnehmer „Erinnerungen" an nicht existierende Filmaufnahmen vom Attentat auf einen holländischen Politiker zu haben. Bei näherer Befragung stellte sich allerdings heraus, dass 80% nur überzeugt waren, das Erlebnis habe es gegeben, sie hatten aber kein Wiedererleben (Smeets et al, 2009). Studienteilnehmer können von der „Erinnerung" überzeugt sein und in ihre Richtigkeit vertrauen und trotzdem kein vollständiges Wiedererleben haben. Teilnehmer können aber auch ein vollständiges Wiedererleben haben und der Erinnerung trotzdem nicht vertrauen. Brewin und Andrews (2016) kommen zu dem Schluss: „Die autobiografische Überzeugung ist zwar eine Komponente der Erinnerung, wir schlagen aber vor, dass eine vollständige Erinnerung an einen Vorfall, egal ob wahr oder falsch, idealerweise aus einer Kombination des 2. sowie des 3. Kriteriums bestehen sollte. Wir kategorisieren wiedererlebte Erfahrungen, für die kein Erinnerungsvertrauen belegt werden konnte, deshalb nur als teilweise Erinnerungen."[8] Man mag dies für kleinlich und eventuell für überflüssig halten, die folgenden Studienbeispiele sollten aber verdeutlichen, warum eine solch differenzierte Evaluation durchaus wichtig ist.

[8] Aus dem Englischen übersetzt durch die Autorin.

Shaws Rich False Memories-Studie

Shaw und Porter (2015) versuchten jungen Erwachsenen im Rahmen einer Studie weiszumachen, sie hätten in ihrer frühen Jugend eine Straftat begangen, bei der die Polizei gerufen wurde. Dabei wurden in dieser Studie alle drei oben vorgestellten Paradigmen eingesetzt (Vorstellungsinflation, falsches Feedback, Gedächtnisimplantation). Trotz bewährter Kodierungssysteme setzten Shaw und Porter ein eigens entwickeltes Kodierungssystem ein, um die Erinnerungen der Studienteilnehmer zu klassifizieren. Eigenen Angaben zufolge sei dieses konservativer als die herkömmlichen Kodierungssysteme. Laut den Autoren entwickelten 70 % der Teilnehmer vollständig falsche Erinnerungen an die kriminelle Handlung.

Wade und Kollegen (2017) haben die „Erfolgsrate" von Shaw und Porter widerlegt. Sie replizierten die Ratings aus Shaw und Porters Studie, indem sie mehrere sogenannte blinde Rater einsetzten, die die Erinnerungen der Studienteilnehmer mit Shaw und Porters eigenem Kodierungssystem bewerteten. Zusätzlich wurden zum Vergleich die zwei bewährten Kodierungssysteme zur Bewertung eingesetzt. „Blinde Rater" sind Wissenschaftler, die in einer Studie zum Beispiel das Verhalten der Studienteilnehmer nach festgelegten Kriterien auf einer Skala bewerten, ohne zu wissen, was die Studie untersuchen möchte. Nach Shaw und Porters Kodierungssystem kamen die blinden Rater auf dieselben 70 %, aber mit den herkömmlichen Kodierungssystemen klassifizierten sie nur bei 26 – 30 % der Studienteilnehmer falsche Erinnerungen mit vollständigem Wiedererleben.

Zusätzlich überprüften Wade et al. die allgemeine Definition von Erinnerung, indem sie Laien bewerten ließen, wann die Studienteilnehmer von echten Erinnerungen berichteten. So sollte überprüft werden, welches Kodierungssystem die Realität der Allgemeinbevölkerung korrekter widerspiegelt. Die Einschätzung der Laien deckte sich mit der Kategorisierung der herkömmlichen Systeme und nicht mit dem von Shaw und Porter.

Shaw und Porter geben an, dass 70 % der Teilnehmer vollständige falsche Erinnerungen entwickelten; selbst wenn dieses Ergebnis entsprechend den herkömmlichen Kodierungssystemen auf 26 – 30 % korrigiert wird, bleibt die Frage nach dem Erinnerungsvertrauen. Verschiedene Forscher vertreten die Ansicht, dass ein Anstieg des Erinnerungsvertrauens keine Rückschlüsse auf die autobiografische Überzeugung zulässt, wenn das Vertrauens-Rating in der unteren Hälfte der Skala bleibt (Mazzoni et al., 2001; Smeets et al., 2005). Auf einer Skala von 1–7, mit der das Vertrauen in die falsche Erinnerung erhoben wurde, gaben die Teilnehmer der

Shaw und Porter-Studie im Mittelwert nur eine 2.86 an. Das Vertrauen der Studienteilnehmer in die falsche Erinnerung erreichte bei einem Konvidenzintervall von [2.37, 3.36] also in keinem Fall die Hälfte der Skala (siehe Tabelle 1.2). Nach Brewin und Andrews (2016) kann insofern nur von teilweisen Erinnerungen gesprochen werden, nicht von „vollständigen reichhaltigen Erinnerungen", wie es Shaw und Porter propagieren (Brewin & Andrews, 2016).

Tabelle 1.2: Participants' Ratings of Their Anxiety During the Remembered Events, Their Confidence in Their Memories, and the Vividness of Their Memories – Ergebnistabelle aus Julia Shaws Studie „Constructing Rich False Memories of Committing Crime", Seite 296

	Anxiety		Confidence		Vividness	
Condition and memory type	Mean	95% CI	Mean	95% CI	Mean	95% CI
Criminal condition (n = 21)						
False memory	5.48	[5.09, 5.86]	2.86	[2.37, 3.36]	2.68	[2.19, 3.17]
True memory	4.76	[4.26, 5.27]	5.30	[4.92, 5.67]	4.73	[4.29, 5.17]
Noncriminal condition (n = 23)						
False memory	4.52	[3.96, 5.08]	2.76	[2.27, 3.24]	2.59	[2.11, 3.07]
True memory	5.30	[4.92, 5.68]	5.24	[4.80, 5.67]	4.66	[4.18, 5.13]

Note: This table reports data only for those participants who were classified as having false memories. Ratings of anxiety, confidence, and vividness were made on Likert scales from 1 to 7. CI = confidence interval.

Auch von einem ethischen Standpunkt aus ist es wichtig, sich die Methoden näher anzuschauen, die in der Gedächtnisforschung zu falschen Erinnerungen eingesetzt werden, da diese bei näherer Betrachtung äußerst fragwürdig sind.

„Gaslighting" ist ein Begriff, der auf einem gleichnamigen Theaterstück von 1938 beruht, welches 1944 mit Ingrid Bergman verfilmt wurde. In diesem Stück geht es um einen Ehemann, der mithilfe von Manipulationen und Verleugnungen seine Ehefrau in den Wahnsinn treibt. Gaslighting ist „eine Form der psychischen Misshandlung, bei der falsche Informationen präsentiert werden, um das Opfer dazu zu bringen, ihre oder seine eigene Wahrnehmung, Erinnerung und geistige Gesundheit anzuzweifeln. Das kann ganz simpel darin bestehen, dass ein Täter verleugnet, dass vorangegangene Taten jemals passiert sind oder darin, dass der Täter bizarre Situationen inszeniert, um das Opfer zu desorientieren"[9] (MacDonald, 2012).

[9] Aus dem Englischen übersetzt durch die Autorin.

Beim Gaslighting spielen verschiedene Kriterien eine bedeutsame Rolle:

- Beziehung (1)
  Es besteht eine Beziehung zwischen Täter und Opfer.
- Realitätsverzerrung (2)
  Der Täter verzerrt gezielt und wiederholt die Realität des Opfers.
- Unwiderlegbarkeit (3)
  Das Opfer hat keine Möglichkeit diese Verzerrung zu widerlegen.
- Anpassungsdruck (4)
  Der Täter setzt das Opfer unter Druck, sich seiner Darstellung der Realität anzupassen.

Im Folgenden die Strategien, die explizit benannt in allen Interviews der Shaw und Porter-Studie eingesetzt wurden (Shaw & Porter, 2015, Seite 294) im Vergleich zu den Kriterien des Gaslightings:

- Herstellen eines emotionalen Rapports
  - Beziehung (1)
- Einsatz von Bestätigungen (Nicken, Lächeln, belohnende Worte)
  - Beziehung (1)
- Der gezielte Einsatz von Pausen und Schweigen
  - Anpassungsdruck (4)
- Offene Aufforderungsfragen („Was noch?“)
  - Anpassungsdruck (4)
- Unwiderlegbare falsche Beweise („Wir wissen das von deinen Eltern“)
  - Unwiderlegbarkeit (3)
  - Realitätsverzerrung (2)
- Sozialer Druck („Die meisten Menschen können verloren gegangene Erinnerungen wieder erlangen, wenn sie sich bemühen...“[10])
  - Anpassungsdruck (4)
- Suggestive Techniken (angeleitete Imaginationsübungen)

[10] Aus dem Englischen übersetzt durch die Autorin.

- So tun als wisse man sehr viele Details des Erlebten („Das klingt in etwa so, wie das, was uns deine Eltern erzählt haben. Aber ich kann dir nicht mehr Details geben, sie müssen von dir selbst kommen.“[11])
  - Unwiderlegbarkeit (3)
  - Anpassungsdruck (4)
- Wenn die Teilnehmer angaben sich nicht erinnern zu können, reagierte Shaw enttäuscht, aber einfühlsam: „Das ist schon okay. Viele Menschen können sich zuerst nicht an bestimmte Ereignisse erinnern, weil sie schon so lange nicht mehr an sie gedacht haben.“[12]
  - Beziehung (1)
  - Anpassungsdruck (4)
- Die Interviews fanden in einem falschen Arbeitszimmer statt, in dem offen sichtbar viele Bücher im Regal standen zum Thema Gedächtnis und wiedererlangte Erinnerungen.
  - Realitätsverzerrung (2)

In dieser Art der Forschung werden bewusst und gezielt bekanntermaßen emotional misshandelnde Methoden eingesetzt und die psychische Belastung der Studienteilnehmer wird billigend in Kauf genommen – wozu? Einige der Gedächtnisforscher schreiben sich auf die Fahnen, ihr Ziel sei es, unschuldige Verurteilungen zu verhindern. Loftus selbst sagt: „Es ist besser 10 Schuldige laufen zu lassen als einen Unschuldigen zu verurteilen.“ (3sat, 2017). So hat Loftus etwa im Fall Timothy Hennis, der 1986 schuldig gesprochen wurde, eine Frau vergewaltigt und sie und ihre zwei Kinder umgebracht zu haben, im Widerspruchsverfahren 1989 als Sachverständige ausgesagt. Hennis wurde freigesprochen. 1989 wurden noch keine DNA-Tests durchgeführt. 2010 wurde Hennis aufgrund einer positiven DNA-Identifizierung in einem Militärverfahren erneut schuldig gesprochen (Fisher, 2016).

Es bleibt seltsam, warum Forscher wie Loftus, Shaw und andere die Forschung zu falschen Erinnerungen mit einem offensichtlich so stark ausgeprägten Kampfgeist betreiben, dass sie ihre Studienergebnisse triumphierend und mit selbstgefälligem Stolz auf ihre Manipulationsfähigkeit präsentieren anstatt mit konstruktiver Bescheidenheit. Beispielsweise wäre es durchaus sinnvoll zu untersuchen, wie Psychotherapie gestaltet werden kann, damit der Abruf und die Verarbeitung

[11] Aus dem Englischen übersetzt durch die Autorin.
[12] Aus dem Englischen übersetzt durch die Autorin.

unerwünschter, unangenehmer Erinnerungen gelingen kann, die Klienten aber gleichzeitig nicht ins Konfabulieren geraten bzw. ihren Erinnerungen auch trauen können. Die Vorstellungsinflation mit angeleiteten Imaginationen ist beispielsweise die Methode, die dem Setting in einer traumaorientierten Psychotherapie am nächsten kommen könnte. Die Forschung zeigt hier, dass Studienteilnehmer ihre Erinnerungen über den Verlauf der Studien zwar als wahrscheinlicher einstuften, allerdings zeigt sie ebenso, dass diese Effekte nur bei einer Minderheit der Teilnehmer zu finden waren und keine nachhaltige Wirkung hatten. Eine Idee ist, dass dieser Effekt eher darauf hindeutet, dass die Teilnehmer ihre Überzeugung, ein Ereignis habe nicht stattgefunden, reduzierten, als dass sie ihre Überzeugung, es habe stattgefunden, erhöhten (Mazzoni et al., 2001; Smeets et al., 2005). Grundsätzlich beeinflusst die Imaginationsinflation hauptsächlich die autobiografische Überzeugung und die Daten und statistischen Berechnungen der zur Verfügung stehenden Studien sind schwierig zu vergleichen und zu bewerten (Brewin & Andrews, 2016, S. 8).

Loftus "Lost In The Mall"-Studie

Loftus begann bereits 1991 mit dem Thema „Erinnerungsimplantation" zu arbeiten und organisierte experimentelle Befragungen durch ihre Studenten als Studienleistung – ohne dies bei der Ethikkommission einzureichen. Die Bachelorstudenten versuchten zuhause 8-14-jährigen Familienmitgliedern einzureden, sie seien schon einmal in einem Einkaufszentrum verloren gegangen. Loftus präsentierte die Ergebnisse dieses bei der Ethikkommission nicht abgesegneten Experiments mit Kindern als „Pilotstudie" (Goleman, 1992) und präsentierte die Ergebnisse 1992 auf der Jahreskonferenz der American Psychological Association (Loftus, 1992).

In der Folge plante Loftus ihre Studie, deren Beantragung seitens der Ethikkommission abgeschmettert wurde. Diese fragte zu Recht: „Was ist, wenn Ihre Studienteilnehmer unter emotionalen Stress geraten und verärgert reagieren auf den Betrug, der Teil der experimentellen Situation ist? Wie planen Sie besonders vulnerable Subjekte zu identifizieren und auszuschließen? Was werden Sie tun, wenn jemand ernsthaft dekompensiert, nachdem er über den Betrug aufgeklärt wurde? Was ist, wenn für einen Studienteilnehmer die falsche Erinnerung erschreckende Ähnlichkeit mit einem Ereignis hat, das tatsächlich passiert ist? Werden Ihre Studienteilnehmer ein Gefühl des Verrats erleben, derart manipuliert worden zu sein?"[13] (Loftus & Ketcham, 1994, S. 100) Loftus gelang es 1992, ihre Studie schließlich doch noch durch die Ethikkommission zu bekommen. Allerdings wurden nach der

[13] Aus dem Englischen übersetzt durch die Autorin.

Genehmigung durch die Ethikkommission noch methodische Veränderungen am Studiendesign vorgenommen, die wiederum einer Genehmigung bedurft hätten, welche aber nie eingeholt wurde (Crook & Dean, 1999).

In der veröffentlichten „Lost In The Mall"-Studie rekrutierten Loftus' Studenten 21 Frauen und 3 Männer im Alter zwischen 18 und 53 Jahren als Studienteilnehmer. Zusätzlich nahm pro Studienteilnehmer jeweils ein Verwandter teil. Die Verwandten waren Eltern oder Geschwister, da sie die Kindheit des Studienteilnehmers kennen sollten. Die Verwandten wurden interviewt, um drei echte Kindheitserlebnisse der Probanden herauszufinden. Zusätzlich wurden Informationen erfragt zu tatsächlich stattgefundenen Shopping-Trips in Einkaufszentren:

- Wo ist die Familie häufig einkaufen gegangen?
- Welche Familienmitglieder gingen meistens mit?
- Welche Läden waren für den Studienteilnehmer interessant?
- Bestätigung, dass der Studienteilnehmer nicht verlorenging.

Die Probanden bekamen vier Geschichten vorgelegt, von denen drei wahre Erlebnisse aus der Kindheit waren und die dritte Geschichte das falsche Erlebnis beschrieb, wie sie im Einkaufszentrum verloren gegangen seien. In der falschen Geschichte wurde den Probanden gesagt, sie seien nach Information ihrer Angehörigen

- eine längere Zeit verloren gewesen;
- sie hätten geweint;
- sie seien circa 5 Jahre alt gewesen;
- sie seien von einer älteren Frau gefunden worden;
- und zu ihrer Familie zurückgebracht worden.

Die Probanden bekamen die vier Geschichten zuerst als Booklet zugeschickt und sollten ihre eigenen Erinnerungen an die Vorfälle dazu schreiben. Danach fanden zwei Interviews circa im Abstand von 1–2 Wochen statt. In den Interviews wurden die Probanden aufgefordert, alle Details, an die sie sich erinnern konnten, zu beschreiben. Danach sollten sie die Klarheit ihrer Erinnerung auf einer Skala von 1 – 10 einstufen, sowie auf einer Skala von 1 – 5 ihre Zuversicht, dass sie sich mit mehr Zeit an noch mehr Details würden erinnern können.

1994 dokumentierte Loftus gegenüber dem Human Subjects Committee (HSC) nur zwei Studienteilnehmer, die lebhafte falsche Erinnerungen beschrieben. 1995 publizierte sie dann einen Artikel, in dem sie angab, dass 25 % (6 von 24 Probanden) das falsche Erlebnis teilweise oder vollständig erinnerten (Klein, 1995). Mit genau 2 Probanden waren es nur 8,33 %, die lebhaft und ausführlich von einer vollständigen falschen Erinnerung berichteten. Interessanterweise konnten die Studienteilnehmer 31,9 %, also 23 der insgesamt 72 wahren Erlebnisse, nicht erinnern. Dieses Ergebnis ist ein häufiges Nebenergebnis der Forschung zu falschen Erinnerungen, sodass die Wissenschaftler indirekt einen Beleg für die Fähigkeit zum Vergessen/Verdrängen realer Erlebnisse gleich mitliefern. In der *New York Times* berichtete Goleman: „'Ungefähr 10 Prozent der Erwachsenen lieferten eine spezifisch ausgeführte Erinnerung aus der Kindheit und weitere 15 % sagen, dass sie ein vages Gefühl haben, dass der Vorfall stattgefunden hat, wenn man sie immer weiter fragt', sagte Dr. Loftus. Sie fand aber auch heraus, dass circa 75 % der Probanden in dieser experimentellen Situation keine falschen Erinnerungen produzierten, trotz des impliziten Drucks eine zu liefern"[14] (Goleman, 1994).

In der „Lost In The Mall"-Studie zeigten sich grundsätzliche Unterschiede zwischen den wahren Erinnerungen und der falschen Erinnerung:

- Die Studienteilnehmer beschrieben die falsche Erinnerung mit weniger Worten.
- Sie bewerteten die Klarheit der falschen Erinnerung sehr viel geringer.
- Sie waren weniger zuversichtlich, dass sie noch weitere Details erinnern würden. Das Erinnerungsvertrauen lag zu keinem Zeitpunkt höher als 1,8 auf einer 5-Punkt-Skala.

Ein wichtiger Kritikpunkt an Loftus Studie betrifft die Plausibilität der falschen Erinnerung. Im Einkaufszentrum verloren gehen ist ein häufiges Erlebnis und diese Plausibilität, so hat die Forschung gezeigt, erhöht die autobiografische Überzeugung (Brewin und Andrews, 2016). In einer Studie von Pezdeck, Finger und Hodge (1997) wurde versucht, den Studienteilnehmern eine komplexere falsche Erinnerung einzureden, die einer Kindesmisshandlung ähnlicher ist: Die Erinnerung an Rektaleinläufe. Bei dieser Studie zeigte sich eine Erfolgsrate von 0 %. Aber 15 % der Studienteilnehmer derselben Studie ließen sich einreden, sie seien im Einkaufszentrum verloren gegangen.

[14] Aus dem Englischen übersetzt durch die Autorin.

Die „Lost In The Mall"-Studie vor Gericht

Trotz ihrer offensichtlichen Defizite wurde die „Lost In The Mall"-Studie seit ihrer Veröffentlichung in zahlreichen Gerichtsverfahren zur Verteidigung bei Anklagen wegen Kindesmisshandlungen angeführt. Murphy, Mitchell und Sardina (2013), drei Rechtswissenschaftlerinnen, haben die Lost-In-The-Mall-Studie bezüglich der US-amerikanischen Zulassungskriterien für juristische Strafverfahren unter die Lupe genommen.

Unabhängig von ihrer wissenschaftlichen Reliabilität sollte keine Studie vor Gericht zugelassen werden, sofern sie für das Verfahren nicht relevant ist, also zur Klärung nichts beitragen kann – dann sollte sie weder als Beweis noch durch die Aussage eines Sachverständigen Eingang in das Verfahren finden. Dies ist der sogenannte Fitness-Faktor.

Für die Zulassung einer wissenschaftlichen Studie als Beweismaterial vor Gericht gilt in Amerika aktuell der Daubert-Standard mit fünf Kriterien:

1. Empirische Überprüfbarkeit – lässt sich die Hypothese verifizieren/falsifizieren?
2. Wurde die Methode in einer Fachzeitschrift veröffentlicht und dabei einem Peer-Review-Verfahren unterzogen?
3. Gibt es eine Aussage über die Unsicherheit der Methode und wird diese Aussage bei der Bewertung der Ergebnisse berücksichtigt?
4. Wurde die Studie unter standardisierten Bedingungen durchgeführt und mit einer Kontrollgruppe überprüft?
5. Ist die Methode in einer maßgeblichen wissenschaftlichen Gemeinschaft allgemein anerkannt?

Nach Murphy, Mitchell und Sardina (2013) fällt die Anwendung der Daubert-Standards in Bezug auf die „Lost In The Mall"-Studie wie folgt aus:

1. Empirische Überprüfbarkeit
   Eine Studie gilt als reliabel, wenn sie empirisch überprüft wurde und die Ergebnisse sich replizieren lassen.

   - Loftus Studie ließe sich zwar empirisch überprüfen, sie wurde aber nie repliziert.

2. Wurde die Methode in einer Fachzeitschrift veröffentlicht und dabei einem Peer-Review Verfahren unterzogen?

    - Die Studie wurde in den *Psychiatric Annals* veröffentlicht, in einem Journal, das nur auf Platz 78 im Ranking wissenschaftlicher Journals stand und zu dessen Peer-Review Verfahren es keinerlei Angaben gibt.

3. Gibt es eine Aussage über die Unsicherheit der Methode und wird diese Aussage bei der Bewertung der Ergebnisse berücksichtigt?

    - Loftus hat *keine* Fehlerrate angegeben (das ist statistisch unsauber).
    - Bei einer Stichprobe von 24 Studienteilnehmern (nach Forschungsstandards sehr klein) kann sie streng genommen keinerlei Signifikanz belegen.

4. Wurde die Studie unter standardisierten Bedingungen durchgeführt und mit einer Kontrollgruppe überprüft?

    - Loftus hatte keine Kontrollgruppe.
    - Ihre Stichprobe war viel zu klein (vor allem gemessen an der Fehlerrate).
    - Es gab keine standardisierten Bedingungen (zu große Unterschiede in der zu kleinen Stichprobe).
    - Keine Überprüfung der Messinstrumente (Itemkorrelation).
    - Keine Blindheit der Rater (dieselben Wissenschaftler, die das Experiment durchführten, kodierten auch die Daten; keine Angaben zur Interrater-Reliabilität).
    - Die Probanden waren Familienmitglieder (keine interne Konsistenz und Objektivität).
    - Keine statistische Kontrolle von inkonsistenten Stichprobenmerkmalen (Alter, Geschlecht).

5. Ist die Methode in einer maßgeblichen wissenschaftlichen Gemeinschaft allgemein anerkannt?

    - Die Studie ist zwar weit bekannt, eine grundlegende Anforderung der wissenschaftlichen Gemeinschaft ist aber, dass Studienergebnisse repliziert worden sein müssen, um als generalisierbar akzeptiert zu werden – ein Standard, den Loftus Studie nicht erfüllt.

Murphy, Mitchell und Sardina (2013) kommen zu dem eindeutigen Schluss, dass die „Lost In The Mall“-Studie die Daubert-Standards nicht erfüllt und keine Fitness aufweist. Die Möglichkeit, einer Person einzureden, sie wäre in einem Einkaufszentrum verloren gegangen, ist also nicht relevant, um entscheiden zu können, ob einer Person eingeredet worden sein könnte, sie sei in der Kindheit sexuell traumatisiert worden.

Fazit

„Die Ergebnisse der „Lost In The Mall“-Studie legen nahe: Sollte ein Psychotherapeut sich eine plausible falsche traumatische Kindheitserinnerung ausdenken und einem Klienten sagen: ‚Ich habe diese Information von deinen Angehörigen, die damals dabei waren‘, dann könnte er diesen Klienten dazu bringen, dieses falsche Erlebnis als vollständig oder teilweise wahr zu akzeptieren“[15] (Crook & Dean, 1999).

Die tiefergehende Beschäftigung mit der Forschung zu implantierter falscher Erinnerung macht klar, wie komplex dieses Thema ist und wie leicht missverständlich die Forschungsergebnisse sind. Unabhängig von ihrer persönlichen Haltung, ist es die Aufgabe von Wissenschaftlern, ihre eigenen Ergebnisse kritisch zu betrachten und mit Achtsamkeit und Vorsicht an die Öffentlichkeit zu bringen. Loftus und Shaw präsentieren die Ergebnisse ihrer Forschung beide simplifiziert und mit Stolz anstatt mit Zurückhaltung. Dabei versäumen sie es, auf die möglichen Einschränkungen hinzuweisen (z. B. das fehlende Erinnerungsvertrauen) und korrigieren Fehlpräsentationen durch die Medien nicht: „Auch wenn Wissenschaftler nicht verantwortlich dafür sind, wenn die Medien ihre Forschung inkorrekt darstellen, so tragen sie doch eine ethische Verantwortung, diese Fehldarstellungen zu korrigieren, soweit sie können“[16] (Crook & Dean, 1999).

Forscher sind bekanntermaßen keine rein objektiven Rechenmaschinen, sondern wie alle Menschen durch ihre eigenen Erfahrungen beeinflusst, wie Julia Shaw es selbst sagt: „Auf Englisch sagt man ‚Research is me-search‘ – also, man versucht sich selbst durch seine eigene Forschung zu verstehen [. . .]“ (3sat, 2017). Die eigene (traumatische) Geschichte mag insofern durchaus eine Rolle gespielt haben bei der Beschäftigung und der wissenschaftlichen Haltung, die eine Frau Loftus oder eine Frau Shaw entwickelt haben (Kippenberger & Rosen, 2016). So beschreibt Frau Loftus, dass sie selbst im Alter von sechs Jahren sexuelle Traumatisierungen durch

[15] Aus dem Englischen übersetzt durch die Autorin.
[16] Aus dem Englischen übersetzt durch die Autorin.

ihren Babysitter erlebt habe, diese Erinnerung „schoss [ihr] aus der Dunkelheit der Vergangenheit entgegen und traf [sie] mit voller Wucht“[17] (Loftus, 1992). Frau Shaw berichtet dagegen: „ [...] meine autobiografische Erinnerung ist halt... nicht besonders gut [...]“ (3sat, 2017).

Neben der Schwierigkeit, falsche Erinnerungen korrekt zu kategorisieren, ist es an dieser Stelle auch wichtig, auf die inhaltliche Inkohärenz hinzuweisen. Die Inhalte der falschen Erinnerungen in wissenschaftlichen Studien ähneln sexuellen oder anderen Kindheitstraumatisierungen so gut wie gar nicht. Sie sind vom reinen Inhalt her naturgemäß psychisch weniger belastend und frei vom Element des Verrats, dessen Einfluss Freyd herausgestrichen hat. Die Studie von Pezdeck und Kollegen hat bereits 1997 anschaulich aufgezeigt, wie ausschlaggebend dieser Mangel an Ähnlichkeit ist.

Wenn es darum geht, Rückschlüsse auf die Möglichkeit zu ziehen, Psychotherapeuten könnten ihren Patienten falsche Erinnerungen implantieren, so sollten die Methoden und deren Vergleichbarkeit mit dem psychotherapeutischen Setting an erster Stelle stehen und sehr kritisch reflektiert werden. In den Studien zu falschen Erinnerungen werden einige Methoden angewandt, die in einer ethisch vertretbaren Psychotherapie nicht zum Einsatz kommen. Keinesfalls wird ein Psychotherapeut einem Patienten sagen, er wisse, bestätigt von den Angehörigen, dass der Patient in der Kindheit traumatisiert worden sei. Schaut man sehr kritisch auf das psychotherapeutische Setting, dann könnte es eventuell Situationen geben, in denen ein Therapeut seinem Patienten sagt, dass seine Symptome stark auf sexuelle Traumatisierungen hindeuten. Geht man von der fachlichen Autorität des Therapeuten sowie davon aus, dass eine intensivere therapeutische Beziehung eine größere Einflusskraft ausüben kann, als wir sie in kurzfristigen Studien finden, könnte man hier eventuell eine Parallele ziehen. Ob aber tatsächlich ein vergleichbarer Effekt entstehen kann, bleibt fragwürdig. Vor allem, da reale Patienten in realen Psychotherapien sich erfahrungsgemäß nur sehr ungern an abgespalten-vergessene Traumatisierungen erinnern, da diese meist nur schwer zu ertragende Gefühle und Körperempfindungen auslösen und das Weltbild der Patienten bedrohlich ins Wanken bringen. Auch Psychotherapeuten arbeiten normalerweise nicht darauf hin und reagieren nicht froh und stolz, wenn ihre Patienten sich an verschüttete Kindheitsmisshandlungen erinnern. In Shaws Studie (Shaw & Porter, 2015) dagegen hat Shaw selbst alle Interviews durchgeführt und war offen motiviert, die Teilnehmer dazu zu bringen, das falsche Erlebnis zu erinnern. Die wenigen Studien, in denen Studienteilnehmer emotional belastende Erlebnisse erinnern sollten, brachten

[17] Aus dem Englischen übersetzt durch die Autorin.

dennoch nur Ergebnisse, nach denen zwischen 0 % und maximal 30 % der Teilnehmer teilweise falsche Erinnerungen entwickelten (Pezdek, 1997; Shaw & Porter, 2015). Es fehlt bislang Forschung, die anhand vergleichbarer Kriterien die Erinnerungsqualität von traumatisierten Psychotherapiepatienten erhoben hätte. Es wäre interessant, das Erinnerungsvertrauen der Studienteilnehmer in ihre falschen Erinnerungen mit dem Erinnerungsvertrauen von Psychotherapiepatienten in ihre wiedererlangten Erinnerungen zu vergleichen.

Ein weiterer Punkt, der die Bewertung der Studien zu falschen Erinnerungen erschwert, liegt darin begründet, dass viele der Szenarien, die als falsche Erinnerungen genutzt werden, allgemein so häufig sind, dass ein Erinnern an tatsächlich Erlebtes bzw. sehr ähnliche Ereignisse kaum ausgeschlossen werden kann. Die entsprechenden Wissenschaftler versuchen diese Störvariable zu umgehen, indem sie die einbezogenen Angehörigen bestätigen lassen, der Studienteilnehmer sei z. B. niemals in einem Einkaufszentrum verloren gegangen. Allerdings existiert neben der empirisch-klinischen Erfahrung bereits Forschung, die belegt, dass die Aussagen von Verwandten in diesem Punkt nur wenig reliabel sind (Desjardins & Scoboria, 2007; Porter et al., 1999; Sandberg et al., 1993). Ähnliche Erlebnisse werden damit ohnehin nicht ausgeschlossen. Haben zum Beispiel Teilnehmer erlebt, dass sie im Alter von drei Jahren zuhause allein gelassen wurden und dies plötzlich und mit großen Schreck und Verzweiflung realisierten, so werden diese Studienteilnehmer die falsche „Lost In The Mall"-Erinnerung evtl. sehr viel leichter lebhaft füllen können, da sie das inhärente Gefühlserleben kennen. Eine solche mögliche Vermischung ist sicherlich auch etwas, das wir in der Psychotherapie immer bedenken sollten. Es ist aber nicht unwahrscheinlich, dass eine autobiografische Überzeugung mit Wiedererleben bei einer solchen inhaltlichen Vermischung noch kein ausreichendes Erinnerungsvertrauen mit sich bringt.

An dieser Stelle ist es wichtig noch einmal zu betonen, dass Psychotherapeuten keine Polizisten oder Detektive sind. Es ist nicht unsere Aufgabe, die Detailfakten gerichtstauglich zu sortieren. Erfahrungsgemäß können Patienten nach und nach selbst ihre Erinnerungen qualitativ sortieren. Wie Vogt es sehr praxisnah konzeptualisiert hat, können wir unterscheiden zwischen atmosphärischer, symbolischer und faktischer Erinnerung (Vogt, 2013), und diese Differenzierung kann auch für die Selbsteinschätzung unserer Patienten ein sehr hilfreiches Werkzeug sein.

Weit verbreitete Aussagen von Wissenschaftlern und den zeitgenössischen Medien betonen wiederholt, wie einfach es sei, falsche Erinnerungen zu implantieren: „Komplett falsche Erinnerungen sind sehr viel häufiger als gedacht, vor allem an

Kindheitserlebnisse, und es ist erschreckend einfach, falsche Erinnerungen bei anderen Menschen herzustellen"[18] (Conway, 2013, S. 567). Tatsächlich zeigt uns die sorgfältige Analyse der Forschung aber das Gegenteil sehr deutlich: Es ist nicht leicht, falsche Erinnerungen an Kindheitsmisshandlungen zu implantieren. Autobiografisch überzeugte falsche Erinnerungen mit vollständigem Wiedererleben und hohem Erinnerungsvertrauen sind selten bis nicht existent.

[18] Aus dem Englischen übersetzt durch die Autorin.

1.4 Die bisherige SPIM-30-Ausrichtung auf das dissoziative Traumagedächtnis

Ralf Vogt

Meine Frau und ich arbeiten, wie bereits andernorts beschrieben, seit dem Jahr 2000 am SPIM-30-Konzept (vgl. Vogt, 2004, 2007 usw.). Dabei war uns aufgrund der psychotherapeutischen Erfordernisse von Anfang an klar, dass wir methodisch nach breiteren Zugängen für traumatische Abbilder in allen körperlichen, sensorischen und seelischen Ebenen suchen und experimentell forschen müssen, weil uns im Rahmen unserer 15-jährigen Praxiserfahrung klar war, dass die Sprache allein bei komplextraumatisierten bzw. dissoziativen Patienten keine ausreichenden Einblicke in die überlebten Katastrophen von Kindern und Erwachsenen geben kann. Auch für den anzustrebenden Heilungs- oder Linderungsprozess im Rahmen von Stabilisierungs- und Expositionsmethoden stoßen sprachliche Methoden an ihre Grenzen. Da ein Psychotrauma als besonderer schwerwiegender Vorfall für das seelische und körperliche Erleben des Menschen immer ganzheitlich-komplex Spuren beim Menschen hinterlässt, ist es uns beruflich völlig unklar, dass viele Psychotherapeutenkollegen nicht methodenintegrativ, wozu natürlich auch der körperorientierte Ansatz gehört, mit Psychotraumapatienten arbeiten wollen. Nach dem Abschaltprozess im Rahmen des traumatischen Zusammenbruchs des Individuums, in welchem die höheren Nervenfunktionsebenen wie der Cortex nicht mehr ausreichend in die Informationsverarbeitung einbezogen sind, bilden nur noch Sinnes- und Körperfunktionen die traumatischen Szenenparameter ab. Sind es die experimentellen Aussagen von Sigmund Freud von vor 100 Jahren (vgl. Mertens, 1993, S. 161-174), die immer noch Kollegen unkritisch ausbremsen, oder sind es die eigenen Ängste vor einer körperorientierten Selbsterfahrung oder der oben kritisierte schwer bewegliche Zeitgeist in der Psychotherapie? Oder alles zusammen?

Sigmund Freud ist unbestritten der größte Pionier der Psychoanalyse und hat viele wertvolle Fachschriften hinterlassen. Neben seinem normal strukturierten Therapiesitzungen organisierte er auch methodisch experimentelle Therapiesettings, etwa entsprechend der Vorstellung vom „goldenen Weg der Verbalisierung in der Psychoanalyse“ (vgl. Mertens, ebenda). Hierbei äußerte er, dass der Patient sich auf der Couch möglichst nicht mehr bewegen solle bzw. dürfe, damit die unbewusste Triebkraft des Bewegungsimpulses verwörtert werden könne bzw. solle. Das Zulassen von Bewegungen bezeichnete Freud im Rahmen dieser Settingvorgabe als Ausagieren der unbewussten Spannung. Ich habe mich in Vogt (2013, S. 68-71) mit der methodisch variabel zu definierenden Abstinenz befasst. Fazit ist, zeitgemäße Psychotherapie ohne Körperbezug ist häufig eine fachlich ungünstige diagnostische und therapeutische Einschränkung unserer beruflichen Wirksamkeit. Körper, Seele und Geist müssen als Ganzes gesehen werden, erst recht, wenn es um Psychotraumapatienten geht, die oft weniger als 50 Prozent der problematischen Erlebnisse reflektieren können.

Körperbewegungen werden im SPIM-30-Programm daher konsequent zur Unterstützung des Erinnerungsprozesses genutzt (vgl. Vogt, 2004, 2007 und später). Wenn Traumapatienten oder andere Klienten plötzlich im liegenden Setting impulsiv strampeln oder Lalllaute wie ein Baby oder ähnliche Kleinstkindverhaltensweisen spontan zeigen, so lassen wir sie selbstverständlich gewähren, damit eine begleitende Assoziation, dann auch in verbaler Art oder als assoziatives Teilsymbolfragment, sich darstellen kann. Körperpositionen dürfen daher auch im Liegen oder Sitzen impulsiv durch die Klienten gesteuert und verändert werden. So gibt es beispielsweise immer wieder gute Erfolge, wenn Patienten plötzlich eine spontane Embryonalhaltung oder Körperschutzhaltung einnehmen. In der Regel gibt es Sekunden später eine atmosphärische oder faktisch aufklärende Assoziationskette, die Klienten genau dann erinnern können, wenn sie implizite Informationen des Körpergedächtnisses nutzen. Es scheint so zu sein, das die fragmentierten Gedächtnissplitter in den Sinnesbereichen und in der Körperhaltung erst dann in Ort, Raum und Zeit nachträglich eingeordnet werden können, wenn im Rahmen der therapeutischen fachgerechten Begleitung ein Sicherheitserleben im Traumapatienten entsteht. Dadurch kann eine Szene ohne zu großen Traumaschock-Stress bewusst und dosiert betrachtet und mental identifiziert werden. In Vogt (2004, S. 173-183) ist ein Fallbericht über einen Klient zu lesen, für den seine frühkindlichen dissoziativen sexuellen Traumatisierungen zu Beginn der Psychotherapie bei mir völlig unklar waren. Er litt an Herzrhythmusstörungen, Depressionen und anderem und wurde vormals nur traditionell analytisch und medikamentös gegen die oben genannten Symptome behandelt. In der KSHP-Sitzung des SPIM-30-Ansatzes erlebte er am Boden liegend plötzlich einen Bückimpuls, den ich den Klienten wie beschrieben ausführen ließ. Erst mit dieser devoten Bückhaltung schossen die sexuellen Gewaltbilder in sein Bewusstsein zurück. Er sah im regressiven Erleben des Kleinkindes den Vater hinter sich und spürte den akuten Schmerz der analen Vergewaltigung. Erst nach diesem initialen körperlichen Rekonstruktionsvorgang war das dissoziative Eis gebrochen und er konnte auch im LMDR, Screen oder einfachem Liegen auf der Fußbodenmatte (vgl. Vogt, 2013, S. 24-30) eine Reihe von anderen sexuellen Gewaltbildern ohne zusätzlichen Settingaufwand auf normalem Wege erinnern. Die Medikamente konnten nach diesen Traumazuordnungen kontinuierlich abgesetzt werden. KSHP-Inszenierungsarbeiten wenden wir diagnostisch häufig bei Erinnerungsschwierigkeiten von psychosomatischen – z. T. sogenannten alexithymen – Patienten und bei kleineren Kindern an. Diese Klienten können insbesondere durch Körperspürhaltungen, das Nachgestalten von zunächst unverfänglichen Konfliktszenen oder auch mit Hilfe von einfachen Stofftierspielen mit uns die dissoziierten Gedächtnisbereiche quasi wie nebenbei generieren. Ein direktes Nachfragen ist aufgrund der dissoziativen Täterübertragung zu uns, den tabuisierenden Täterintrojekten der damaligen Traumaverursacher oder der latent noch vorhandenen Täterloyalität in Form einer zumindest unbewusst fixierten Täterbindung, leider zunächst nicht möglich.

Seit nunmehr 20 Jahren beschäftige ich mich außerdem mit dem Einbeziehen von atmosphärischen Übertragungen in die Psychotherapie. Zu Beginn der methodischen Experimente im Rahmen der analytischen körperorientierten Psychotherapie ging es mir bewusst zunächst um das Problem der zwischenmenschlichen Spannungsminderung in der Patient-Therapeuten-Beziehung bei mörderisch-aggressiven Übertragungsimpulsen der Klienten. Ziel war es immer, auch an den schwierigsten Übertragungen mit analytischer Indikation arbeiten zu können. Daraus entstand das methodische Arbeitskonzept der „Beseelbaren" Therapieobjekte. Fotos zu diesen Symbolisierungsmedien nebst Fallvignetten zur Anwendung finden sich derzeit am umfangreichsten in Vogt (2004, 2007). Umfangreichere Settingbeschreibungen zur Einbindung in traumatherapeutische Arbeiten können in den Langzeitfallbeispielen von meiner Frau und mir in Vogt (2013, 2016) eingesehen werden. Im Kern des therapeutischen Vorgehens im SPIM-30-Therapiemodell geht es um das gezielte Anzapfen von atmosphärischen Wahrnehmungstriggern bei psychosomatischen, aggressiv-impulsiven oder allgemein traumatisierten Patienten. Da solcherart strukturierte Klientel nicht über umfangreiche entwicklungsgereifte Abstraktionsmöglichkeiten verfügen, schwer verbal reflektieren können und kaum sehr differenziert zu symbolisieren vermögen, ist das atmosphärische Übertragungsniveau sehr typisch. Es kann im unteren Abschnitt bei Vogt in diesem Band nachgelesen werden, wie beispielsweise jahrelange traumatische Gewalterfahrungen durch szenische Verdichtungen der Datenumwandlung im Rahmen des kumulativen Traumatisierungsprozesses immer mehr in atmosphärische Triggerpotenziale münden. Das heißt, die atmosphärische Umweltwahrnehmung ist sowohl Produkt der traumabedingt nicht vollzogenen Entwicklungsreifung – das gilt zumindest selektiv in den belasteten Traumathematiken – wie auch Resultat der kumulativen Dauertraumatisierung. Das ist gewissermaßen somit das Langzeitkondensat der dissoziativ abgespaltenen Extrembelastungen. Übergroße, z. T. skurrile Therapiemedien ermöglichen die Herstellung einer breiteren traumapotenten Teilübertragungssituation, welche dann gerade diese atmosphärischen Informationen wieder anzapfen können (vgl. Vogt, 2013, S. 12-14 sowie Konzeptbeschreibungen in 2004, 2007). Ich habe jahrelang im Trauma-Institut-Leipzig aufgrund des Fehlens von Vorbildern für solcherart Objekte nach dem Versuchs-Irrtums-Prinzip eine Reihe von nützlichen großen Objekten herausfiltern können, die die Schwerpunktthemen zwischenmenschlich traumatisierter Menschen mit regressiv-atmosphärischer Triggerpotenz abbilden können. Der Vorteil gegenüber reinen Beziehungsübertragungen liegt auf der Hand. Sehr negative Assoziationen – z. T. Fantasien aktuell unbekannter Herkunft – können damit hervorgerufen, aber eben viel leichter als im zwischenmenschlichen Beziehungsdiskurs mit den Therapeuten bearbeitet werden. Das Beseelen ist eine allgemeine kindliche Fähigkeit, die bei traumatisierten Menschen störungsbedingt viel umfangreicher erhalten bleibt. Zugleich können auch die schwierigsten Borderlinepatienten (mit Traumahintergrund) noch erkennen, dass das „ungute Gefühl" von einem simplen Objekt ausgeht und insofern doch mit der eigenen Psyche etwas zu tun haben muss.

Im Rahmen der beseelten atmosphärischen Übertragungen gelangen Traumapatienten also spontan zu weiteren Assoziationsketten, die sie mit Hilfe einer coachenden therapeutischen Begleitung für Erinnerungsbrücken nutzen können. Manchmal gelingt es sogar, aus den beseelten Therapieobjekten eine Familienaufstellung durch den Klienten zu organisieren und so prozessorientiertes implizites Interaktionswissen zu erarbeiten, die Klienten in purer verbaler Exploration durch die Therapeuten nicht leicht liefern könnten. Im Stegreifsetting gestalten auch Kinder sehr zielsicher komplizierte Szenenpolyloge noch mit dem Kommentar: „Ja, so antwortete immer Vati, wenn Mutti dies und das sagte, und jetzt wird mein Bruder ganz traurig und ich muss den Bruder und die Mutti lange trösten!" Das nennen wir mit Lichtenberg (2001) Modellszenen mit großer repräsentativer Relevanz. Auch andere Säuglingsforscher wie Stern (1996), Downing (1996) und Trautmann-Voigt und Moll (2011) bestätigen immer wieder die große diagnostische Relevanz von impliziten affektmotorischen und beseelten Interaktionseinfällen.

Neben der analytisch-diagnostischen Nützlichkeit bieten beseelte SPIM-30-KSHP-Settings auch die generelle Chance, Probehandlungen für Lösungen zu kreieren, die traumapsychologisch bis dato nie möglich waren. Das Arbeiten mit Statementmonologen und Statementdialogen mit beseelbaren Symbolisierungsmedien ist eine weitere zusätzliche Erweiterung der assoziativen Gedächtnisrekonstruktion und verhaltenstherapeutischen Handlungslösungen bei Psychotraumapatienten. Diese können sehr gut von diesen Medien profitieren, da die Mehrzahl der KlientInnen posttraumatisch ängstlich eingeschüchtert ist und in Fantasiemonologen gegen die Täterfiguren stecken bleibt. Beim affektregulierten Statementtraining kommen durch die emotional angereicherten Vorwürfe der Traumaopfer z. B. mit Sack und Keule (vgl. Vogt, 2016, S. 194-196) in der Regel auch immer neue, neu erinnerte Assoziationsbrücken zustande, weil in der punktuell zugelassenen Wut über die Täter eben auch weitere Wahrheiten ans Licht gelangen oder im Affekt die geahnte Wahrheit evidenter erinnert werden kann. Wir hören dabei Sätze wie: „Ja genauso war das für mich und nicht wie du (das beseelte Täterobjekt gegenüber) mir immer einreden wolltest!"

Als abschließende assoziative Erinnerungshilfe erweisen sich beseelbare Therapiemedien in ressourcenorientierten Nachnährungssettings, wie bspw. mit den Settings Klammerpferd, Mutterbauch, Nestsack oder paradiesisches Riesenei (vgl. Vogt, 2004, 2007). Neben der sehr wichtigen Tiefenentspannung, die häufig Traumaklienten positiv überrascht, weil sie ihren stressüberreizten Körper häufig als nicht kontrollierbar ansehen, treten auch in den Phasen plötzlicher Ruhe mit Hilfe der oben genannten Therapiemedien neue Assoziationsketten der kleinkindlichen Erinnerung spontan auf. Dabei handelt es sich sowohl um die wenigen schönen Erinnerungen bei Traumaklienten als auch um die sehr verlassenen, manchmal suizidalen Momente in der Kindheit.

Gerade diese traurigen Momente sind für die weitere Bewältigung von traumatischen Vorfällen in Begleitung durch eine empathische Bezugsperson von großem therapeutischen Wert. Während des beseelten Arbeitens treten sowohl atmosphärische und symbolische als auch faktische Datenniveaus im Rahmen der assoziativen Erinnerungsketten auf. Die Bedeutung dieser Datenniveaus soll im Kapitel zur psychodynamischen Datenumwandlung erläutert werden (s. dort). Wichtig zu erwähnen wäre an dieser Stelle nur, dass Erwachsene als auch Kinderklienten bereits in der Psychoedukationsphase, d. h. beim Beginn der therapeutischen Arbeit, darauf hingewiesen werden, dass es sehr wichtig ist, uns alle drei verschiedenen Datenqualitäten mitzuteilen oder in ein Tagebuch zu schreiben, weil wir die Inhalte von dissoziativen Gedächtnisfragmenten erst nach und nach verstehen können. Bereits diese Instruktion verbessert die Wahrnehmung für Erinnerungsfragmente, die ohne therapeutische Hilfe vorschnell als „Quatsch, Wirrwarr, Unsinn" etc. abgetan werden.

Als letztes Beispiel zur Verbesserung der Erinnerungsfähigkeit im Rahmen der SPIM-30-Settings möchte ich das Arbeiten mit Perspektivwechseln und Anteilesettings kurz skizzieren (vgl. Vogt, 2016, S. 182-194, u.a.). Diese externalisierenden Anteilesettings sind zunächst zur psychagogischen Untersuchung der dissoziativen Innenregulation sowie zur Förderung einer späteren Anteilekonferenz zur Selbsthilfe zu Hause sehr wichtig. Darüber hinaus bieten die SPIM-30-Ringesettings auch Möglichkeiten der explorativ-assoziativen Erinnerungsvertiefung. So kann man Klienten in einem problematischen State (zum Beispiel Traumakindopferstate oder Täterintrojektstate) einmal fragen, wie lange sie schon existieren oder – mit guter Innenkonzentration – auffordern, einmal in die frühere Entstehungszeit zurückzureisen und zu berichten, was dort geschehen ist. Auch auf diesem Wege habe ich schon viele neuwertige Assoziationsbrücken zu Traumaszenen in der beginnenden Öffnung erlebt, die vorher schier unzugänglich schienen. Eine Kombination der Anteilearbeit und der liegenden oder sitzenden Assoziationsarbeit ist im SPIM-30-Modell auch durch angeleitete Perspektivwechsel während der Imaginationsarbeit möglich. Traumaexpositionssettings können sehr unterschiedlich indiziert und platziert werden (vgl. dazu Expositionsmatrix in Vogt, 2014, S. 227 oder in Vogt in Trautmann-Voigt u. Voigt, 2017, S. 196-212). Bei der fortgeschrittenen Expositionsarbeit mit Psychotraumaklienten kann man in der SPIM-30-Methodik die allgemeine Traumaopferperspektive kurzzeitig stoppen und parallel in die Außenbeobachter- bzw. Täterperspektive wechseln, um die Interaktionsgrenze zu ergänzen. Hierdurch werden von geübten Klienten neu Gedächtnisfragmente aktiviert, die das Gesamtbild der Traumaszene fruchtbar erweitern. In der Theorie der traumatischen Introjektentstehung (vgl. Vogt, 2012, S. 31-48) wurde erläutert, dass gerade durch die peritraumatische Dissoziation die Eigenperspektive zersplittert und mit der Außen- und Täterperspektive unwillkürlich vermischt wird. Diese dissoziative „Unordnung" kann man teilweise durch die assoziativen Statewechsel in der Imagination rückgängig machen bzw. jetzt zur gezielten Erweiterung der Gedächtnisassoziationen nutzen. Auch das Aufdecken von egozentrischen und gefühlskalten Täterperspektiven ist für die Bewältigung einer Traumaszene letztendlich heilsam, weil sie für das Opferindividuum Teil des ungeheuerlichen Vorfalls sind. Nicht selten spalten ja traumatisierte Menschen, weil sie die ambivalente Haltung einer primär geliebten Bindungsperson kleinkindlich nicht ertragen können. Die o.g. Perspektivwechsel geben quasi durch die SPIM-30-Regie ganz nebenbei einen selbsterlebbaren Einblick in eine gespaltene Täterpsyche einer wichtigen Bezugsperson. Eigentlich wusste es das Traumaopfer „schon immer", aber es konnte bindungsbedingt die Gespaltenheit und Störung der Täterperson einfach nicht für möglich halten.

Mit diesen Ausführungen möchte ich diesen auszugsartigen Überblick beenden. Es wurde im o.g. Text durch vielfältige Anschauungsbeispiele erläutert, dass und wie im SPIM 30-Modell traumatherapeutische Assoziationsketten durch analytisch-methodische Vielfalt unter der Einbeziehung von Therapiemedien umfangreich gefördert werden, sodass sich das fragmentierte Traumagedächtnis nach und nach heilsam reorganisieren, öffnen und danach therapeutisch nachentwickeln kann.

1.5 Zur psychodynamischen Umwandlung von faktischen, symbolischen und atmosphärischen Daten im psychotraumatischen Erlebens- und Erinnerungsprozess

Ralf Vogt

Die nachfolgend geschilderten Erkenntnisse bezüglich seelischer Umwandlungsprozesse von psychotraumatischen Szenendaten sind anhand eigener analytischer Einzelfallstudien in den letzten 10 Jahren von mir empirisch miterlebt, gesammelt und einer theoretischen Einordnung unterzogen worden. Diese theoretischen Ausführungen knüpfen an bereits publizierte Fallstudien von Vogt (2013, S. 131-188) an. Hier wurde zum Beispiel im Fallbericht der Klientin Frau T. (ebd., S. 179) eine Forschungstabelle zu den Erinnerungsqualitäten dieser Patientin bezüglich verschiedener Traumathemen vorgestellt. Bereits in dieser Tabellenaufstellung wurde durch die Gewichtung von Frau T. gezeigt, dass Patienten grundsätzlich selbst in der Lage sind, ihre eigenen Aussagen zu Erinnerungskontexten qualitativ zu bewerten. Frau T. schilderte zum Beispiel bezüglich der sexuellen Gewalt durch den Großvater zum Therapiezeitmesspunkt, dass sie das Traumathema mit dem Schweregrad 7 (auf einer 10-stufigen Belastungsskala) zu Therapiezeiten noch stark belastet hat. Außerdem schätzte sie ein, dass sie im Verlauf der damaligen Behandlung ca. 50 % der Aussagen faktisch für klare Abbilder der damaligen Traumarealität hielt. Bei 25 % ihrer Aussagen interpretierte sie, dass die symbolisch gesehen zutreffen, d. h. bestimmte symbolische Figuren traten in der Traumaexpositionsarbeit an die Stelle der Großvaterfigur und erzeugten überfallartig Angst und Schrecken. Bei diesen Überfällen ging es nicht um explizite sexuelle Handlungen, sondern um panikerzeugende Fluchten vor einer grausamen Figur. Weitere 25 % der Informationen wurden seinerzeit als atmosphärisch eingestuft, da hier die Zuordnungen von Opfer und Täter gar nicht mehr möglich waren, aber Horrorszenarien eine Untergangsstimmung erzeugten, bei denen die Quelle der Machtausübung nicht mehr zu erkennen war. Diese Angstassoziationen wirkten eher wie Naturkatastrophen, in denen das Kind um das Überleben kämpfen musste und nie zur Ruhe kam, da sich immer wieder Wände bewegten, Landschaften bedrohlich wandelten und gruselige und eklige Schreckensvarianten in den Bilderfolgen – ganzheitlich psychologische Panik erzeugend – auftraten.

Diese drei Datenqualitäten traten also bei der Bearbeitung einer nach und nach immer besser erinnerten traumatischen Vorfallsserie mit einer Täterperson auf. Zumeist waren alle drei Datenqualitäten in einer Traumaexpositionsarbeit gemischt und sprunghaft in der Abfolge. Mir erschien es schon damals sehr wichtig, die konkreten Sprünge oder Switche zwischen diesen Datenqualitäten genauer zu untersuchen. Das heißt, genauer zu erforschen: Wann springt eine erinnerte Episode aus dem faktischen Datengleis in eine symbolische Darstellungsform und wann in eine atmosphärische Metapher? Und umgekehrt natürlich: Wie kann man therapeutisch befördern, dass aus atmosphärischen Angstträumen symbolischere Handlungsstränge werden und schließlich sogar faktische Episoden dahinter wieder zutage treten? Dreh- und Angelpunkt ist das Evidenzerleben der Patienten. Was sie als Fakt, Symbol oder komplexes Thema erkennen und benennen können, ist der Maßstab. Klienten sind die einzigen echten Zeugen ihrer traumatischen Vergangenheit. Sie sind aber ohne professionelle, geduldige und stützende Hilfe zumeist nicht in der Lage, ihr dissoziatives Datenchaos zu ordnen. Zu groß ist die Angst vor dem Kontrollverlust, den nicht endenden Flashbacks, dem Irrewerden im emotional aufgeheizten Raum ohne Orientierung über Ort, Zeit und Kontext.

Wie dem auch sei, diese Forschungsfrage wollte ich fortführen und somit Fallbeispiele, die von Klienten explizit bestätigt werden – und nicht nur vom Analytiker als Hypothese benannt werden.

Aufgefallen war mir im Laufe der Jahre generell, dass dissoziative Klienten viel mehr atmosphärische Daten zu Beginn der Traumatherapie mitbringen als die nicht so stark dissoziativen Patienten. Außerdem habe ich fast immer bemerkt, dass im Laufe der professionellen Traumatherapie die erinnerbaren Daten im Langzeitverlauf immer konkreter, faktischer, kontextbezogener und umfangreicher werden, was ich im Einführungstext bereits als wichtiges Argument gegen Fehlauffassungen der False-Memory-Syndrom-Foundation zum Ausdruck gebracht habe (s. dort).

In Einzelfallstudien galt es nun diese Datenübergänge so genau wie möglich zu begleiten, wozu sich in der Forschung zweifelsfrei Klienten anbieten, die ihren Veränderungsprozess introspektiv sehr gut reflektieren und verbal ausdrücken können.

Gruppenvergleiche werden im nächsten Abschnitt vorgenommen, wo es um Besonderheiten der Erinnerungswiderstände und Phasen der Öffnung des Traumagedächtnisses geht. In den aufgeführten Fallvignetten wurden für alle der oben genannten Datenübergänge der psychotraumatologischen Datencodierung und -kondensierung als auch der therapeutisch gelungenen Datendecodierung und -herauslösung aus Traumaprägungskontexten Beispiele gefunden.

Fallvignetten zur traumatischen Datencodierung im Gedächtnis

1. Aus Traumafakten werden symbolische Daten

a) Klient E. konnte sich im Verlauf der Traumatherapie in einer Szene genau an folgenden Datenwandel erinnern: Es handelt sich um einen sexuellen Gewaltübergriff seines sadistischen und kinderpornografisch orientierten Vaters. Der mörderische Blick des Täters löste eine Todesangst im ca. 4-jährigen Jungen aus. Das Opferkind war schockiert, den Vater in solcher brutalen Exstase zu sehen. Das Fortbestehen seines kleinen Körpers lag nur in der Willkür des besessenen Täters. In diesem Moment war der Schmerz im After und Unterleib für das Kind unerträglich. Er durfte nicht schreien, sonst wäre nachweislich alles noch schlimmer geworden. In diesem Moment des qualvoll-ambivalenten Katastrophenerlebens erlebte das Kind eine dissoziative Schmerzlösung. Es fühlt plötzlich nichts mehr und sieht plötzlich ein Landschaftsbild, in welchem ein Traktor die Erde pflügt. Vögel picken in der Pflugfurche und steigen mit schönen Schwingen in den Himmel.

Gemeinsame Interpretation:

Das reale Schmerzerleben und die Angst des Kindes sind unaushaltbar. Hier findet im dissoziativen Abschaltzustand der Datenwandel statt. Dieser Wandel ist symbolisch, weil die wesentlichen Figuren der Traumaszene bzw. der Traumavorfall Entsprechungen haben. Der Pflug ist der Täter mit dem einschneidenden Penis. Der Acker ist das aufgerissene Kind. Das Pflügen ist zugleich Symbol für die tiefe Narbe des Traumas und die friedlich aufsteigenden Vögel stehen für das dissoziative Entfernen vom Ort des Grauens.

b) Klientin F. konnte sich im Verlauf ihrer Traumabearbeitungen an folgende Szene mit Datenwandel erinnern: Es handelte sich bei der Traumaszene ebenfalls um einen sexuellen Gewaltübergriff eines Familienverwandten während ihrer Kindergartenzeit im ca. 5. Lebensjahr. Der alkoholisierte Verwandte lockte das Kind unter falschem Vorwand in den fern der Partygemeinschaft gelegenen Keller. Dort begrabschte er das Kind im Genitalbereich und entkleidete es. Das Kind reagierte schockiert, stumm und regungslos. Sie nahm aber innerseelisch einen extremen Ekel und eine wahnsinnige Panik bei sich wahr. Plötzlich spürte sie nichts mehr. Der Täter schrumpfte in dieser Sekunde zu einem kleinen winzigen Gnom. Sie sah sich daraufhin in schöner Kleidung auf rosa Schwänen aus dem Kellerloch davonfliegen.

Gemeinsame Interpretation:

Das reale Schmerz- und Schockerleben ist für das Mädchen unaushaltbar. Hier findet im dissoziativen Abschaltzustand ein Datenwandel statt. Dieser ´Wandel ist symbolisch, weil der Täter zum Gnom wird. Aus dem schmuddeligen Ekelerleben im Keller wird eine Art sauber und schön gekleidete Prinzessin, die auf rettenden Schwänen dem ekelhaften kleinen und lächerlichen Gnom davonfliegt.

Fazit der obigen Fälle von Datenwandel

Die beiden obigen Fallbeispiele zeigen, dass Symbolisierungsprozesse offenbar eine seelische und körperliche Schmerzlinderung ermöglichen und eng mit den dissoziativen Abschaltprozessen der Traumasituation verbunden sind. Möglicherweise entsprechen diese Datenumwandlungen auch dem beseelten Sprachalter der Klienten zum Zeitpunkt der Gewaltübergriffe und fallen daher symbolisch aus.

2. Aus Traumafakten werden letztendlich atmosphärische Daten

a) Klient N. konnte sich im Verlauf seiner Traumabearbeitungen an folgende Szenen mit Datenwandel sukzessive erinnern: Bei ihm handelte es sich um körperliche und sexuelle Gewaltübergriffe zwischen dem Kleinkind- und unteren Schulalter. Die Täter waren eine mobbende Jungsgang, die ihn als „Schwächling" tyrannisierte. Meistens fanden die Übergriffe auf dem langen Heimweg statt. Schubsen, Verprügeln, Ranzen wegwerfen und viele andere Schikanen. Die pubertären Jungs waren allesamt kräftiger als er und drohten „bei Verpetzen" der Schikanen mit noch größerer Gewalt etc. Einige Male musste er sich vor dem Anführer bücken, sodass dieser ihm einen Stock in den After stoßen konnte. Da diese Überfälle über Wochen und Monate gingen, stumpfte der Junge immer mehr ab. Die sich verschlechternden Schulleistungen interpretierten die Eltern als Lernmotivationsmangel. Bald träumte der Junge nicht mehr von den konkreten Jungs, sondern von wilden Tieren, die ihn des Nachts überfallen. Am Tage flüchtete er sich in Tagträume, wo ihm eine Art Superman alle Sorgen vom Hals hielt. Im Verlaufe einer langen Zeit mit Demütigungen, Gewalt und Ignoranz veränderten sich seine Tierträume hin zu abstrakteren Themen: Er hatte diverse Naturkatastrophenträume mit Tornados, Flutwellen, Strudeltrichtern, Vulkanausbrüchen und Erdrutschen. Überall war er diesen Mächten ohnmächtig ausgeliefert, aber irgendwie überlebt er alle Vernichtungsszenen oder wachte kurz vor seinem nahenden Tod aus dem Schlaf auf. Auch die Tagesfantasien wandelten sich – Superman war verschwunden. Der Junge grübelte jetzt über schwere Verkehrsunfälle nach, die er gerade noch überleben würde, woraufhin er in eine supermoderne Spezialklinik käme, wo die Ärzte seine Genesung zunächst für völlig unmöglich hielten. Irgendwie überlebte er alle Todesprophezeihungen.

Gemeinsame Interpretation

Der Patient erlebt zunächst eine symbolische Wandlung seiner persönlichen Mobbingdaten in Form der wilden Tierträume. Nach und nach kondensieren offenbar die lang anhaltenden kumulativen Dauertraumatisierungserlebnisse zu atmosphärischen Metaphern wie Tornados oder ihn verschlingenden Erdrutschen usw. Das Grundthema der seelisch-körperlichen Vernichtung ist noch als Generalaussage erhalten, dann aber viel stärker verschlüsselt. Dass er alles überlebt und sogar die Ärzte staunen, entspricht später einerseits dem dissoziativen Alltagsüberleben des Jungen als auch heute andererseits der übertragenen Begegnung mit mir, wo seine schizoiden Heldenfantasien die Beziehungsangebote austrocknen.

b) Frau M. konnte sich im Rahmen ihrer Traumapsychotherapie sukzessive an folgende Traumaszenen und früheren Lebensumstände erinnern: Es handelte sich bei ihr um einen Fall mit sadistischen körperlichen Strafen im Stiefelternhaus. Das Kind wurde vorrangig im schreienden oder Befehlston angesprochen. Eigene Bemerkungen des Kindes wurden in der Regel mit Hohn und Verachtung quittiert. Schläge gab es für alles, auch im Nachgang doppelt oder dreifach für dasselbe „Vergehen". Eingesperrt wurde das Kind in einem dunklen Keller ohne Nahrungsmittel und ohne dass ihm die Notdurft gestattet war. Frau M. hatte daher als kleines Mädchen sehr frühzeitig Panik- und Todesangstgefühle sowie suizidale Fantasien im stetigen Ohnmachtserleben. Infolge der anhaltenden Tortouren und Quälereien sah das Kind auch tagsüber Intrusionsbilder von ekelhaften Ungeheuern und Monsterriesen. Im Laufe der Schuljahre träumte sie vom Tod, sah sich unter der Erde – lebendig im Sarg begraben. Bald fühlte sie, wie sie als Wurm durch das Erdreich kroch und die Erde sich immer wieder auftat, bis sie in der Magma war. Dann war sie ein verschmorter Stein im Sand und flog in der Wüste als Minikorn mit vielen Sandkörnchen ziellos umher.

Gemeinsame Interpretation

Frau M. erlebte ebenfalls zunächst eine Zeit mit symbolischen oder Mischdatenwandlungen. Nach einigen Jahren waren allerdings atmosphärische Datenwandel dominant. Das Kind träumte und fantasierte nur noch von unspezifischen Mächten der Natur bzw. sie nahm die gegenständliche Form eines Sandkorns an, womit sie atmosphärisch alle Wetter und Katastrophen voller Gewalt und Vernichtung –

sogar den Tod – überleben konnte. Möglicherweise sind die frühsuizidalen Fantasien des Kindes der unbewussten kindlichen Hoffnung geschuldet, es nach dem menschlichen Tod als Sandkorn „wirklich lebenswert leichter zu haben“?

Fazit der obigen Fälle von Datenwandel

Beide ausgewählten Fallbeispiele zeigen anschaulich, dass im psychotraumatischen Hochstress traumabedingte Dissoziationen aufgrund des nicht aushaltbaren psychophysischen Belastungserlebens einsetzen. Die atmosphärischen Datenqualitäten sind möglicherweise eine kondensierte Form der kumulativen Datenverdichtung von symbolisierten Traumaszenensymptomen im Langzeitprozess der seelischen Bewältigung.

Fallvignetten zur Traumadatendecodierung im Gedächtnis

1. Aus Traumasymbolen werden therapeutisch faktische Daten

a) Klient Z. erlebte im Rahmen seiner Psychotraumatherapie folgende Symboldatenauflösung: Herr Z. kannte zu Therapiebeginn nur körperliche und verbale Gewaltübergriffe in seiner kindlichen Vergangenheit. Er litt aber trotz Bearbeitung der erstgenannten Themen weiter unter Albträumen mit Monstern und Zombies. In einer Assoziationsarbeit hantierte das Monster mit einem Schwert vor seinem Kinderbett und nuschelte dämonische Formeln. Mit der Regieanweisung der Auseinandersetzung und Erforschung des Monsters gelang es schließlich, hinter der dann sichtbaren Monstermaske den betrunkenen Vater mit erigiertem Penis zu sehen. Ab diesem Moment fielen Herrn Z. zwei andere sexuelle Übergriffe wieder ein.

Gemeinsame Interpretation

Herr Z. hatte die seltenen, aber in hohem Maße Panik erzeugenden sexuellen Gewaltübergriffe dissoziiert. Die Angstsymptomatik im Alltag und in der Psychotherapie konnte wegen dieses ungelösten Hintergrundtraumas nicht vollends nachlassen, obwohl eine Vielzahl verbaler und körperlicher Gewaltszenen in der Familie und so auch mit dem Vater bereits bearbeitet war. Gerade die sexuellen Ekelerlebnisse standen unter einem größeren Tabu in der Altfamilie.

b) Auch Frau Q. konnte im Rahmen ihrer Therapiearbeit symbolische Daten zurücktransformieren: Sie litt unter Angstbildern mit einem großen Krokodil, die sie zunächst auf reale Filmerlebnisse zurückführte, die sie vor einiger Zeit im Fernsehen wirklich gesehen hatte und wo ein Krokodil in Afrika ein kleines Gnu an einer Wasserstelle verschlang.

Nach und nach gelang es, die Krokodilszene mit parallelisierender Distanz, d.h. größerer Körperruhe, durchzuarbeiten. Darin kam zum Ausdruck, dass sich Frau Q. mit den „Kinderaugen des leidenden Gnus" projektiv stärker identifiziert hatte. Als es gelang, das Leidenssymbol in Form einer Kameraperspektive zu ertragen, konnte Frau Q. im Krokodil Mutters Augen sehen. Dadurch war die Szene aufgelöst und verschwand. Die Patientin erinnerte jetzt sehr klar, dass sie die Mutter als beziehungsverschlingend erlebt hatte. Diese Frau bediente sich mit aufdringlichen Liebkosungen am Kind und sagte tatsächlich manchmal im sogenannten Spaß, dass sie die Tochter zum Fressen gern habe.

Gemeinsame Interpretation

Frau Q. musste offenbar zuerst einmal ihre Deckgeschichte mit dem Tierfilmmotiv etwas locker lassen, damit eine tiefer gehende Bearbeitung stattfinden konnte. Über kleine Details – die Augen der beiden Tiere – wurde dann das Symbol aufklärbar. Frau Q. konnte bisher aufgrund einer starken Mutterbindung (hier wäre der Begriff Täterbindung – vgl. Vogt, 2016, zutreffender) die Mutter nicht wirklich kritisieren, weil die (übergriffigen) Zärtlichkeiten der Mutter als Ausdruck ihrer unendlichen Liebe galten.

Fazit der obigen Fälle von Datenwandel

Die Fallbeispiele zeigen anschaulich, dass symbolische Symptomkonstellationen mit relativ großer Treffsicherheit durch Klienten im Rahmen einer professionellen therapeutischen Begleitung zurücktransformiert werden können. Offenbar verschwinden symbolische Symptome erst dann vollständig, wenn alle wesentlichen traumatischen Bedingungen erkenntnis- und erlebnisseitig erfasst werden konnten.

2. Aus atmosphärischen Traumasymptomen werden Fakten

a) Klient S. konnte im Rahmen seiner Traumaexpositionsarbeit eine Reihe von atmosphärischen Daten auf ein faktisches Niveau zurücktransformieren. Dazu ein Beispiel. Er sah als Kind einen Kometen auf die Erde zurasen, während er im Bus saß. Ihm blieb schockiert der Mund offen stehen. Niemand außer ihm bemerkte im Bus die herannahende Vernichtung. Die Leute waren naiv lustig oder ignorant. Nach dem Aufprall hat er von den Businsassen als Einziger irgendwie überlebt und schleppt sich aus dem brennenden Bus. Eine Flutwelle kommt und trägt ihn hinaus auf das Meer, wo er erschöpft auf einem hölzernen Bettgestell dahintreibt. Nach mehreren Stunden traumaassoziativer Arbeit auf der SPIM-30-Fußbodenmatte (vgl., Vogt, 2013) stellt sich heraus, dass er offenbar die konflikthafte Scheidung der Eltern, durch die der Junge im 4. Lebensjahr den Vater verlor, den er nach der Trennung aufgrund eines Rosenkriegs der Eltern so gut wie nicht mehr wiedersah, hochtraumatisch verarbeitet hatte.

Gemeinsame Interpretation

Herr S. konnte sich erinnern, dass er das eigentümliche Verhalten des Vaters schon frühzeitig bemerkt hatte. Er wäre immer später nach Hause gekommen und hätte plötzlich keine Lust mehr zum Spielen mit den Kindern gehabt – das wurde wohl später zu der unheimlichen Kometenszene, da das Kind möglicherweise im magischen Eigenbezug (vgl. Vogt, 2013, S. 71-74 sowie Vogt, 2016, S. 66-71) schlussfolgerte, dass nur er selbst die drohende Veränderung wahrnahm. Alle anderen machten keinerlei Anzeichen im Bus der fahrenden Alltagsfamilie. Der Kometenaufprall mit der Vernichtungskatastrophe verbildlichte wohl insgesamt den Schock, den der Junge beim plötzlichen Auszug erlebte. Der Vater war von einem Wochenende auf das andere – quasi für immer – weg. Das Dahintreiben auf dem Bettgestell im Ozean wurde als posttraumatische Dissoziation übersetzt. Herr S. erinnerte, dass er wochenlang in einer Art kindlicher Depression, welche konfliktbedingt niemand zu bemerken schien, auf dem Bett im Kinderzimmer lag und sich traurig wegfantasierte.

b) Klientin T. litt ebenfalls unter vielen atmosphärischen Symptomkonstellationen, die nicht einfach zu entschlüsseln waren. Daraus ein Beispiel: Während der Traumaexpositionsarbeit erlebte Frau T. häufig lange Zeit Sandstürme mit schmerzhaften Nadelstichen am ganzen Körper, aber besonders am Kopf. Sie versuchte verzweifelt Schutz zu suchen und nutzte dazu Hände, Kleidungsstücke und Pflanzenteile vom Boden. Tat sie das nicht, wurden die Sandkörnchen größer, wie Steine, deren Einprasseln sie betäubte. Es dauerte ebenfalls einige Traumaexpositionszeit, bis sich hinter den Steinen Fäuste von Jugendlichen zeigten. Diese realen Fausthiebe und Tritte hatte Frau T. durch Mobbingüberfälle einer Jugendclique im Unterstufenschulalter erlebt und „völlig vergessen".

Gemeinsame Interpretation

Frau T. wusste bis zu dieser Therapieaufarbeitungsszene nichts mehr von diesen körperlichen Züchtigungen – nur dass die Schule nicht schön war und sie wenig Freundinnen hatte, war in der Deckerinnerung als selbst verschuldete Unattraktivität ihrerseits hängen geblieben. Den Eltern hatte sie diese Episoden nicht erzählt, weil sie sich von diesen nicht geliebt fühlte, sich für selbst schuldig hielt und sich aufbrausende Vorwürfe der Eltern nach dem hinlänglich bekannten Motto: „Da musst du doch vorher etwas Provokantes gemacht haben!" ersparen wollte. Diese familiäre Beziehungszerrüttung war die Ursache für das Alles-Mit-Sich-Allein-Abmachen des Kindes. Fremde Aggressivität wurde so offenbar ein Gleichnis für eine unausweichliche Naturgewalt. Einen richtigen Sandsturm hatte sie nur einmal in Ansätzen in einem Tunesienurlaub erlebt. Schutzhaltungen des widerstandslosen Kindes konnte sie jetzt auch wiedererkennen. Die Hände und Arme als Kopfschutz! Den Pullover hochziehen als weiteren Körperschutz! Sich an Gras und Buschwerk festhalten als Verringerung der Angriffsfläche gegenüber der brutalen Jugendhorde. Als Opfer wurde sie offenbar nur ausgewählt, weil man ihren Devotismus, ihre Ängstlichkeit und ihre Schweigsamkeit erkannte. Insofern war die elterliche Bindungstraumatisierung die psychodynamische Voraussetzung, auch Opfer der Jugendclique zu werden.

Fazit der obigen Fälle von Datenwandel

Beide ausgewählten Fallbeispiele zeigen anschaulich, dass atmosphärische Symptomkonstellationen deutlich schwieriger und meist nur langfristig entschlüsselt werden können. Wichtig scheint es auch hier zu sein, sich nicht mit vorschnellen Deckerinnerungen zufriedenzugeben – so plausibel sie auch sein mögen. Die bei atmosphärischen Daten weitverzweigte Symptomkonstanz zeigt uns im Grunde, wie lange und wie aufwendig zu arbeiten ist.

Schlussfolgerungen aus allen Datenumwandlungsprozessen

In diesem Kapitel wurden traumatische Datencodierungs- und -decodierungsprozesse anhand von repräsentativen Einzelfallbeispielen untersucht, so wie sie für dissoziative Psychotraumastörungen typisch sein können. Dabei zeigt sich generell, dass Gewaltvorfälle mit wichtigen Interaktionspartnern offenbar anders chiffriert werden als beziehungsferne Traumaerlebnisse, zum Beispiel durch Verkehrsunfälle oder Wetterkatastrophen. Letztere würden nach Vogt (2016, S. 63-65) als Typ I-Traumata klassifiziert werden. Bei Typ II und erst recht bei Typ III-Traumata finden komplizierte Traumacodierungsprozesse statt, weil die Bindung und Beziehung zwischen Opfer- und Täterperson essenzieller ist.

Die Codierung ist dabei offenbar ein wichtiger Schutz vor der seelischen Überforderung bzw. dem seelischen Untergang des Traumaopfers. Möglicherweise erleben Menschen des Traumatyps III und Kinder mit Frühtraumatisierungen aufgrund der entwicklungstypisch beseelten Sprach- und Erlebnisweise mehr atmosphärische Datenwandel als gereiftere, ältere Klienten? Das müsste noch umfassender und weiter erforscht werden.

Auf jeden Fall ergeben sich für uns Psychotherapeuten bereits jetzt klar ableitbare Aufgabenstellungen in der Form, dass symbolische und atmosphärische Datenqualitäten bei komplextraumatisierten Patienten sorgfältig decodiert werden müssen. Hier muss mit der notwendigen professionellen Erfahrung und Ausdauer gearbeitet werden. Als Supervisor stelle ich bei klassisch ausgebildeten Nichttraumatherapeuten sowie jungen Kollegen manchmal fest, dass symbolische und atmosphärische Datenangebote vorschnell oder fälschlich sehr konkret auf den möglichen „Wahrheitsgehalt“ hin abgewogen werden. Das ist im Grunde eine traditionell psychiatrische Sicht, im Hier und Jetzt abzuwägen, was verstehbar und plausibel ist. Gerade die obigen Fallbeispiele zeigen, dass zunächst vieles nicht verstehbar war. Und nahezu alle dissoziativen Klienten hatten zunächst auch keine brauchbare Erinnerung oder zweckmäßige Erklärung. Wenn es dabei manchmal plausible Erklärungen vonseiten der Patienten gibt, so stellen eben diese sich nicht selten später als Deckerinnerungen, also als irreführend heraus.

Des Weiteren müssen wir uns traumatherapeutisch mit einem anderen Begriff der „Fantasie des Patienten“ befassen. Es gibt im Grunde gar keine „unbegründete“ Fantasie. Selbst, wenn ein fantasierter Sachverhalt keinerlei Realitätsverarbeitungscodierung enthalten mag, bleibt immer noch die Frage: Wieso entsteht eine solche Vorstellungs- und Erlebensweise? Irrationale Ängste zu haben, hat posttraumatisch gesehen einen ganz realen Hintergrund. Wer schlimme Psychotraumata nicht verarbeiten konnte, hat ganz bestimmt viel mehr negative Erwartungen gegenüber dem Auftreten von anderen Menschen oder Sachbezügen der Welt als andere, nicht traumatisierte Menschen. Das Lesen und Dechiffrieren von psychotraumatisch untersetzten Fantasien ist sehr schwer. Grundsätzlich gilt es meines Erachtens, in der Psychotherapie mehr als bisher üblich die Ursachenhypothese zu erforschen. Die Fantasiethese von Sigmund Freud nach der Abkehr von der sogenannten Verführungstheorie (1897 und später, vgl. Freud, 1969) scheinen einige Kollegen immer noch als Fantasie-Unsinn-These zu verstehen: „Also da war nichts und das Kind macht aufgrund eigener unbewusster sexueller Wünsche ungebührend auf sich aufmerksam und belastet damit unschuldige Eltern oder andere Personen!“

Das ist fachlich überholt. Wir müssen die Daten unserer Klienten mehr verschlüsselt sehen und ernst nehmen. Natürlich ist eine Symptomatik bezüglich sexueller Angstfantasien oder ein sexuelles Agieren eines Kindes noch kein Beweis, dass es zum Beispiel die eigenen Eltern als Täter waren. Es geht darum, überhaupt die Ursachenfrage als Forschungsauftrag zu verstehen und bei dissoziativen Klienten auch die verschiedenen Informationsquellen, d. h. innerseelischen States, zu sehen. Kommt die Information von einem Traumakindanteil, einem Täteranteil oder weiß ein Alltagsmanageranteil ohnehin von gar nichts? Klienten können ja zu Behandlungsbeginn auch nicht sagen: „Hallo, ich bin dissoziativ und habe wahrscheinlich mehrere komplizierte Traumaerlebnisse abgespalten. Bleiben Sie bitte mit mir einfach unter Einbeziehung aller modernen Therapiemethoden dran, auch, wenn ich selbst oft keine Lust habe, etwas zu untersuchen!“ Ich möchte diesen Satz als ernstgemeinten Spaß verstanden wissen.

Kapitel 2

Klinische Beiträge zur Analyse und Behandlung des Traumagedächtnisses

2.1 Erinnerungsagieren mit mörderischen Täterintrojekten bei dissoziativen Kindern

Renée Potgieter Marks

Vorbemerkung

Kinder, die wegen aggressiven Verhaltens in Therapie kommen, haben in ihren Ursprungsfamilien häufig selbst Gewalt erfahren. Ihr aggressives Verhalten ist für Adoptiv- und Pflegeeltern eine besondere Herausforderung. Therapien gestalten sich langwierig, was zu Resignation aufseiten aller Beteiligten führen kann.

Zwei Fallbeispiele illustrieren Diagnostik und Therapieverlauf komplex traumatisierter Kinder, bei denen schwerer innerfamiliärer körperlicher bzw. sexueller Missbrauch zur Ausbildung von Täterintrojekten und infantizider Bindung geführt hat. Psychoedukation der Kinder und Pflegeeltern sowie ein verbessertes

Einfühlungsvermögens der Pflegeeltern ermöglichen eine sichere Bindung der Kinder. Bindungsorientierte und ressourcenaktivierende therapeutische Interventionen führen schrittweise zur Stabilisierung und Gesundung der Kinder.

Damit werden auch neue Wege aufgezeigt, wie die Erinnerungsfähigkeit bei dissoziativ-traumatischen Kindern durch eine symbolisierte und handlungsaktive Psychotherapiekonzeption (vgl. Vogt, 2012 a, 2015) gefördert werden kann.

Fallbericht Brian und Zoe – Der schwere Anfang

Brian war in seinem Verhalten kaum noch zu bändigen. Das Ausmaß seiner Gewalttätigkeit übertraf das normaler Schulhofrangeleien eines Siebenjährigen bei Weitem. Seine Mitschüler hatten Angst vor ihm; die Eltern anderer Kinder beschwerten sich über seine Gewalttätigkeit, und wenn er seine Pflegeeltern angriff, floss oft sogar Blut. Nach einem solchen Angriff zeigte er weder Betroffenheit noch Reue. Während seine Pflegemutter noch damit beschäftigt war, den Angriff und die Wunden, die sie dabei davongetragen hatte, zu verkraften, rollte Brian über den Boden und krümmte sich vor Lachen. Sein Verhalten erinnerte an das eines Kleinkindes, das von einem Elternteil spielerisch gekitzelt wird. Als sich diese schockierende Szene vor meinen Augen abspielte, verstand ich plötzlich, warum Brian mir erzählt hatte, dass er, wenn er „groß“ sei, „Leute umbringen“ wollte. Dennoch kümmerten sich Brians Pflegeeltern hingebungsvoll um ihn. Nach dem Scheitern einer Adoption war er erst seit drei Monaten bei ihnen, aber zur längerfristigen Unterbringung. Wir trafen uns nach einem telefonischen Krisengespräch mit der Pflegemutter.

Brian hatte – wie viele andere Kinder, die mir vorgestellt werden, auch – ein ordentliches und gepflegtes Äußeres. Seine stechenden blauen Augen schossen unruhig durch den Raum. Brian schien hypervigilant und ängstlich-gespannt. Als ich ihn ansprach, zeigte er jedoch guten Blickkontakt, war freundlich und kooperativ, wenn auch nur die ersten fünf Minuten der Untersuchung. Schon bald darauf wurde es chaotisch, und seine Reaktion auf einen Trigger (ein zufällig ausgewähltes Bild einer Person, das wir ihm zeigten) zeugte von fragmentierten Selbstanteilen. Die weitere Untersuchung zeigte deutlich ein Kind im klinischen Bereich hoher posttraumatischer Belastung und schwerer Dissoziation.

> „Dissoziation ist dadurch gekennzeichnet, dass das Kind zunächst versucht, seine Bezugspersonen zum Helfen zu bewegen und, falls dies fehlschlägt, in Bewegungslosigkeit (Freezing) verfällt, fügsam ist und

> schließlich dissoziiert; dies wird oft auch „Unterwerfungsreaktion" genannt" (Perry, Pollard, Blakely, Baker & Vigilante, 1995, eigene Übersetzung[1]).

Kinder in einem dissoziativen Zustand werden als empfindungslos und reaktionsvermindert beschrieben. Sie verhalten sich, „als wenn sie gar nicht da wären" (NAIC, 2001, S. 5, eigene Übersetzung[2]). Dies kann sich in gewalttätigem Ausagieren, selbstschädigendem, sexualisiertem oder kontrollierendem Verhalten sowie weiteren Verhaltensauffälligkeiten äußern, bei denen das Kind zwar präsent zu sein scheint, sich aber danach oft nicht an Einzelheiten des Vorfalls erinnern kann, ihn leugnet oder diesbezüglich zu „lügen" scheint oder sogar eine vollständige Amnesie aufweist. Zu den häufigsten Symptomen von Dissoziation zählen Gedächtnisprobleme und eine Fragmentierung des Selbst.

Brian war in den Jahren, in denen er bei seiner biologischen Familie gelebt hatte, schwerwiegender Vernachlässigung und erbarmungslosem körperlichen und emotionalen Missbrauch ausgesetzt. Vorausgegangene Versuche eines anderen Therapeuten mit bindungsbasierter Therapie waren erfolglos verlaufen, da sie es Brian lediglich ermöglichten, seinen Pflegeeltern physisch näher zu kommen und sie noch mehr zu verletzen, insbesondere durch heftiges Beißen und Spucken. Versuche, Brian zu helfen seine Emotionen zu regulieren, waren gescheitert, da er nicht gewillt war, Aufforderungen seiner Pflegeeltern Folge zu leisten, sondern im Gegenteil mit weiterer Gewalt darauf reagierte.

Zu diesem Zeitpunkt sah es so aus, als wenn Brian ein Täterintrojekt haben könnte. Vogt (2012 a, 2016 und in diesem Band) beschreibt Täterintrojekte als komplexe psychologische Modelle, die sich in Situationen ausgebildet haben, in denen das Kind gezwungen war, mit Grenzverletzungen durch eine übergriffige Person zurechtzukommen, wobei es unbewusst die toxischen Informationen der Gewaltszene internalisiert hat. Kinder mit Gewalterfahrungen können verschiedene Täterintrojekte aufweisen, und gewalttätige, sexualisierte, kontrollierende sowie selbstschädigende Täterintrojekte findet man bei ihnen häufig (Marks, 2012 b). Waters (2016) nennt Täterintrojekte „Löwen"-Selbstanteile, die schon „durch kleinere Reize aktiviert" werden können und „mitunter sehr heftige Abwehrreaktionen auslösen" (Waters, 2016, S. 182, eigene Übersetzung[3]). Sie erläutert weiter, das Kind könne dabei „schnell und gewandt, wie ein brüllender Tiger, der seine Beute anfällt" sein (Wa-

[1] Im englischen Original: *"Dissociation is characterized by first attempting to bring caretakers to help, and if this is unsuccessful, becoming motionless (freezing) and compliant and eventually dissociating; this is often called the 'surrender' response."*

[2] Im Original: *"acting like they aren't there."*

[3] Im englischen Original: *"fast and agile, like a roaring lion attacking its prey"*

ters, ebd., S. 182, eigene Übersetzung).[4] Das Kind kann diese Verhaltensweisen meistens nicht kontrollieren und hat keine bewusste Erinnerung daran. Richardson (2016, S. 14) zitiert ein Opfer organisierten Missbrauchs mit den Worten: „Die treibende Kraft ist das Bedürfnis zu überleben: das Bedürfnis, auf der Überlebensseite der Dynamik zu stehen. Insofern steckt im Begriff ‚Opfer' immer schon die Bedeutung ‚williger Täter'" (eigene Übersetzung[5]).

Ich begann mit Brian einen Prozess des *Re-Parenting* (der *Nachbeelterung* oder *Nachnährung*, vgl. Vogt, 2015) mit festgesteckten Grenzen und einigen bindungsbasierten Aktivitäten. Jegliche Art von emotionaler Regulation war auf maximal 3-5 Minuten begrenzt. Es dauerte eine gefühlte Ewigkeit, bis ich endlich die eigentliche therapeutische Arbeit mit Brian aufnehmen konnte.

Anders als Brian war Zoe 9 Jahre alt, die meiste Zeit über außergewöhnlich still und unkommunikativ und zeigte manchmal besorgniserregende sexualisierte Verhaltensweisen. Sie hatte keinerlei Erinnerung daran, was mit ihr geschehen war, weder am Vortag noch in der weiter zurückliegenden Vergangenheit. Zoe konnte sich auch nicht an die Vorkommnisse erinnern, bei denen sie selbst andere Kinder sexuell missbraucht hatte. Ihre Pflegemutter machte sich Sorgen, weil Zoe Probleme mit dem Essen hatte und sich über längere Zeiträume hinweg weigerte, zu sprechen. Besonders beunruhigend war für die Pflegemutter der Umstand, dass Zoe mehrfach andere Kinder in der Schule sexuell missbraucht hatte und seit Neuestem auch versuchte, ein jüngeres Kind der Pflegefamilie zu missbrauchen. Die Pflegemutter war auch besorgt über das Ausmaß an selbstschädigendem Verhalten, das Zoe zeigte. Die Pflegemutter erklärte, dass Zoe versuche „sich selbst zu essen". Dazu zählte sie Knabbern an den Fingernägeln und Fingerkuppen, und dass Zoe sich manchmal selbst zu bestrafen schien, indem sie nichts aß, obwohl sie vermutlich hungrig war. Zoe hatte kaum noch Fingernägel und einige ihrer Fingerkuppen wiesen Verletzungen auf. Nach Vogt (ebd., S. 6, eigene Übersetzung[6]) vollzieht sich eine „traumatische Vernachlässigung, wenn das Kind sich öffnet und um Bindung und Einfühlung wirbt, damit aber keinerlei adäquate Reaktion bei der erwachsenen Bezugsperson auslöst. Das Kind erlebt dies als Zurückweisung und pathologische Entwertung und wendet diese so wahrgenommene Haltung dann meistens gegen sich selbst."

[4] Im Original: *"lion" [states that can be] "activated by minor stimuli, and the defensive responses can be very powerful".*

[5] Im Original: *"The driving force is a survival need: the need to be on the surviving side of that dynamic. So, the very word 'survivor' means 'willing perpetrator'."*

[6] Alle Übersetzungen von Vogt (2015) wurden vom Autor selbst autorisiert und werden daher nicht noch einmal im englischen Original angeführt.

Zoe hatte in ihrer Vorgeschichte mit mehreren Sexualtätern zusammengelebt und ihre Mutter hatte sie nie geschützt. Manchmal zeigte Zoe auffällig sexualisierte Verhaltensweisen, insbesondere in Anwesenheit älterer Männer. Ein Kind, das mit chronischen Traumatisierungen durch enge Bezugspersonen aufwächst, wird häufig „Bindungsstile entwickeln, die spezifische Aspekte der Opfer-Täter-Dynamik widerspiegeln" (Vogt ebd., S. 9, eigene Übersetzung). Zoe hatte zuvor schon eine Behandlung für ihr sexualisiertes Verhalten durchlaufen, die einem mehr kognitiv betonten Ansatz folgte und ihre Einsichtsfähigkeit und ihr Einfühlungsvermögen verbessern sollte. Nach Angaben der Pflegemutter hatte diese Behandlung bei Zoe aber keinerlei Wirkung gezeigt.

Die Wirkung der Täterintrojekte

Bei beiden Kindern war es gleichermaßen schwierig, sie aktiv an der Therapie zu beteiligen, wobei das eine Kind überaktiv war, das andere sehr passiv. Insgesamt waren beide Fälle sehr komplex und bedurften einer umfassenden Behandlung. Brian und Zoe hatten Einiges gemeinsam. Sie waren beide komplex traumatisiert und zeigten klinische Grade an Dissoziation. Beide wiesen Anzeichen von Täterintrojekten auf und hatten bei ähnlicher Problematik bereits eine Behandlung durchlaufen, jedoch ohne nennenswerten Erfolg. Das anhaltend schwierige Verhalten der Kinder schien ihre Pflegeeltern schwer zu belasten und auch zu verärgern. Sie gingen davon aus, dass die Kinder vorsätzlich so handelten. Es zeichnete sich ab, dass die Behandlung dieser beiden Kinder im Vergleich zu den meisten anderen komplex traumatisierten Kindern mit Dissoziation größere Herausforderungen mit sich brachte. Ein weiteres Problem war für beide Familien, dass die Kinder über einen längeren Zeitraum (oft bis zu einer Stunde oder länger) anhaltende, heftige Wutanfälle hatten, mit unkontrolliertem Schreien, Weinen, Um-sich-Schlagen, Zuschlagen, Boxen, Beißen, Spucken und Werfen von Gegenständen. Schon eine Kleinigkeit wie die Weigerung der Pflegeeltern, dem Kind sofort ein Plätzchen zu geben, reichte dafür als Auslöser. Beide Kinder zeigten auch erhebliche Defizite in ihrer Fähigkeit, Aufgaben konsequent und altersgemäß zu erledigen. Dies betraf auch Aufgaben in der Schule. Beide Kinder waren extrem dysreguliert, wenn sie herumwirbelten, und es war schwierig für die Pflegeeltern, diesem Verhalten Einhalt zu gebieten, wenn es einmal im Gange war.

Im weiteren Verlauf wurde offenkundig, dass Brian eine tiefe Bewunderung für seine sehr gewalttätige Familie hegte und für die Macht, die die Mitglieder dieser Familie durch ihre Gewalt demonstrierten. Während Brian seine biologische Mutter bewunderte und ihr emotional sehr eng verbunden schien, mied er geflissentlich jede Art von emotionaler Verbindung zu seiner Pflegemutter, da er ein tiefsitzendes Bedürfnis hatte, so zu sein wie seine biologische Mutter. Brian sprach stets positiv von seiner biologischen Mutter und ließ uns wissen, dass er eines Tages wieder zu seiner Mutter ziehen werde. Er durfte sie aber nicht mehr treffen. Es sah nach einem unsicher-verwickelten Bindungsstil aus, mit einer tiefsitzenden Sehnsucht, wie die Mutter zu sein oder bei ihr zu sein, trotz der erheblichen Vernachlässigung und der schweren Misshandlungen, die Brian erlitten hatte, solange er bei seiner biologischen Mutter lebte. Angesichts dieser Vorgeschichte schien es unvorstellbar, dass Brian wirklich wieder bei seiner Mutter leben wollte, aber die Tatsachen sprachen für sich. Er war fest entschlossen, wieder zu seiner Mutter zurückzuziehen und idealisierte sie, entgegen allen Sachinformationen in seinen Akten über erhebliche Vernachlässigung und Misshandlung.

Was ich bei diesen beiden Kindern sah, schien nicht zu den mir bekannten Bindungstheorien zu passen. Ich sah mir die Theorien noch einmal genauer an und belas mich dazu. Die Kinder waren nicht sicher gebunden – jedenfalls nicht an die Pflegeeltern, bei denen sie derzeit lebten! Diese Kinder schienen sicherer an ihre Herkunftsfamilien gebunden, genauer gesagt, an die misshandelnden Erwachsenen, bei denen sie gelebt hatten. Aber dies war nicht die Art von sicherer Bindung, die in der Theorie beschrieben wurde. Es schien eine engere Verbindung zu sein, vielleicht sogar zu eng, die in Form einer hoch widersprüchlichen, traumatisch geprägten Täterbindung (Vogt, 2016) in das Selbst des Kindes eindrang und das Selbst vernichtete, bis das Kind schließlich selbst zum Täter wurde.

Nach umfangreicher Arbeit mit Brian begann ich etwas sehr Beunruhigendes zu erkennen: Er idealisierte seine biologische Mutter völlig, das wurde in seinem Spiel, in seinen Idealen und Fantasien deutlich, und es war tatsächlich sein größter Wunsch und dringendstes Bedürfnis, ausgerechnet mit der Person wieder vereint zu sein, die ihm Misshandlungen zugefügt und dabei zahlreiche sichtbare Spuren an seinem Körper hinterlassen hatte. Vogt (2013, S. 73) erklärt, wie solche Kinder „infantil-magische Fantasien [entwickeln], in welchen sich der lebenserhaltende Glaube durchsetzt, dass sie für ihr Aushalten und ihre Täterloyalität einmal belohnt werden". Gleichzeitig hatte Brian jedoch enorme Angst davor, seiner biologischen Mutter auf der Straße zu begegnen. Schon der Gedanke daran löste unerträgliche innere Unruhe und Angst in ihm aus. Wenn er den Briefträger an der Tür klappern hörte, versetzte ihn das in Panikzustände, da er fürchtete, seine biologische Mutter könne auftauchen und es käme zu weiterer Gewalt. Offensichtlich gab es mindestens zwei verschiedene Anteile, die in Brians dissoziativer Welt zugange waren, aber sie waren nicht miteinander vereinbar und nie gleichzeitig wirksam. Diese beiden dissoziativen Zustände repräsentierten zwei völlig entgegengesetzte Pole.

Im weiteren Verlauf der Therapie zeigte Brian ein wachsendes Bedürfnis, sich an seine Pflegemutter zu binden. Er konnte es nun genießen, bei ihr zu sitzen und einer Geschichte zu lauschen, aber in Sekundenbruchteilen und unvorhersehbar für die Pflegemutter oder die Beobachter konnte eine Attacke losbrechen, gnadenlos und noch bösartiger als zuvor, als wenn er unter dem Zwang stünde, seine Pflegemutter umzubringen. Bei anderen Gelegenheiten zeigte er konsequent Widerstand gegen die Nähe der Pflegemutter. Brian flüchtete sich dann unter den Tisch, saß dort mit dem Rücken zur Pflegemutter gekehrt und verweigerte seine Mitarbeit solange „sie" im Raum sei. Gleichzeitig idealisierte er seine biologische Mutter – wie liebevoll sie sich um ihn kümmerte, wie viel Essen sie ihm gab. Dies Alles stand in krassem Gegensatz zur Realität. Seine Widerspruchshaltung schien manchmal auch aus therapeutischer Sicht wie ein unüberwindlicher Berg.

Der Durchbruch gelang eines Tages, als ich mit Brian an der Sandkiste war. Er wählte eine Babyfigur und eine Figur für seine biologische Mutter aus. Eine grüne Figur ohne Gesicht stellte seine biologische Mutter dar. Die grüne, gesichtslose Mutterfigur fügte dem Baby erbarmungslos Schmerzen zu, nahm dann ein Kissen und drückte es dem Baby ins Gesicht. Dabei schrie sie: „Idiot!", „Ich hasse dich!", „Du Stück Dreck!", „Stirb endlich!" Nach einigem weiteren Geschrei wurde das Baby von Brian „begraben". Er erklärte nachdrücklich, das Baby sei tot. Ein schwerer Verdacht hing im Raum. Ein paar Minuten lang wusste ich nicht, wie ich mich verhalten sollte. War dies real? War es sinnbildlich gemeint? Was war hier passiert? Dazu lagen mir doch keine Informationen vor... Schließlich gelang es mir zu fragen: „Und was passiert jetzt?" Brian schaute immer noch in die Sandkiste und sagte: „Sie [seine biologische Mutter] lässt ihn jetzt alleine, zwei Tage lang, ohne was zu essen." „Ohne was zu essen?" fragte ich. „Er kriegt seine Flasche nicht, kein Essen", bestätigte Brian. „Und dann?", fragte ich. Brian nahm die Figur, die seine biologische Mutter darstellte. Sie nahm das Baby aus dem Sand, drückte es „ganz doll" an sich und gab ihm „ganz, ganz viel Milch!". „Hmm... wie fühlt sich das Baby jetzt?" fragte ich. „Ganz, ganz, doll glücklich" war die Antwort. „Sie ist die allerbeste Mama auf der ganzen Welt!" Ich saß dort, den Kopf voller Fragen, und unsicher, wie ich vorgehen sollte. Die Gegensätze prallten in meinem Kopf aufeinander. War das völlig unmöglich? Oder doch denkbar?

Ich suchte nach weiteren Informationen zu Bindung und fand schließlich einen Artikel von Adah Sachs über infantizide Bindung, in dem sie schreibt:

> „Wenn diese Person will, dass das Baby tot ist oder verstümmelt, dann bindet sich das Kind in einer speziellen Weise an sie: ‚Mama hat mich lieb, wenn ich vor Schmerzen schreie. Papa bleibt bei mir, wenn ich brav und tot bin.' Das Gefühl des Säuglings, angenommen zu sein,

> ist dann an Tod, Hass oder sadistischen Spaß gebunden, so wie es auch an [elterliche] Distanziertheit gebunden ist, wenn der Elternteil laut AAI [Adult Attachment Interview] abweisend ist. Der Anblick von Folter ist dann genauso mit einem Gefühl von Sicherheit (oder sogar Liebe?) verbunden wie sonst der Klang von Mutters Stimme, wie sie ein Schlaflied singt, damit verbunden ist“ (Sachs, 2007, S. 300, eigene Übersetzung, Einfügungen in eckigen Klammern).[7]

Die Gruppe der Eltern, die zu solchen Handlungen fähig sind, gehört wohl zu den gewalttätigsten und verhaltensgestörtesten bzw. sie besitzt die höchste vorstellbare Motivation und Absicht, ihren Kindern gezielt Schaden zuzufügen. Eine so ausgeprägte schädliche Absicht wird bei Kleinkindern unausweichlich zu extremen und überwältigenden traumatischen Erfahrungen führen, die sie aufgrund ihrer völligen Hilflosigkeit nur mit hochgradiger Dissoziation abwehren können. Sowohl bei Brian als auch bei Zoe zeigten sich multiple Baby-Anteile und Täterintrojekte der Misshandler.

Sachs (2007, S. 300) führt dazu aus:

> „Ich schlage vor, dass infantizide Bindung, der Begriff, den Kahr geprägt hat, zutreffend den Bindungsstil von Säuglingen beschreibt, deren Eltern nicht nur unfähig sind, ihre Aggression oder Verzweiflung zu beherrschen, sondern die aktiv wollen oder das Bedürfnis haben, ihre Kinder tot oder verstümmelt zu sehen – egal ob sie nur den Eindruck erwecken oder auch entsprechend handeln“ (eigene Übersetzung[8]).

Langsam begann ich zu verstehen, dass es eine Gruppe von Kindern gibt, bei denen wir nicht nur Dissoziation und PTBS-Symptome aufgrund komplexer Traumata sehen, sondern auch etwas außergewöhnlich Bösartiges in ihrem Bindungssystem. Diesen Aspekt der Erfahrungen in ihrem Leben muss man in der Therapie berücksichtigen, wenn man die innere Landschaft verstehen will, in der derjenige, der sie in höchste Bedrängnis bringt, zugleich derjenige ist, der sie rettet, ihre überwältigende Not lindert und damit eine mächtige, toxische Bindung aufbaut – eine infantizide Bindung.

[7] Im Original: *"If that person wants the baby dead or mutilated, the baby will become attached in that particular way: 'Mum loves me when I'm screaming in pain. Dad will be with me if I am good and dead.' The baby's feeling of comfort will, thus, be linked to death, hate, or sadistic thrill in the same way that it is linked to being distant if their parent is AAI dismissive. The sight of torture will be linked to the feeling of safety (or even love?), in the same way that the sound of mother's voice singing a lullaby is linked to it."*

[8] Im Original: *"I suggest that infanticidal attachment, the term coined by Kahr, would correctly fit the attachment style of babies whose parents are not just unable to contain their aggression or despair, but who actively want or need to see them dead or mutilated, whether they imply that wish or act on it."*

Literatur zu dieser Art von Missbrauch ist rar gesät, aber man findet dazu z. B. im Buch von Kurtis (2006, S. 55) etwas: „Der kleine wilde Junge war ein kleiner Junge, der nicht die Erlaubnis hatte, lebendig zu sein..." (eigene Übersetzung[9]). Er beschreibt die unsägliche Furcht vor seiner Mutter, den intensiven Missbrauch und die gnadenlosen körperlichen Angriffe, die er überstehen musste und führt in einem Fall aus: „Also mache ich, was ich immer mache: ich verschwinde in mir selbst", (eigene Übersetzung[10]). Ein Selbstanteil des Kindes erlebte weiterhin das überwältigende Trauma des tiefen Hasses und der rasenden Wut, denen die Mutter am Körper ihres kleinen Kindes freien Lauf ließ, während ein anderer Anteil ‚verschwinden' musste. Bei einigen Kindern kommt manchmal ein Anteil zum Vorschein, der das Verhalten, den Vorsatz und die Bösartigkeit des Täters genau nachahmt. Dies kann der Anteil sein, der mit dem Täter in Verbindung bleiben muss, um zu überleben, der Teil, der durch unsägliches Trauma geprägt wurde. Kurtis beschreibt weiterhin das genaue Gegenteil des Wunsches seiner Mutter, dass er tot wäre, wenn er manchmal zum „Held[en]" der Mutter wurde: ihre „Stimme wird sanft" und „SIE lächelt" und „Einmal hat sie mich angefasst – aber anders" (Kurtis, ebd., S. 57, eigene Übersetzung[11]). Das schien in Kurtis ein Hochgefühl auszulösen, es war wie eine Erlösung für ihn, wenn er ihr „Held" war.

Kahr (2007, S. 121) schreibt über seine Erfahrungen aus der Arbeit mit Menschen, bei denen er psychologischen Infantizid – die direkte oder indirekte Übertragung des Todeswunsches von der Bezugsperson auf das Kind – festgestellt hatte. Er beschreibt Eltern, die zu ihren Kindern sagen: „Ich wünschte du wärst tot", „Eltern, die ihre Kinder mit Messern oder anderen gefährlichen Utensilien jagen, Eltern, die ihr Kind über mehr als vierundzwanzig Stunden in einem dunklen Schrank einschließen und dadurch das Kind seiner Nahrung und ausreichender Atemluft berauben oder dem Kind die nötige medizinische Behandlung vorenthalten" (eigene Übersetzung[12]).

Die Behandlung der Täterintrojekte

Im SPIM-30-Modell zur Behandlung dissoziativer Psychotraumastörungen, das Vogt (2015) entwickelt und beschrieben hat, unterscheidet er sieben verschiedene Stufen der Internalisierung. In der Kategorie RZ (Regulationszustand) V gibt

[9] Im Original: *"Little Boy Wild was a small boy who did not have permission to be alive ..."*

[10] *"So, I do what I always do, I disappear inside myself."*

[11] *[her] "voice softens", "SHE smiles", "Once she touched me – differently".*

[12] Im Original: *"I wish you were dead", "parents chasing their children with knives or other dangerous implements, parents locking children in darkened cupboards for more than twenty-four hours thereby depriving the child of food and sufficient oxygen, or depriving the child of necessary medical attention."*

es einen „Implantat-State, der sich aufgrund von grenzverletzender und willensbrechender zwischenmenschlicher Gewalt entwickelt" (Vogt, ebd., S. 5, eigene Übersetzung). Wenn man Zoes Erfahrungen und Verhalten analysiert, scheinen sie aufgrund des extremen Ausmaßes an willensbrechender zwischenmenschlicher Gewalt in diese Kategorie zu passen. Das SPIM-30-Modell ordnet Kindern und Erwachsenen mit solchen Schweregraden den *Implantat-State* zu und kann mit teilweise anderen Komponenten auch auf Kinder, die extremen Missbrauch erlitten haben, erfolgreich übertragen werden.

Die weitere Therapie und Traumabearbeitung mit Zoe brachte nach und nach Hinweise an den Tag, dass ihr alle kindgemäßen sensorischen Reize vorenthalten worden waren. Sie hatte kein Spielzeug, war nie im Freien, konnte kein neues Wissen erwerben. Sie wurde dahingehend manipuliert, still auf einem Stuhl zu sitzen und sexuellen Handlungen verschiedener Gruppen von Menschen zuzuschauen – und wurde dabei manchmal auch selbst Opfer dieser Praktiken. Mit 9 Jahren konnte Zoe weder lesen noch schreiben, keine gesunden Beziehungen zu Gleichaltrigen aufbauen und schien völlig abgetrennt von der Welt, bei ausgeprägter Amnesie. Zoe hatte keinerlei Erinnerung an angenehme Aktivitäten mit den Pflegeeltern. Ihr waren nicht nur die für eine normale kindliche Entwicklung notwendigen sensorischen Erfahrungen und Anregung vorenthalten worden, sondern sie wurde auch nur dann gefüttert, wenn sie sexuellen Handlungen zuschaute oder daran teilnahm. So gesehen begann die Übergriffigkeit schon damit, ihr eine normale Kindheit vorzuenthalten, in der sie Exploration, Spiel, verbale, motorische und sprachliche Stimulation und vor allem angenehme menschliche Interaktionen hätte erleben sollen. Stattdessen war sie körperlich, psychologisch und emotional versklavt in einem System, das ihr Gehirn veränderte und darauf programmierte, sich an das anzupassen und das zu lernen, wozu sie gezwungen wurde, was wiederum die Entfaltung ihrer natürlichen Fähigkeiten unmöglich machte. Zoe reagierte darauf mit erheblich fehlangepasstem Bindungsverhalten und wurde zu einer grausamen und manipulativen Täterin an Anderen. Alle Kinder, die Zoe missbrauchte, lud sie zunächst zu sehr vergnüglichen spielerischen Aktivitäten ein, wobei oft auch Essen eine Rolle spielte.

In Kategorie VI des SPIM-30-Modells gibt es einen *Programm-State*, „der dadurch entsteht, dass das Opfer unter Folter, die seine Persönlichkeit vernichtet, gezwungen ist, ich-dystone Programme aufzunehmen" (Vogt, 2015, S. 5, eigene Übersetzung). Brian offenbarte anhaltende, tagtäglich stattfindende Misshandlung und Folter. Brian selbst existierte gar nicht, er existierte nur in Form von Idealisierungen, bei denen er bei der Mutter war, selbst die Mutter war oder die Mutter seine Rolle innehatte. Es sah so aus, als wenn die Mutter, egal ob sie Brian ‚umbrachte' oder ‚rettete' oder folterte, zum einzig wichtigen, ihn völlig vereinnahmenden Menschen in Brians Leben wurde. Es wurde immer offensichtlicher, dass Brians Bindung an seine biologische Mutter durch bösartige Übergriffigkeit verursacht worden war, die voller Widersprüche steckte – er wurde oft von ihr verletzt und musste schwere Vernachlässigungen erleiden, wurde aber andererseits auch von ihr ‚gerettet'. Brian begann, manchmal in der Art seiner biologischen Mutter zu agieren und wurde so zum Täter an anderen Menschen in seiner Umgebung, ohne jegliches Mitgefühl. Aber war das dann wirklich Brian? Oder war es das Programm seiner grausamen biologischen Mutter, das in ihm wirksam wurde?

Vogts Erklärung, wie das überwältigende und lebensbedrohliche Überschreiten der Grenzen des Kindes dazu führt, dass das Kind seine eigene Wahrnehmung sowohl der Situation als auch seiner selbst aufgibt (Vogt, ebd.), hat mein Verständnis von traumageprägter Bindung gefördert [das Beispiel beschreibt ein Mädchen]:

> „Ihr eigenes Selbstgefühl, ihre Bedürfnisse und Grenzen stehen im Gegensatz zu den Zielen und Motiven ihres Gegenübers und werden untergehen, wenn ihr Gegenüber ihr überlegen ist und ihre Grenzen verletzt. Das Opfer hat keine andere Chance als sich ganz auf den Täter zu konzentrieren, in der Hoffnung seinen nächsten Zug vorauszusehen, um sich daran anpassen zu können und so das eigene Überleben zu sichern. Um das zu erreichen, muss sie ihre eigene Wahrnehmungsperspektive verlassen. Das ist der Augenblick, in dem sie die Erfahrung und das Verhalten des Täters vollständig aufnimmt, und zwar genauer als ihr eigenes [Erleben und Verhalten] – was die pathologische Internalisierung verstärkt (und so Regulationszustände höherer Schweregrade wie Introjekte, Implantate oder sogar Programme erzeugt)" (Vogt, ebd., S. 6, eigene Übersetzung, Einfügungen in eckigen Klammern).

Außerdem wurde deutlich, dass unsere derzeitige Bindungsklassifikation mit ihrer Einteilung in sichere, ängstlich-ambivalente, ängstlich-vermeidende oder desorganisierte Bindung für die Arbeit mit Kindern zwar äußerst hilfreich sein kann, für die Arbeit mit Kindern, die extremem Missbrauch ausgesetzt waren, jedoch nicht ausreicht. Die Bindung dieser Kinder an ihre Pflegeeltern und andere Personen zeichnet sich durch eine ausgeprägte Bösartigkeit aus, die im Therapieraum auf eine machtvolle, destruktive und beunruhigende Weise spürbar wird. Vogt (2015, 2016) beschreibt Patientinnen und Patienten mit Opferbindungsstil, die einen „Retter" brauchen, damit sie sich nicht ihren Ängsten stellen müssen. Im Opfer-Täter-Bindungsmuster mildern die Betroffenen ihre Ängste durch Unterwürfigkeit. Im Täter-Bindungsmuster wird das Opfer selbst zum Täter, um die eigene, unbewusste Angst im Gesicht der Bezugsperson zu sehen.

Die Pflegeeltern sahen Brian nur als den Schuldigen, was anfänglich dazu führte, dass sie große Anstrengungen unternahmen, sein Verhalten zu modifizieren, manchmal durch strafendes (elterliches) Verhalten. Dies ähnelte dem, was Brian in seiner biologischen Ursprungsfamilie erlebt hatte und verstärkte daher nur die Missbrauchsmuster in seinem Gehirn. Somit wiederholte sich für den Opferanteil das Trauma, während gleichzeitig das Täterintrojekt verstärkt wurde. Gewalttätige Situationen enden oft im schlimmsten Albtraum, in dem das traumatisierte Kind in der Täterübertragung nicht mehr in der Lage ist, zwischen dem grausamen und misshandelnden Elternteil und den (scheinbar) grausamen und misshandelnden Pflegeeltern oder Adoptiveltern zu unterscheiden. In manchen Fällen muss man erhebliche Zeit darauf verwenden, den Pflegeeltern einen Perspektivenwechsel zu ermöglichen – zu erkennen, dass die Kinder nicht „absichtlich" so handeln, dass sie nicht „grob", „schrecklich", „grausam" oder „nicht liebenswert" sind oder „Verantwortung für ihr Handeln übernehmen" sollten. Die Pflegeeltern müssen stattdessen verstehen, dass die Verhaltensweisen des Kindes nur Externalisierungen seiner inneren Schmerzen sind (*„retraumatisierende [...] Bedingungen"*, Vogt, 2013, S. 9). Nach solchen Episoden hat das Kind meist keine bewusste Erinnerung an den Vorfall und wird dann unter Umständen der „Lüge" bezichtigt, was die Beziehung zu den Pflegeeltern noch weiter beeinträchtigt.

Es wurde deutlich, dass die Pflegemutter in der Übertragung zur Täterin wurde, was bei Brian eine gewalttätige Reaktion hervorrief, deren Opfer wiederum die Pflegemutter war. So waren die beiden in einem Teufelskreis gefangen. Vogt (2015) erklärt, wie das Kind in magisches Denken verfällt, um seine Ohnmacht mit Kontrolle zu bekämpfen, als Ergebnis dessen aber in der Position des Täters gefangen ist, was wiederum die Bindung des Kindes an die Bezugsperson beeinträchtigt. Die Kinder „spüren, wenn ihre Eltern angesichts der Not des Kindes (pathologische) Befriedigung empfinden, und daher erleben die Kinder ihre eigene Not oder Schmerzen als eine Bestätigung der Bindung" (Vogt 2015, S. 53, eigene Übersetzung). Brian schien Gewalt im Bindungsprozess als ‚Befriedigung' und ‚Bestätigung' der Bindung zu erleben, da dies seinen frühesten Erfahrungen entsprach. In diesem Prozess sehen wir die Täterübertragung (auf die Pflegemutter), das Täterintrojekt (von den biologischen Eltern in das Kind) und eine Täterbindung (mit Bindungsbefriedigung und -bestätigung, ähnlich wie bei den frühesten Erfahrungen).

Ich erkannte, dass es von entscheidender Bedeutung war, das Einfühlungsvermögen der Pflegeeltern zu stärken und so ihre Fähigkeit zu verbessern, die gewalttätigen und provozierenden Verhaltensweisen der Kinder auszuhalten. Dies erreichten wir durch Psychoedukation, in der die Auswirkungen des Traumas auf das kindliche Gehirn erklärt wurden, sowie durch den Rat, das Kind unter allen Umständen als Opfer zu sehen, vor allem aber durch den Eltern vorgelebte Empathie im Rahmen der Therapie. Ich übernahm diese Vorbildfunktion, indem ich auf schwierige Verhaltensweisen des Kindes einfühlsam reagierte.

Während einer solchen Sitzung schlug Brian um sich und kratzte mich am Arm, als wir gerade miteinander spielten. Ich bemerkte ruhig: „Wow, wo hast Du denn das gelernt?“ Brian starrte mich giftig an. „Es tut mir so leid, dass Du ansehen musstest, wie Menschen weh getan wurde, als Du klein warst.“ Ich erklärte ihm dann, wie ich sehen konnte, dass sein Körper und seine Arme Dinge taten, die sie vorher gelernt hatten – Dinge, die er, der siebenjährige Junge, eigentlich gar nicht tun wollte (*Soma-Psyche-Wechselwirkung*, Vogt, 2013, S. 5). Brian wandte sich plötzlich von mir ab, rannte zu seiner Pflegemutter und umarmte sie. Die Pflegemutter schaute zu mir und setzte an, mit Brian zu schimpfen, zögerte aber noch. „Ehm – Mama Lisa, Brian möchte jetzt mal ganz fest von Ihnen gedrückt werden! Ich glaube, für Brian ist es ganz wichtig, dass Sie verstehen, wie schwer das für ihn war.“ Brian schaute auf, in die Augen seiner Pflegemutter, die seinen Blick intensiv und einfühlsam erwiderte und dazu sanft sagte „Es tut mir so leid, dass Dir so schlimme Sachen passiert sind.“ Brian begrub seinen Kopf an ihrer Brust, nahm das sanfte Wiegen an und hörte aufmerksam ihrer beruhigenden Stimme zu.

Die Fähigkeit der Pflegeeltern, ein besseres Verständnis für die Kinder zu entwickeln, wurde der Schlüssel für ihre Fähigkeit, die Unterbringung der Kinder weiter zu gewährleisten und auch den schlimmsten gewalttätigen Episoden mit Einfühlungsvermögen zu begegnen.

> „Einfühlung ist der Schlüssel zum Verständnis der Gewalt. Schon im Alter von einem Jahr können Kleinkinder auf Leid reagieren, indem sie Einfühlsamkeit, Indifferenz oder Feindseligkeit zeigen. Gewalttäter zeigen wenig oder gar kein Einfühlungsvermögen, weil sie sich selbst und ‚andere‘ nicht als menschliche Wesen erleben. Das ist das eigentliche Problem, und es fällt Menschen schwer, das zu akzeptieren“ (Zulueta, 2008, S. 83, eigene Übersetzung[13]).

Scheinbar ist es für den Prozess der Heilung von entscheidender Bedeutung, dass Kinder mit Implantat-States einfühlsame elterliche Fürsorge erfahren, bei der die Eltern nicht aus einer autoritären elterlichen Position heraus agieren, sondern mit Einsichtsfähigkeit und Verständnis für das Kind (*Einbeziehung der aktuell wichtigsten Bezugspersonen*, Vogt, 2013, S. 16). Zwar lassen sich weitere Akte der Gewalt

[13] Im Original: *“Empathy is key to understanding violence. By their first year, infants can react to suffering by showing empathy, indifference or hostility. Violent offenders show little or no empathy at all because they do not experience themselves or ‘others’ as human beings. This is the nub of the problem and one that people find hard to accept.”*

oder schwerwiegende Verhaltensauffälligkeiten so nicht gänzlich vermeiden, vor allem nicht in frühen Phasen der Therapie, aber konsequentes, einfühlsames therapeutisches Elternverhalten scheint der Türöffner zum Heilungsprozesses dieser Kinder.

Auf diesem Hintergrund wird verständlich, warum die gängigen, normalerweise hochwirksamen bindungsbasierten Therapien hier nicht den gleichen Effekt auf die Eltern-Kind-Beziehung haben konnten wie bei anderen Kindern und daher stark abgewandelt werden mussten. Auf der anderen Seite aber war es entscheidend, dass die Pflegeeltern unermüdlich daran arbeiteten, beharrlich ihre Liebe und Akzeptanz zum Ausdruck zu bringen. Sie gaben dem Kind Fürsorge, setzten angemessene Grenzen und zeigten ihm immer wieder, dass sie in der Lage waren, es zu schützen. Es waren diese praktischen Beweise, das Aushalten von Widerstand und Gewalt, was am Ende die Wende brachte und die Kinder vor den Grenzüberschreitungen bewahrte, die sie ursprünglich erlebt hatten. Anstelle von psychologischen, emotionalen oder körperlichen Grenzüberschreitungen erlebten sie nun erstmals Verständnis, Einfühlsamkeit und verlässliche Fürsorge mit vorhersehbaren, positiven Grenzen. Dieses neue Muster elterlicher Fürsorge begann schließlich neue, andere Signale im kindlichen Gehirn auszulösen, was den Weg dafür ebnete, dass die Kinder aufnahmefähiger für diese Beziehungen wurden. Dies wiederum war die Initialzündung für die heute sicheren Bindungen, die beide Kinder nun in ihrer langfristigen Unterbringung erleben.

Ein weiterer diagnostisch dissoziativer Aspekt war bei beiden Kindern, dass sie den Eindruck erweckten, selbst gar nicht wirklich ‚da' zu sein. Brian schien ein außergewöhnlich gewalttätiges Kind zu sein, aber seine Augen waren leer und sein Lächeln unecht. Brian strahlte dadurch ein Gefühl von Nicht-Dasein aus. Beide Kinder hatten ein ausgeprägtes Gefühl – und bekräftigten dies verbal –, dass sie ein „Stück Dreck" seien und äußerten Gedanken wie „Keiner mag mich" und „Ich wünschte ich wäre nie geboren." Zoe bekundete des Öfteren, dass sie „sterben" wolle. Sinason (2012, S. 42) erklärt, warum die „Internalisierung des Gefühls, schlecht zu sein, eine der verheerendsten Auswirkungen von Missbrauch in einer Bindungsbeziehung" (eigene Übersetzung[14]) ist: Ausgerechnet die Person, die es dem Kind eigentlich ermöglichen sollte, ausgehend von seinen positiven Fähigkeiten eine eigene Identität zu entwickeln, erstickt jedwede dieser Fähigkeiten schon im Keim und hinterlässt an ihrer Stelle bösartige Täterintrojekte.

Dieser Gedankengang führte schließlich zu der Frage, wie man mit Dissoziation arbeiten und dissoziative Zustände integrieren kann, wenn es durch die dissozia-

[14] Im Original: *"internalization of feeling bad is one of the most corrupting effects of abuse within an attachment relationship"*

tive Reinszenierung so wirkt, als ob die Person selbst gar nicht da wäre, sondern nur eine Hülle, oder als wenn man es mit einem State zu tun hätte, der völlig von dieser unbekannten Macht aus der Vergangenheit vereinnahmt wird. Um dieses Problem zu lösen, begann ich, ein kognitives Konstrukt des Selbst des Kindes zu entwickeln. Beide Kinder sträubten sich anfänglich gegen diese Herangehensweise, begannen jedoch langsam aber sicher, einige Aspekte des kognitiven Konstrukts ihres Selbst zu internalisieren. Das kognitive Konstrukt des Selbst umfasst eine Reihe bekannter und visuell beobachtbarer Fähigkeiten, Fertigkeiten und Charakteristika, die das Kind aufweist und für die man in den Kindern ein Bewusstsein wecken muss.

Um ein kognitives Konstrukt zu erstellen, wird zunächst ein lebensgroßer Umriss des Kindes gezeichnet, in den Eltern/Pflegeeltern wie Therapeuten Zettel mit den positiven Seiten des Kindes einkleben. Jeder Erwachsene im Raum erhält dazu Haftnotizen in einer bestimmten Farbe und schreibt jeweils eine Eigenschaft auf einen Zettel. Diese Eigenschaften sind bekannte oder beobachtbare Eigenschaften, Fähigkeiten oder Fertigkeiten, die das Kind bei verschiedenen Gelegenheiten zeigt. Während das Kind auf einem Stuhl sitzt, kleben die Erwachsenen eine Haftnotiz nach der anderen, mit jeweils einer positiven Seite des Kindes, in den Umriss des Kindes, der vorher an die Wand geheftet wurde. Dadurch entsteht der Eindruck, dass der ‚leere' Umriss des kindlichen Körpers mit all den Fähigkeiten und guten Seiten des Selbst gefüllt wird.

Nachdem dieser Prozess für Brian und Zoe abgeschlossen war, würdigten wir all die Informationen, die jeder von uns beigetragen und anhand praktischer Beispiele ausgeführt hatte, insbesondere die, bei denen alle Beteiligten ähnliche Angaben gemacht hatten. Der anfänglich hohe Widerstand der Kinder wich langsam, aber sicher einer zunehmenden Akzeptanz persönlicher Qualitäten, derer sie sich vorher nicht bewusst gewesen waren.

Die Kinder mussten diese positiven Aussagen dann einmal täglich mit ihren Pflegeeltern durchgehen, indem sie jeweils vorlasen: „Ich bin…" Nach einigen Monaten wurde ein neuer Umriss für jedes Kind angelegt, und das Kind konnte dann auf die Umrisslinie kleben, was es über sich selbst dachte. Hier zeigte sich, dass die Kinder in diesem Prozess positive Informationen über ihr Selbst aufgenommen hatten. Auch wenn sie zuweilen einige der Botschaften zurückwiesen, begannen sie schließlich doch, weitere positive Dinge an sich zu entdecken, die sie gerne hinzufügten. Das kognitive Konstrukt wird immer chronologisch nach dem Alter des Kindes benannt, z. B. „Brian mit 7 Jahren".

Bei einigen dissoziativen Kindern scheint die Entwicklung eines kognitiven Konstrukts, bei dem die positiven Merkmale und Fähigkeiten der Kinder verwendet und täglich bekräftigt werden, ihnen zu ermöglichen, ein Gespür für ihr eigenes Selbst zu entwickeln. Dies ist ausgesprochen hilfreich, wenn man mit der Traumabearbeitung und der Arbeit an der Dissoziation beginnt. Dies trifft ganz besonders für Fälle extremen Missbrauchs wie bei Brian und Zoe zu.

In einer Sitzung beobachtete Brian ein Psychodrama einer „misshandelnden Mutter“, die den Missbrauch nachspielte, den Brian erlebt hatte, andererseits aber auch die „rettende Mutter“, die dem Kind zur Hilfe kam und sehr liebevoll mit ihm umging (*Transparenz und Handlungsorientierung*, Vogt 2013, S. 5; *Externalisierung*, Vogt 2013, S. 24). Da es Brian, in der Rolle des Polizisten, sehr schwer fiel zuzuschauen, erhielt er Unterstützung von seiner Pflegemutter. Später beteiligte er sich selbst und versuchte zu erklären, wie „unfair“ er es fand, dass er so behandelt worden war (*Rollenspiel*, Vogt, 2013, S. 22). Zum ersten Mal begann Brian zu erkennen, was ihm passiert war, und dass seine Pflegemutter ganz anders war.

In den folgenden Therapiestunden begann Brian, unter bilateraler Stimulation (*EMDR/Psychotraumaexposition mit LMDR*, Vogt, 2013, S. 26) sein Trauma zu verarbeiten. Mithilfe der Vergleichstechnik, bei der eine Liste mit den Merkmalen der biologischen Eltern (in Rot, da diese Zeit vorbei war) und der aktuellen Pflegeeltern (in Grün, da sie weiterhin da waren) erstellt wurde, entwickelte er eine zutreffendere Sichtweise seiner derzeitigen Familie im Vergleich zu seiner Herkunftsfamilie. Dadurch konnte er die Realität der aktuellen Situation auf bewussterem Niveau mit der missbräuchlichen Situation der Vergangenheit vergleichen. Brian konnte schließlich die erheblichen Unterschiede erkennen und begann es zu genießen, nun in einer ‚sicheren Familie‘ zu sein, in der es keine Gewalt oder Verletzungen gab, sondern vielmehr Sicherheit, klare Grenzen, Beziehung und Spaß. Damit begann die Veränderung seines *Täterbindungsmusters* (Vogt, 2016).

Brian begann die Möglichkeit in Betracht ziehen, dass das gewalttätige Verhalten, das seine Pflegeeltern in der „Außenwelt“ an ihm beobachteten, sehr stark dem ähnelte, was seine biologische Mutter ihm angetan hatte. Darüber dachten wir gemeinsam nach, bis Brian schließlich in der Lage war, das Täterintrojekt seiner biologischen Mutter zu zeichnen, das für die Gewalt in seiner Pflegefamilie verantwortlich war. Sobald dieses Täterintrojekt erkannt und benannt war, konnten wir die Externalisierungsarbeit mit dem Täteranteil beginnen (Vogt, 2015, S. 39; *Täterintrojekte*, Vogt, 2012 a, S. 25; *Perpetrator States*, Marks, 2012 b).

Bei einer dieser Sitzungen war der Raum durch eine Mittellinie geteilt. In einer Ecke war der kahle, jeglicher Stimulation beraubte Bereich, der die Situation bei der biologischen Mutter wiedergab, während in der gegenüberliegenden Ecke die Pflegeeltern mit Spielzeug, Essen, Kissen und einer Kuscheldecke warteten. Brian wurde zunächst in der Ecke mit seiner biologischen Mutter platziert (*Externalisierung,* Vogt, 2013, S. 24). Mithilfe von Bärenkarten (Karten, auf denen Bären mit verschiedenen emotionalen Zuständen abgebildet waren) konnte er sein Gefühl des inneren Konflikts zum Ausdruck bringen. Dann konnte er zu den Pflegeeltern hinüberlaufen, wurde mit offenen Armen empfangen und konnte genießen, was sie ihm anboten (*flexible Klienten- und Therapeutenrollen,* Vogt, 2013, S. 6). Brian wiederholte diesen Ablauf mehrere Male, bis er schließlich kundtat: „Nein, ich will hierbleiben" (bei den Pflegeeltern). Dies untersuchten wir gemeinsam mit Brian genauer. Offensichtlich hatte er begonnen wahrzunehmen, wie unterschiedlich er in den beiden Settings von den jeweiligen Eltern behandelt wurde. Zum ersten Mal konnte er auch ausloten, wie es sich für die Pflegeeltern wohl anfühlen würde, wenn die „Hudeleien"[15] aus der „bösen Ecke" in ihr sicheres Zuhause eindrängen (*Mentalisierung,* Vogt, 2013, S. 16). Brian reagierte zunächst beschämt, konnte dann aber verstehen, dass er nicht „böse" oder „mit diesen Hudeleien geboren" war, sondern dass ihm die großen Leute in seiner Vergangenheit die „Hudeleien" eingebrockt hatten. Nachdem Brian dies verstanden hatte, beteiligte er sich wieder und brachte zum Ausdruck, dass er „die bösen Hudeleien nicht mit nach Hause bringen" wolle.

Wir mussten aber auch anerkennen, dass es immer noch ein „Baby Brian" gab, das bei seiner biologischen Mutter sein wollte. Auch diese Tatsache schauten wir uns gemeinsam näher an, woraufhin uns Brian von einem anderen Baby erzählte, das noch nicht geboren war. Brian konnte nun die Geräusche und Empfindungen näher erkunden, die er schon vorgeburtlich im Zusammenhang mit extremer häuslicher Gewalt erlebt hatte (*pränatale Entwicklungsumstände,* Vogt, 2013, S. 9 und *schweregradbezogene Erinnerungsqualitäten,* Vogt, ebd., S. 10). Geraume Zeit später malte Brian ein Baby, das sich an seine Mutter klammerte, und erzählte dem Baby eine Geschichte darüber, was ihm passiert war und dass er nun endlich in Sicherheit sei! Daraufhin gestalteten wir ein Psychodrama, in dem das Baby zu Brians großer Freude von der Pflegemutter vor der biologischen Mutter „gerettet" wurde. Es ist nicht ungewöhnlich, dass solche Kinder noch ungeborene Babys offenbaren, die „tot", „begraben", „versteckt" oder „erfroren" sind, allesamt schwer traumatisierte Selbstanteile. In solchen Fällen werden die Babys durch einen Prozess „gerettet", dem das Kind vorher zustimmt (*gemeinsame Settinganalysen,* Vogt, 2013, S. 22). Die vorherige Abstimmung scheint grundsätzlich unerlässlich für effektive Fortschritte in der Therapie.

[15] Übersetzung in Anlehnung an engl.: „*muddles*", ein umgangssprachliches Wort, das englischsprachige Therapeuten im Zusammenhang mit Traumafolgen verwenden, weil es weniger bedrohlich klingt.

Die Reduktion der Täterimplantatsimpulse

Brian stellte immer öfter spontan den Zusammenhang her, dass er seinen Pflegeeltern genau das antat, was seine biologische Mutter ihm angetan hatte. Dies war für Brian ein Durchbruch, denn nun war er zum ersten Mal in der Lage, eine bewusste, rationale Entscheidung darüber zu treffen, was er in Zukunft tun wollte. Er brachte den tief empfundenen Wunsch zum Ausdruck, „niemandem mehr weh zu tun" (*homöostatische Dynamik von Regulationszuständen*, Vogt, ebd., S. 7). Es bedurfte noch einer wesentlich längeren Zeit, bis Brian endlich in der Lage war, die Macht des Täterintrojekts aufzuweichen, aber es gelang ihm nach und nach.

Brian brachte schließlich den Wunsch zum Ausdruck, „die Täterin [zu] verbrennen". Er beschloss, ein Bild von seiner biologischen Mutter zu malen und es gelang ihm, eine sehr furchterregende Person zu zeichnen. Er bestand dann darauf, diese Zeichnung zu verbrennen. Brians Erleichterung durch dieses Ritual war spürbar, und als das Feuer erlosch, hüpfte er vor Freude über seine neugewonnene Freiheit auf und ab. Bevor er wieder ins Gebäude zurückging, zertrat Brian die Asche noch zu feinem Staub und beobachtete, wie der Wind sie nach und nach davontrug. Die Sitzung endete damit, dass Brian bei seiner Pflegemutter saß, die ihm ein Buch darüber vorlas, wie sehr sie ihn liebte und dass Brian in ihrem Herzen wohnte. Brian konnte nun besseren Blickkontakt zu seiner Pflegemutter herstellen und sog die vorgelesenen Informationen förmlich in sich auf (*Emotionale Nachnährung*, Vogt, ebenda, S. 13). Brian wurde abschließend gebeten, mit den Augen ein „Foto" von seiner Pflegemutter zu machen und es in seinem Inneren abzulegen. Brian beschloss, es in sein Herz zu legen. Dieser Prozess diente der ‚Integration', wenn auch auf ganz anderem Weg als beim üblicherweise bei Kindern mit Dissoziation verwandten Integrationsprozess (Marks, 2012 b).

Brian konnte schließlich vollständig gesunden. Heute ist er ein gutangepasster junger Mann mit sichtbar sicherer Bindung an die wichtigsten Menschen in seinem Leben.

Zoes Therapie zeigte einen ähnlichen Verlauf wie Brians. Es war außerordentlich schmerzhaft für sie, zu erkennen, dass sie ein Introjekt des Täters, der sie sexuell missbraucht hatte, in sich trug. Ihre Beschämung darüber war so erdrückend, dass wir eine ganze Weile daran arbeiten mussten. Dies geschah überwiegend dadurch, dass ich ihr erklärte, wie Kinder Andere nachahmen. Mithilfe von Fotos illustrierte ich dies für Zoe, sodass sie sehen konnte, wie Kinder das Verhalten Erwachsener nachahmen. Ich erklärte ihr, dass dies im Alltag ein ganz normaler Vorgang ist und dass das Vorbild Erwachsener Kindern bei ihrem eignen Erwachsen-Werden hilft. Wir konnten die Sitzungen mit einigen spielerischen Elementen gestalten und schauten, wie gut die Familie meinen Akzent imitieren konnte oder wie gut Zoe einige der Verhaltensweisen ihrer Pflegeeltern nachahmen konnte. Dies löste großes Gelächter aus und brach das Eis für den komplexen Lernprozess, wie man mit Scham umgehen kann (*kindorientiertes Spielen, Vogt*, 2013, S. 13).

Für eine gewisse Zeit war Zoes tätergebundener bzw. täterloyaler Selbstanteil noch aktiv und verursachte Probleme in der Außenwelt. So „verlief" sich Zoe oder „verschwand" nach der Schule. Sie war zu Hause extrem trotzig und zeigte absichtlich selbstschädigendes Verhalten. Aber das therapeutische Arbeiten an der Scham und daran, alle ihre Anteile anzunehmen, befähigten Zoe, sich schließlich von den toxischen Botschaften ihres inneren Täters zu distanzieren und die Liebe und Einfühlung ihrer Pflegemutter anzunehmen. Zoe nahm eine Sportart auf, in der sie brillierte. Dies half ihr dabei, eine neue Identität aufzubauen, indem sie ihre Fähigkeiten ausprobierte und weiterentwickelte. Zoe war nicht länger vom Trauma dazu getrieben, andere zu misshandeln und fand stattdessen Gefallen daran, im Sport zu glänzen und andere Menschen kennenzulernen.

Zoe offenbarte aber auch, dass es immer noch einen Teil in ihr gab, der Andere verletzen wollte. In einer der Sitzungen gelang es Zoe, diesem Anteil namens „Wehtun" zu erklären, dass sie beide im gleichen Körper wohnten. Dies schien zunächst ein Schock für den verletzenden Anteil zu sein, aber dann konnte Zoe mit „Wehtun" vereinbaren, niemandem mehr weh zu tun und ihren Namen in „Liebevoll" zu ändern (Waters, 2016). Es wurde immer deutlicher, dass Zoe ein *„Opfer-Täter-Bindungsmuster"* (Vogt, 2016, S. 52 ff.) hatte, aber Zoe konnte sich schließlich davon verabschieden, Täter oder Opfer zu sein. Heute ist sie eine junge Frau mit gepflegtem Äußeren (einschließlich der Fingernägel) und normalem Sexualverhalten.

Zusammenfassung

Bei der Erinnerungsarbeit mit dissoziativ-traumatisierten Kindern braucht es große methodenintegrative Vielfalt als auch ein tieferes Verstehen der Hirnphysiologie.

Teicher (2000, S. 67) führt als ein führender Hirnforscher in den USA aus:

> „Unser Gehirn wird von unseren frühen Erfahrungen geformt. Misshandlung ist ein Meißel, der das Gehirn so bearbeitet, dass es mit Auseinandersetzungen zurechtkommt, aber auf Kosten tiefer, anhaltender Wunden" (eigene Übersetzung[16]).

[16] Im Original: *"Our brains are sculpted by our early experiences. Maltreatment is a chisel that shapes a brain to contend with strife, but at the cost of deep, enduring wounds."*

Diese Vorstellung erschreckt Pflegeeltern und auch Therapeuten häufig, weil es so aussieht, als ob die Arbeit mit dissoziativen, traumatisierten Kindern zwangsläufig in einer Sackgasse endet oder diese Gruppe von Kindern nie gesunden kann und „therapeutische Hilfe bis an ihr Lebensende" benötigt. Dies führt oft dazu, nur kurze Phasen therapeutischer Hilfe zur Krisenintervention anzubieten. Das ist für Kinder und Pflegepersonen gleichermaßen entmutigend und kann sie in einen Zustand tiefer Hoffnungslosigkeit versetzen. Die Kinder fühlen sich zutiefst beschämt und ihr Gefühl, nicht gut genug zu sein, oder mit schweren Mängeln behaftet, verstärkt sich noch.

Obwohl es leider eine Gruppe von kleinen Kindern gibt, die extremen Missbrauch erlebt haben, deren Verhalten besonders alarmierend scheint und deren Behandlung schwierig ist, ist es von entscheidender Bedeutung, eine positive Haltung zu bewahren und sich Shores Leitsatz ins Gedächtnis zu rufen:

> „Das Gehirn selbst ist veränderbar [...] mit zeitlich angemessenen, intensiven Interventionen" (Shore, 1997, S. 3, eigene Übersetzung).[17]

Ebenfalls von entscheidender Bedeutung ist es, ein neues Verständnis von traumageprägter Bindung in die Therapie einfließen zu lassen, um sowohl das Bindungssystem als auch das Trauma, das das Kind erlitten hat, angehen zu können (vgl. Vogt, 2016). Ohne dieses Verständnis kann traumabasierte Therapie zwar auf das Trauma eingehen, wird aber die pathologischen Bindungssysteme des Kindes unverändert lassen, die es immer wieder dazu treiben, zum Täter und/oder Opfer zu werden. Kinder erinnern daher viel mehr durch Erlebens- und Verhaltensagieren. Das muss in einer Kinderpsychotherapie immer berücksichtigt werden, indem die Methoden dem Grad der kindlichen Begriffsbildung angepasst werden (vgl. Vogt, 2008, 2015).

Wir wissen außerdem, dass das Gehirn therapeutisch lange veränderbar bleibt und in jedem Alter neue neuronale Verbindungen ausbilden kann. Diese Tatsache muss Bestandteil der frühen Psychoedukation sowohl der Pflegeeltern als auch der Kinder sein, um den Hoffnungslosen wieder Hoffnung zu geben und um den Kindern, deren Identität durch Bindungsmanipulation und Täterintrojekte schwer beeinträchtigt ist, zu ermöglichen, ihre eigenen Fähigkeiten zu entdecken und Freude an zuvor brachliegenden Fertigkeiten zu entwickeln.

Der Artikel wurde aus dem Englischen übertragen von Sabine Budnick, Übersetzerin, Leipzig.

[17] Im Original: *"The brain itself can be altered . . . with appropriately timed, intensive interventions."*

2.2 Traumaerinnerungen durch Körpersymptome – Möglichkeiten einer psychotherapeutischen Aufarbeitung von Täterbindungen

Wiebke Bruns

Einleitung

Frau Blume[18], eine 47-jährige Mutter von zwei Kindern im Alter von 16 und 19 Jahren und seit 15 Jahren geschieden, stellte sich nach einer stationären Behandlung über acht Wochen in der Psychotherapiepraxis vor. Zur Dekompensation vor dem Klinikaufenthalt kam es gegen Ende ihrer Weiterbildung im Bereich der sozialen Kinderbetreuung, und zwar in Form einer akuten Prüfungsblockade mit Überlastungserleben und zunächst unerklärbaren Ängsten mit sozialem Rückzug und Vermeidungsverhalten. Soziale Phobien, Prüfungsangst, Minderwertigkeitsgefühle, sehr viele Somatisierungen und depressive Symptomatiken wurden bei der ambulanten Aufnahme als Belastungssymptomkomplex mit hohem Leidensdruck angegeben. Das Ziel sollte eine Festigung der stationären Fortschritte wie die Verminderung des psychophysischen Stresserlebens sein, ebenso die Ursachenforschung, die Verringerung der psychischen und physischen Blockaden, die Bewusstwerdung dynamischer Prozesse, die Abgrenzung von der Ursprungsfamilie sowie die Beendigung des Weiterbildungsabschlusses.

Sozialer und psychodynamischer Hintergrund

Die Mutter sei ungeplant schwanger geworden. Sie habe den Kindsvater vor der Geburt geheiratet, obwohl ihre Eltern gegen den Mann gewesen seien. Das Kind habe keine große Rolle im Leben der Mutter eingenommen, es habe eine Grundversorgung stattgefunden. Die Mutter habe ein sehr enges Verhältnis zu ihren Eltern gehabt. Besonders zur eigenen Mutter habe ein intensiver Kontakt bestanden. Beide waren alkoholabhängig und tranken Schnaps.

Der Vater habe immer viel gearbeitet, entweder beruflich oder später zusätzlich am Eigenheim. Er habe oft mit den Ängsten der ältesten Tochter gespielt. Zum Beispiel habe er sie gegen ihren Willen auf die Brüstung einer Brücke gestellt, um sie zwangsweise einer Mutprobe zu unterziehen. Abwertungen, Sadismus, Respektlosigkeit wären im Umgang üblich gewesen.

[18] Name geändert

Die Schwestern hätten sich oft um die Gunst der Eltern und Großeltern gestritten. Auch sonst habe es viel Neid und Streit mit der jüngeren Schwester gegeben.

Die Oma mütterlicherseits sei die liebste Bezugsperson der Patientin gewesen. Mit ihr habe sie reden können. Sie habe die meiste Zeit für das Kind gehabt. Allerdings habe die Oma auch eine sehr verhasste Seite zeigen können. Im Alkoholrausch sei sie komplett abweisend und unerreichbar für das Kind gewesen. In der Wohnung der Oma hätten die sexuellen Übergriffe durch einen Babysitter, einem sogenannten Freund der Familie, stattgefunden. Irgendwann sei der Mann nicht mehr gekommen. Frau Blume erinnerte einen Eklat, über den aber bis heute nicht gesprochen werde.

Die Schwangerschaft sei nach Aussagen der Mutter unkompliziert verlaufen, abgesehen von anfänglichem Unwohlsein und Übelkeit. Lange habe sie den Bauch versteckt. Zur Geburt sei die Mutter mit Wehen in die Klinik gefahren. Diese hätten nach ihrer Ankunft im Kreißsaal aufgehört, sodass die Geburt eingeleitet wurde. Sie habe keine schweren körperlichen Erkrankungen gehabt, aber viele kleine Körpersymptome.

Frau Blume sei nach Meinung der Mutter ein Sonnenscheinkind gewesen. Sie habe gut alleine mit viel Ideenreichtum spielen können.

Das Familienklima beschreibt Frau Blume selbst dagegen als uninteressiert aneinander und respektlos kindlichen Gefühlen gegenüber. Hätten sie sich unauffällig verhalten, so sei die Stimmung gut gewesen. Bei Streit hätten die Eltern die Ordnung mit Schlägen wieder hergestellt. Anders sei es bei den Großeltern mütterlicherseits gewesen, bei denen die Kinder von Anfang an sehr oft gewesen seien. Die Großeltern hätten sich Zeit genommen, gespielt und vorgelesen. Die Großmutter sei auch die einzige Person gewesen, die sich schon vorgeburtlich auf das Kind gefreut habe. Trotzdem habe sie andererseits als Quartalstrinkerin im betrunkenen Zustand in regelmäßigen Abständen die Versorgung der Familie nicht mehr übernehmen können. Das Kind habe es zusammen mit dem Großvater als Aufgabe gesehen, die versteckten Alkoholflaschen aufzuspüren und sie zu entsorgen. Insgesamt habe es viele Geheimnisse in der Familie bezüglich Alkoholismus und zwischenmenschlicher Gewalt gegeben und es gebe sie immer noch.

Das Kind sei ab der 6. Lebenswoche in die Krippe, mit drei Jahren in den Kindergarten und dann in die Schule gegangen; mit der 10. Klasse habe sie die POS (Polytechnische Oberschule, eine allgemeinbildende zehnjährige Gesamtschule in der DDR) abgeschlossen. Ihr Berufswunsch sei Kindergärtnerin gewesen. Leider habe sie von der Schule keine Delegierung für diese Ausbildung und von ihren Eltern keine Unterstützung erhalten. Letztendlich sei sie ins Handwerk gegangen.

Gruppentherapeutisches Vorgehen im adaptiert traumaintegrativen Setting

Aufgrund der erheblichen sozialen Lerndefizite entschied ich mich gemeinsam mit der Patientin, mit einem ambulanten Gruppenbehandlungsansatz zu starten. Diese tiefenpsychologisch fundierte Gruppenpsychotherapie konnte Frau Blume einerseits als Erprobungsraum für die Eltern- und Familienabgrenzung nutzen. Sie begriff durch die psychagogischen trauma- und bindungsorientierten Diskussionen und Erfahrungen in der Gruppe, wie ihre negativen Mutter- und Vaterübertragungen aussahen. Sie spürte in sich das damalige Verbot, mit Kindern zu arbeiten und Kindern etwas Gutes mitzugeben. Mit Hilfe dieser Einsichten konnte sie sich der Prüfungssituation noch einmal anders stellen und die Weiterbildungs-Prüfung endlich bestehen. Einmal stellte sie sich vor die Gruppe und hielt einen kleinen Vortrag, warum es für sie wichtig und richtig sei, beruflich mit Kindern zu arbeiten, und grenzte sich von der Elterneinstellung bewusst ab. Ein anderes Mal richtete sie sich in Form eines beseelten SPIM-30-Statementsettings (Vogt, 2013) an die Eltern und an ihre introjizierten Elternmeinungen. Frau Blume zeigte erstmals echte pubertäre Empörung vor den Elternsymbolen mit beseelbaren Therapiemedien und ließ sich auch vom introjizierten Echoerleben im Rahmen des Statementsettings nicht einschüchtern. In der Auswertung dieser Arbeit bekam Frau Blume von der Gruppe positive Rückmeldungen und Unterstützung über ihre Entschlossenheit und Zielstrebigkeit. Wutsack mit Keule verhalfen ihr zur nachreifenden Gegenwehr dahingehend, die ambivalenten Parentifizierungshaltungen ablegen zu können. Diese tiefenpsychologische Handlungsoptimierung sowie der Gruppenbindungsansatz des SPIM-30-Konzepts führten zu einer bisher nicht erlebten psychodynamischen Öffnung und Veränderung. Große Stärkung empfand Frau Blume beispielsweise durch einen solidarischen Handkreis mit der Gruppe nach ihrer Arbeit. Trauer fühlte sie bei der Erinnerung, als Kind den Halt und die Geborgenheit nicht gehabt zu haben. Sie konnte in der Gruppe Vertrauen finden und halten, was ihr im Einzelsetting auf der Grundlage ihrer Vorgeschichte nicht ausreichend gelang. Mit den anderen acht GruppenteilnehmerInnen fing sie an, ihre Meinung standhaft zu vertreten, sich zu erklären und verständlich zu machen, sich zu behaupten und abzugrenzen. In ihrer lebendigen, mitteilsamen und zugewandten Art hatte Frau Blume kaum Schwierigkeiten, ins Gruppengeschehen einzusteigen und ihre Selbsterfahrungen in der Gruppe zu machen. Sie stellte sich den Konflikten um Versorgung, Selbstwert und Abhängigkeit. Dissoziative Problematiken nahmen insgesamt ab, tauchten indessen in schwierigen Situationen im Sinn einer verlässlichen Abwehr weiter auf. In Bezug zur Oma litt die Patientin unter einer sehr ambivalenten Introjektrepräsentation. Als emotionale Retterin des

Kindes behielt die Oma auch in den gegenwärtigen Vorstellungen anhaltend eine enge Bindung mit einem hohen Idealisierungsstatus. Aufgrund dieser überaus starken Widersprüchlichkeit von Anziehungs- und Abstoßungsgefühlen sahen Frau Blume und ich nach circa einem Jahr Therapie diese Beziehung zur Oma psychodynamisch als psychotraumatisch geprägte Täterbindung an. Wutäußerungen in Richtung der Oma fielen Frau Blume daher lange Zeit sehr schwer. Es gestaltete sich für die Patientin emotional ebenfalls schwierig, von einer Beziehung zwischen dem sexuellen Missbrauchstäter und der Oma auszugehen.

Eine äußere Veränderung der Familienstruktur gestaltete sich kaum. Die Eltern zeigten sich nicht bereit und in der Lage, Tabuthemen aufzuweichen und vermutete Geheimnisse freizugeben. Jeder Kontakt bereitete Frau Blume auch direkt körperlich Schmerzen. Sie spürte die innere Zerrissenheit, die Verlogenheit und die Begrenztheit der Eltern sowie der Oma, was sehr schmerzte. Beseelte Plüschtiere aus dem Therapieraum gaben ihr in den regressiven Kindzuständen Halt und spendeten Trost. Sie wechselte je nach erlebtem kindlichen Stabilisierungs- und Bindungsbedürfnis diese Plüschtiere oft. Die Gruppe bot Frau Blume nochmals einen zuverlässigen Halt, Solidarität und Unterstützung.

Im Rahmen dieser Nachreifung und der sozialen Identitätsentwicklung gab es natürlich auch Rückschläge. Innere Zweifel hinderten Frau Blume, bestimmte Entwicklungsschritte in Angriff zu nehmen. Introjizierte negative Elternmeinungen hemmten eine gute Entwicklung. Äußere Restriktionen warfen Frau Blume im Zusammenhang mit verstrickten Beziehungen auf der Arbeit ebenfalls zurück. Ein Arbeitsplatzwechsel, verbunden mit großer innerer Unruhe und Spannungszuständen, machte ihr hinsichtlich des Realitätsabgleiches zu schaffen. Sich anbahnende Erschöpfungszustände konnten zunächst nicht rechtzeitig erkannt werden. Insgesamt war eine Symptomberuhigung für Frau Blume sukzessive deutlich zu spüren. An vielen Stellen fehlten allerdings zu diesem Zeitpunkt noch der Kontext mit lebensgeschichtlicher Einordnung und das Körperverständnis mit traumarelevanten Hintergründen.

Mit etwas Glück erhielt Frau Blume zeitnah eine volle Anstellung im Bereich der Kinder- und Jugendarbeit. In diesem Bereich ist sie bis heute tätig, was sie stabilisiert und zufrieden macht.

Einzeltherapeutisches Vorgehen im adaptiert analytischen Setting

Auf der Grundlage dieser Entwicklungen im Außen und den inneren Dynamiken wechselten wir das Setting und arbeiteten auch liegend adaptiert analytisch mit indikationsbezogenen traumatherapeutischen Elementen imaginativ und szenisch (Hochauf, 2007), um die Erinnerungsarbeit bei Frau Blume intensiver zu fördern. Die wiederkehrenden und manifesten Körpersymptome, wie Überlastungs-, Schmerz- und Stressreaktionen, sowie Täterenergien im Körper sprechen nach meiner Ansicht für eine traumabedingte hohe Spannungskurve und Erregung. Das wiederum sind oft Anzeichen für psychotraumatisch bedingte dissoziierte Leidenserfahrungen. Subcortikale Bearbeitungsstrategien, wie z. B. körpergeleitete Imaginationen oder körpersymptomorientierte innere imaginative Bilder, halfen dann nach und nach tatsächlich Frau Blume, diese Täterenergien zu entlarven und konkrete Erinnerungen zu formulieren. Wir rekonstruierten mit Hilfe von inneren Bildern und Symptomen traumatisch abgewehrte Erfahrungen und ordneten sie lebensgeschichtlich ein. Wir waren der Täterbindung im Körper auf der Spur. Dabei traten im Rahmen der imaginativen Traumaarbeit nach Hochauf (ebd.) sexuelle Missbrauchsbilder in der Wohnung der Oma auf. Traumatisch dissoziiert waren der sadistische Umgang durch den Vater, Vernachlässigungen durch die Mutter sowie negative Krippenerfahrungen. Alles drückte sich besonders körpertraumatisch fixiert aus. Zum Beispiel entpuppte sich der Bauchschmerz als Körperabdruck des Missbrauchstäters. Die Sprechblockaden in der Gegenwart führten zu Bildern in der Kindheit mit viel Gewalt durch die Eltern und Redeverboten. Ein sehr bekanntes Gefühl einer inneren, sehr körperlichen Leere ließ sich imaginativ mit einer Kinderkrippenszene verbinden. Nach der Entschlüsselung der Körpersymptome konnte sich erstmals eine kontextbezogene Wahrhaftigkeit im lebensgeschichtlichen Verlauf ausbilden. Belastende Symptomkomplexe ließen nach. Verschiedene Ebenen und Schichten der bisherigen Wahrnehmung wurden zusammengeführt und zunehmend ganzheitlich wahrgenommen. Weitere Fortschritte gab es durch Malen von Symptombildern, das Bildern innerer Zustände und Erinnerungen. Mit dem Parallelisieren des Erlebten in der Vergangenheit im Vergleich zum gegenwärtigem Erleben, mit der szenischen Arbeit im Raum und dem Prinzip eines Realitätsabgleiches setzten sich bisher einzelne fragmentierte Wahrnehmungen, Erinnerungen, Gefühle, Bilder, etc. zusammen. Auch Übertragungsdifferenzierungen in der Beziehung halfen im therapeutischen Prozess sehr, ein wenig mehr Ordnung und Struktur innerpsychisch und in das Leben von Frau Blume zu bekommen. In der Gegenübertragung waren der innere Kampf und die Angst deutlich zu spüren.

Ausblick

Mit Hilfe der Erfahrungen aus den verschiedenen Settingkombinationen kann Frau Blume heute inzwischen aus unterschiedlichen Blickwinkeln und einem differenzierten inneren Erleben in persönlich schwierigen Situationen reagieren. Frau Blume fühlt sich inneren Konflikten, Strukturschwierigkeiten und anhaltenden Traumafolgesymptomatiken nicht mehr ohnmächtig ausgeliefert, was sehr zu einer Verbesserung des allgemeinen Lebensgefühls und ihrem Selbstwirksamkeitserleben beiträgt. Offen geblieben ist der Wunsch nach einer Partnerschaft und einem durchgehend ruhigen Familienleben. Von Zeit zu Zeit stellen sich noch immer mal wieder hohe innere Spannungen in krisenhaften Situationen mit einem chaotisch anmutenden Umfeld ein und lassen Frau Blume verzweifeln. Dabei treten Verstrickungen in den Übertragungsbeziehungen, Fluchttendenzen sowie körperliche und dissoziative Traumanachfolgezustände auf, die es Frau Blume manchmal noch schwer machen, sich situationsadäquat zu verhalten. Wenn diese Prozesse länger anhalten, so hat es meistens mit den inneren täteridentifizierten Strukturen (Vogt, 2012 a) zu tun, die die Klientin impulsiv herunterziehen und abwerten. Doch immer häufiger berichtet Frau Blume auch von positiven Phasen der gereiften Selbstkontrolle und Selbstregulation, sodass längere Therapiepausen erfolgreich gemeistert wurden und werden. Insgesamt werden auch die Körperreaktionen schwächer, eine innere Stabilisierung stellt sich mit wachsender Klarheit, Einsicht und Selbsterfahrung ein und eine innere Gelassenheit wächst. Frau Blume hat gerade eine Frau kennen gelernt, mit der sie in der Beziehung die Erfahrung einer Passung auf einer ganz angenehmen und ruhigen Art und Weise macht. Nach meiner Erfahrung braucht vor allem der Körper noch Jahre, ehe sich auch z. B. im Hirnstamm hirnphysiologisch ausreichend Heilungspotenzial geformt hat (Hochauf, 2007). Dennoch ist der Abschiedsprozess erfolgreich eingeleitet und die Entwicklungen sind sichtbar und tragfähig.

2.3 Erinnerungsblockaden durch Täterbindungsdynamik – zwischen hoffnungsvoller Sehnsucht, Vernunft und Daueranspannung

Amrei Kluge

Einleitung

Frau Zarini *, eine Anfang 40-jährige Patientin, suchte psychotherapeutische Hilfe in meiner tiefenpsychologisch-traumatherapeutisch orientierten Praxis aufgrund von Kopfschmerzen, die seit 30 Jahren bestanden. Jetzt wolle sie etwas ändern in ihrem Leben, weil sie das Gefühl habe, *„...etwas nicht richtig zu handhaben...“*, und sie erhoffte sich durch die Psychotherapie eine Linderung der Kopfschmerzen. Alles Bisherige habe nicht geholfen. Bei einer fünf Jahre zurückliegenden tagesklinischen Psychotherapie hatte sie viel über sich erfahren und sich mit der Beziehung zur Mutter auseinandergesetzt, was jedoch kaum zur Veränderung der fast täglich auftretenden Kopfschmerzen führte. Außerdem beobachtete sie gehäuft im beruflichen Kontext das Wegbleiben ihrer Stimme, was bei ihr – als spezialisierter Fachschwester mit vielseitigem beratendem Patientenkontakt und zusätzlichen Fachvorträgen vor medizinischem Personal – zu vielen Verunsicherungen führte. Vom besorgten Ehemann fühlte sie sich durch seine Wünsche nach Nähe und seine Überbesorgnis oft erdrückt. In den Jahren zuvor habe es hin und wieder Krisen in der Beziehung gegeben, trotzdem sei zum ersten Mal Verständnis in einer Beziehung zu einem Mann möglich geworden.

*Name geändert

Lebensgeschichte

Als Kind habe sie nur Ablehnung erfahren von einer kühlen, distanzierten Mutter, die im Pflegebereich arbeitete. Die Mutter sei mehr für den sieben Jahre älteren und hochaggressiven Bruder dagewesen. Der mit der Mutter in dritter Ehe verheiratete, von ihr als schwach und gefügig erlebte Vater sei als Beamter an einer Hirnblutung vor einigen Jahren verstorben. Der Vater habe sich um die Tochter bemüht, aber sie nicht schützen können. Unklar ist, weswegen die Patientin einjährig in die Wochenkrippe gegeben worden sei. Die Schichtarbeit der Mutter und die dienstliche Bereitschaft des Beamtenvaters erschienen ihr selbst vorgeschoben. Frau Zarini trägt frühe Bilder in sich, wie ihr jemand – möglicherweise der Bruder – ein Kissen ins Gesicht drückt, was noch heute verbunden sei mit unerträglichen, panikartigen Körpergefühlen bei Bekleidung im Halsbereich. Die hochkonflikthafte Ehe der Eltern und die ständigen Erziehungsschwierigkeiten mit dem kriminellen Bruder hatten sich bei ihr stark eingeprägt.

Sie selbst entwickelte ein sehr angepasstes, leistungs- und hilfsbereites Wesen, immer in der Hoffnung, die Aufmerksamkeit, Anerkennung und Liebe der Eltern zu bekommen. Sie habe mit unterschiedlichen Männern je einen Sohn gezeugt, ihre Söhne seien heute erwachsen. Ein Studium sei ihr nicht möglich gewesen, jedoch eine Schwesternausbildung mit nachfolgender langjähriger intensivmedizinischer Tätigkeit und späterer Spezialisierung und leitender Position in einer Ambulanz. Hochleistungen von sich fordernd, hielt sie zu Beginn der Behandlung gefragte medizinische Fachvorträge, die zunehmend mit immenser Anspannung und Angst vor dem Versagen der Stimme verbunden waren. Die Beziehung zum Ehemann, der nicht der Vater ihrer Kinder sei, wurde als verständnisvoll und haltgebend beschrieben.

Verlauf der Therapie- und Erinnerungsarbeit

Therapiebeginn mit emotionalem Rückzug

Zu Beginn der Therapie präsentierte sich Frau Zarini schwesterlich, rationalisierend und vordergründig bereit, sich mit ihren Themen auseinanderzusetzen. Die Therapie schien zunächst ganz in dem von mir angenommenen Modus des depressiven Grundkonfliktes zu laufen, wobei die sehr vernunftsgeleiteten und klugen Einsichten von Frau Zarini auffallend wenig Schlussfolgerungen hinterließen, was in meinen Gegenübertragungsgefühlen Enttäuschung und zunehmend Ärger erzeugte. Ein tiefes Bedürfnis neue Erinnerungen aufzuspüren gab es zunächst nicht. Sehnsüchtig nach Anerkennung, war Frau Zarini verstrickt in eine Täterbindungen zur Mutter und zum Bruder, die mich auf Distanz hielt und deren vermittelte alltägliche Erfahrung auf dissoziierte Gewalt in vielen Beziehungen hindeutete.

Viele Stunden verstrichen mit der Betrachtung von Konflikten mit dem Ehemann, der die Rückzugswünsche von Frau Z. nicht verstehen konnte und von dem sie sich kontrolliert fühlte. Gegenüber meinen Versuchen, die hartnäckigen Kopfschmerzsymptome und das Wegbleiben der Stimme zu verstehen und mit ihr zu mehr Erinnerungen zu gelangen, etwa über symbolgeleitete spielerische Mittel (SPIM-30 nach Vogt, 2013) oder eine der sprachlichen Erinnerung nicht zugängliche Ebene (imaginative Arbeit nach Hochauf, 2007), zeigte sich Frau Zarini zwar offen, jedoch kam kein spürbarer psychotherapeutischer Arbeitsprozess in Gang.

Die Darstellung und Durcharbeitung von Konflikten mit Kollegen, mit dem Ehemann, mit den Söhnen, mit der Mutter führte kaum zu Veränderungen oder einem Wahrnehmen von Beziehungsangeboten in der Therapie im Sinne der Veränderung ihres unsicher-abweisenden Bindungsstils mit schizoiden Rückzügen. Schon anfangs hatte ich ihr mitgeteilt, dass eine Nachbereitung von Stunden in Form von Bildern, Geschriebenem oder figürlichen Darstellungen die Arbeit intensivieren und fördern kann und ich dies ausdrücklich empfehle. Obwohl sie mir davon berichtete, gern zu malen, auch Zeichenkurse hin und wieder besucht zu haben, war sie diesbezüglich anfangs unerklärlich blockiert.

Kindliche Sehnsucht nach Anerkennung fördert dissoziative Abspaltung von Gewalt

Im Alltag der Patientin wiederholten sich Kontakte mit Mutter und Bruder, die ihre Bindungssehnsucht mit Harmonie-, Anerkennungs- und Bestätigungsbedürfnissen widerspiegelten und wenig Veränderungsbereitschaft bei Frau Zarini zeigten. Ich bemühte mich, ihr meine Gegenübertragungsgefühle mitzuteilen und beschrieb darin auch die von mir beobachteten Spannungen und Widersprüche in ihrem Verhalten. Sie reagierte emotional beeindruckt, jedoch schienen diese Einsichten an ihren vernunft- und harmoniewunschgeleiteten Bedürfnissen abzuprallen. Ein schwieriges Thema war unter anderem, dass der erwachsene, aber unselbständige und noch studierende Sohn bei der Großmutter mütterlicherseits wohnte und dort deren körperlich-freizügigem Verhalten ausgesetzt war. Das bedeutete, dass diese Großmutter häufig fast unbekleidet sexualisierend in der Wohnung herumlief. Frau Zarini sah ein, dass dies sexuell grenzverletzend ist, glaubte aber auch, nichts einwenden zu dürfen, was die Beziehung des Sohnes zur Großmutter negativ beeinflussen könnte. Selbst meine Empörung über das Verhalten der Mutter und meine ausführliche Begründung, was die möglichen Folgen des Erlebens für den Sohn angeht, erbrachten keine Positionierung der Patientin. Ihr starkes Loyalitätsverhalten gegenüber der mütterlichen Täterbindungsfigur war zu diesem Zeitpunkt unveränderbar und führte zu keinen Fortschritten in der Bearbeitung der massiven Traumatisierung. Bewusst wurde ihr immerhin, dass in der Familie streng darauf geachtet wurde, dass nichts nach außen dringen dürfe.

Der Täter in der Therapiestunde

Immer noch in der Phase der dissoziativen Abspaltung kam es ca. in der 20. Sitzung dazu, dass Frau Zarini ohne Vorankündigung ihren auswärts lebenden und gerade die Mutter besuchenden Bruder mitbrachte. Obwohl Gespräche mit Angehörigen in meiner Praxis durchaus üblich sind, fühlte ich mich sehr verunsichert, überrumpelt und überfallen. In diesem Gespräch äußerte Frau Zarini den Wunsch nach Normalität in der Geschwisterbeziehung, weniger Neidgefühlen und einem besseren Umgang. Der Bruder hingegen gab sich verständig und eloquent, oberflächlich über Schwieriges hinwegredend. Als ich seine Gewalt gegenüber Frau Zarini in der Kindheit ansprach, reagierte er bagatellisierend mit halbherzigen Versprechungen ihr gegenüber. Sich herauswindend aus jedweder Schuld, kam es weder zu Verständnis noch zu Einsichten seinerseits. In meiner Gegenübertragung erlebte ich eine starke, gelähmte Empörung sowohl über diese Täteridentifikation als auch die Täterloyalität. Mit der Anwesenheit des Bruders wurden die starke Bindung sowie das daraus ableitbare Erinnerungstabu der Herkunftsfamilie von Frau Zarini deutlich. Ihre dissoziative Abspaltung vorangegangener Erfahrungen stand einer naiv-kindlichen Hoffnung gegenüber, er möge sie doch verstehen und Einsicht zeigen. Die emotional nicht integrierte Erfahrung familiärer Gewalt hatte bei ihr zu einem naiven, sich ausliefernden Verhalten gegenüber Täterfiguren geführt, die auch den räumlichen Schutz der Praxis zu überrollen drohte.

Einige Wochen später erfuhr Frau Zarini von einer Hetzkampagne des Bruders gegen sie über Facebook mit dem Titel „Zerstörerin der Familie", woraufhin sie sich von ihm enttäuscht distanzierte. Aufgrund der noch starken Täterbindung zur alleinlebenden Mutter, um deren Wohl sie sich sorgte, kam es zu vielen Schuldgefühlen und häufigen Kontakten mit Versorgerleistungen der Mutter gegenüber. Die Kopfschmerzen nahmen nicht ab, eine Art Resignation breitete sich aus, folgerichtig auch der Wunsch der Patientin nach Beendigung der Therapie zur ca. 40. Stunde. Das Nichterscheinen zu einer Folgestunde wurde mit einer rastlosen Selbstüberforderung begründet. Die ihr mögliche, verstandesmäßige Reflexion der Distanz und Kälte der Mutter brachte zu diesem Zeitpunkt keine Veränderung in der Beziehung zur Mutter als ambivalenter Bindungsperson.

Das Ausmaß der Traumatisierung wird bewusst

Zum großen inneren Umbruch mit dem Wunsch nach Fortführung der Therapie kam es, als Frau Zarini erfuhr, dass der Bruder inhaftiert worden war wegen mehrfachen sexuellen Missbrauchs seiner Töchter sowie deren Freundin. Lange unbewusst gebliebene Erinnerungen an die brüderlichen Übergriffe, verbunden mit starken Ekelgefühlen, immensen Kopfschmerzen und anderen Körpersymptomen, legten eine über viele Jahre abgerissene Verbindung zu traumatisch dissoziierten Erlebnissen frei. Die damit verbundenen Gefühle von Ohnmacht, Panik, großer Angst und Erstarrung erforderten eine mehrwöchige Krankschreibung. Erst durch diesen äußeren Vorfall konnten neue Erinnerungsqualitäten freigelegt werden. Es setzte bei ihr ein zunächst chaotischer Verarbeitungsprozess über Träume und Kindheitserinnerungen ein mit großem Druck, schnell wieder arbeits- und leistungsfähig zu werden.

Frau Zarini war jetzt bereit, in ihr auftauchende Ahnungen, Empfindungen und Erinnerungen aufzuschreiben, bildlich darzustellen und festzuhalten. In einer Traumalandkarte versuchte sie, alle traumatischen Ereignisse ihres Lebens zeitlich einzuordnen. Die konkreten Ereignisse mit dem Bruder ließ sie eigenartigerweise aus, ohne dafür eine Erklärung abzugeben. Nach meiner Ansicht war dies zunächst ein unbewusster Ausdruck der noch fortbestehenden Täterbindung zum Bruder, welche die Traumaszenen noch mehrere Wochen zurückhielt.

Kindliche Wut und Allmachtsphantasien

Die Macht von Tätern verkennend, hatte die Patientin zwischenzeitlich paradoxerweise Allmachtsphantasien, mit Hilfe von Recht und Gesetz die Taten des Bruders zu bestrafen und seine Macht ihr gegenüber zu brechen. Es war ihr Wunsch, den Bruder sicher hinter Gittern zu wissen und dazu möglicherweise noch beitragen zu können, indem sie wichtige Indizien und Hinweise einem Gericht zur Verfügung stellen wollte. Wir konnten besprechen, dass dies den Rahmen der Therapie sprengte und ich nicht bereit war, einen solchen juristischen Prozess zu begleiten, ohne dass sie sich mit ihren schweren Traumata-Erinnerungen auseinandergesetzt hatte. Sie erlebte eine kindliche Enttäuschung, konnte aber auch nachvollziehen, dass es in der Therapie darum geht, die mit dem Trauma verbundenen Gefühle von Angst und Ohnmacht zu spüren, aufzuarbeiten und gesund zu werden, bevor man in erwachsene Kämpfe eintreten kann. Schließlich sah sie von einer eigenen Anzeige ab und besuchte teilweise die Gerichtsverhandlungen, in denen nicht ihr eigenes Leid verhandelt, aber der Bruder schließlich zu einer langjährigen Haftstrafe verurteilt wurde.

Überraschenderweise versuchte Frau Zarini immer noch an der Bindung zur Mutter festzuhalten, obwohl ihr klar war, dass der Bruder von der Mutter bezüglich der sexuellen Gewalthandlungen geprägt worden war. Die Bindungsinitiative scheiterte aber, weil die Mutter beharrlich Abstand nahm – ohne dieses zu begründen. Nun unternahmen wir den zweiten traumatherapeutischen Aufarbeitungsanlauf in Form imaginativer Rekonstruktionsarbeit nach Hochauf (2007).

Distanzierung von den Tätern wird möglich

Dabei kam es zu Beginn gleich zu einem massiven Widerstandsphänomen. Bei der Arbeit im Liegen mit geschlossenen Augen und guter Parallelisierung (Hochauf, ebd.) sah sie den Bruder vor sich, wie er sie herausfordernd anblickte im Therapieraum, so wie sie ihn vor 1 ½ Jahren tatsächlich in der Praxis erlebt hatte. Wir brachen die Arbeit ab. Gemeinsam suchten wir nach einer Möglichkeit, sich gegen diese Tätermacht zu wehren. Ansprechend fand sie den schlaffen Riesensack, den wir als Symbol des Bruders gemeinsam und mit Kraft vor die Tür schoben, so wie es in der Methode der kindlich beseelbaren Therapieobjekte im SPIM-30-Konzept von Vogt (2013) beschrieben wird. Diese Symbollösung brachte ihr Erleichterung, eine Reduzierung ihrer ohnmächtigen Angst und der körperlich gefühlten Anspannung und Erstarrung sowie dadurch eine Überwindung eines kindlich-posttraumatischen Ohnmachtszustandes (vgl. Vogt, 2004 und ebd.), was sie u. a. auch mit abgrenzungsförderlichen Statementsettings gegenüber einem beseelten Brudersymbol (Vogt, ebd.) weiter abarbeitete. Sie konnte dies verstehen als innere Notwendigkeit, für sich einen schützenden Raum zu schaffen, in welchem die Aufarbeitung ihrer Geschichte von familiärer und sexualisierter Gewalt entgegen den verinnerlichten Täterbindungswiderständen möglich wird.

In den Folgestunden wurde eine Reflexion darüber möglich mit Bewusstwerden der massiven Angst vor den starken Täterfiguren der Mutter und des Bruders, ihrer Sehnsucht nach liebevollen Beziehungen und des schlimmen Verrats durch die Mutter mit der Aussage: *„Sie hat mich geopfert, er hat mich missbraucht und beide haben mich abhängig gemacht!"*

Resümee

Frau Zarini hatte mich in Form einer unbewussten Inszenierung ihrer früher erlebten familiären Gewalt, wie bspw. durch die ungeplante Sitzung mit dem Bruder, in eine konkordante Übertragung verwickelt. Dennoch war in der therapeutischen Beziehung eine positive Bindung im Rahmen einer alternativen positiven Mutterübertragung entstanden. Dadurch war es für sie möglich, neue Beziehungserfahrungen zu machen – einerseits in der Anerkennung ihres Leids durch mich als Therapeutin, andererseits als Erleben von Schutz gegenüber den Tätern. Das schätze ich auch als Grundlage für die erweiterte Erinnerungsfähigkeit bei Frau Zarini ein.

Die Therapie ist in den wichtigsten Anliegen wie bspw. dem Aufdecken der Kerntraumata und der Lockerung von Täterbindungsstrukturen in Gang gekommen, sodass ein niederfrequentes Fortsetzen und Abschiednehmen vereinbart werden konnte. Wünschenswert wäre eine noch gründlichere Aufarbeitung ihres Psychotraumas, das durch die starke Täterbindung eine Bewusstwerdung lange Zeit verhindert hat. Zerstörerische, sexualisierende und verleumderische Attacken der Täter haben frühzeitig eine gesunde Bindung und Entwicklung des Selbst unmöglich gemacht, sodass sie keinen adäquaten Zugang zu ihren Gefühlen und Erinnerungen, insbesondere ihren Vernichtungsängsten und Wünschen nach Schutz und Geborgenheit, erlangen konnte. Die Erkenntnis, dass nahe Menschen und Bindungspersonen bewusst zerstörend und hochaggressiv mit ihr umgehen, stand gefühlsmäßig unvereinbar neben der wunschgeleiteten kindgemäßen Idealisierung der Bindungspersonen. So wurden bedrohliche Gefühlserinnerungen im Körper dissoziiert, was sich psychosomatisch über Kopfschmerzen und den Verlust der Stimme ausgedrückt haben dürfte. Psychodynamisch bringe ich diese Symptome mit dem Kopfzerbrechen des Kindes und der Unaussprechbarkeit der Bindungsambivalenz in hypothetischen Zusammenhang.

Frau Zarini wurde sich der Tragweite ihrer Bindungen und traumatischen Erfahrungen bewusst. Wir sind nach fast 80 Stunden in einer sicheren Arbeitsbeziehung angekommen, die lange von den fehlgeleiteten kindlichen Bedürfnissen und der Bindungsmacht der verinnerlichten Täter verhindert worden war. Ich habe eine warme Empathie dafür, dass sie den Mut und die Kraft hat, hoffnungsvoll zu sich selbst zu kommen.

Aus meiner Sicht war bei diesem hochkomplexen Fall von Täterbindung und introjizierten Erinnerungstabus mit vielen widersprüchlichen Übertragungsangeboten, Fallstricken und Sackgassen eine Behandlung der Patientin nur unter Einbeziehung von neuen Theoriebausteinen zu Täterintrojekten und Täterbindungen (vgl. Vogt, 2012 a; 2016) möglich, die von der klassischen Tiefenpsychologie abweichen und so das Fortsetzen des Beziehungswiderstandes und die Chronifizierung der Symptomatik auflösen können. Es erfordert sowohl von Seiten des Patienten als auch des Therapeuten Mut und mehr Bereitschaft, sich auf individuelle Wege zur Aufarbeitung gedeckelter Erinnerungen einzulassen, aber es lohnt sich.

2.4 Verlorene Puzzleteile wiederfinden – kunsttherapeutische Elemente in der Traumatherapie

Sabine Hampf

Die Fähigkeit zur Kreativität steckt in jedem Menschen. Jeder hat das Potenzial zur inneren und äußeren Gestaltung abhängig von den zur Verfügung stehenden Möglichkeiten. Kinder sind von Grund auf offen für Gestaltungsprozesse und beginnen bereits im Baby- und Kleinkindalter ihre Welt zu gestalten: Sie matschen mit Brei, spielen im Essen und „malen" mit Essensspuren auf dem Tisch oder schieben mit ihren winzigen Fingern Krümel zusammen. Nach dieser Vorstufe entsteht im Kindergartenalter oftmals aus Langeweile das kreative Spiel: Stöcke oder Steine sammeln, Sand durch die Hände rieseln lassen, Grashalme um die Finger wickeln (Winnicott, 1973). Findet man im späteren therapeutischen Setting einen Weg zu dieser Art des Ausdrucks, knüpfen die Klienten oftmals direkt mit ihren kindlichen Anteilen an Erinnerungen aus der damaligen Zeit an. Da die meisten Traumatisierungen in der Kindheit entstanden sind, gibt es durch die Gestaltungsprozesse einen direkten Zugang zu dem emotionalen Alter, in dem die Klienten damals verletzt wurden. Durch das Zurückerlangen der Bildsprache und externalisierende Gestaltungsprozesse in der Traumatherapie können dissoziierte traumatische Erlebnisse sichtbar und erinnerbar werden.

Der kreative Ausdruck in der Therapie, egal mit welchen Medien, hat den Vorteil, dass die innere Erlebenswelt des Klienten sichtbar wird. Dadurch lassen sich die vorher teilweise unsichtbaren Emotionen leichter reflektieren. Vor allem für schwer dissoziative Klienten können durch die Externalisierungen wichtige Mentalisierungsprozesse ermöglicht werden (vgl. Vogt, 2013). Kreatives Gestalten regt zudem implizites Denken und Fühlen an. Nichtsprachliche und dissoziierte traumatische Erinnerungen, wie z.B. sehr frühe Traumatisierungen, bekommen eine sichtbare Form und können somit besser reaktiviert werden.

Zudem leiden viele komplex-traumatisierte Menschen an einer oftmals unkontrollierbaren inneren Bilderflut (Albträume, Intrusionen usw.). Kreatives Gestalten kann helfen, diese Flutungen zu dosieren. Klienten können stückweise die Kontrolle zurückerlangen. Außerdem dienen die selbst produzierten Werke oftmals der eigenen Zeugenschaft und können Tabus aufdecken. Verängstigte Traumakindanteile, die Drohungen von den Tätern erinnern („Wenn du jemanden davon erzählst, dann...!"), brauchen fürsorgliche Unterstützung von den Therapeuten und ihren eigenen Alltagsmanager-Anteilen. Aufmalen oder Schreiben kann manchmal auch der vorerst einzige Kanal sein, sich mit seinem Leid auszudrücken, da Malen oder

Schreiben nicht als Überschreitung der Grenze bzw. nicht als vom Täter verboten abgespeichert sind. Schließlich drohen die Täter mit „Wehe, du erzählst jemandem etwas" und nicht mit „Wehe, du malst es auf/schreibst es auf". Oftmals kann die Öffnung eines anderen Kommunikationskanals die ersten Mitteilungen ermöglichen. Bei Kindern ist dieses Phänomen sehr deutlich und schnell sichtbar. Verbal erzählen die wenigsten Kinder z.B. „Mama haut mich zuhause". Auf dem Kommunikationskanal des Spieles zeigen Kinder manchmal bereits in den ersten Stunden ihre Not: „Du nimmst die Figur und bist die böse Hexe, ich bin das Kaninchen und die Hexe will immer das Kaninchen hauen!" Oder sie übernehmen im Spiel selbst beide Rollen: „Das Krokodil ist ganz lieb und das Mädchen auch – Wooaaah, jetzt will das Krokodil das Mädchen fressen und ist böse – Aaaah!" Solche Szenen zeigen sich ebenso schnell auf gemalten Bildern. Zu späteren Therapiezeitpunkten, wenn Täterintrojekt-Anteile die Taten verleugnen, bagatellisieren oder „vergessen" wollen, können diese bildhaften Zeugenschaften ebenfalls sehr unterstützend sein. Würde der Therapeut an die bereits bearbeiteten und vergessenen, bagatellisierten oder dissoziierten Traumata erinnern, ist er in der Rolle der Informationsquelle, was viele innere Anteile in noch größere Zweifel bringen könnte. Gibt es jedoch selbst erstellte Bilder, können innere Anteile wieder viel schneller auf diese eigenen Informationen zugreifen. Gleichzeitig verringert es die Täterübertragung, in der der Therapeut eventuell mit einem „Gehirnwäsche-Täter, der mir etwas einreden will" verwechselt werden kann.

Oftmals höre ich von Klienten und von therapeutischen Kollegen: „Ich kann aber nicht so gut malen." Ich habe bereits zahlreiche äußerst ausdruckstarke Bilder von solchen besorgten Klienten gesehen. Auch mittels Strichmännchen und einfachsten Symbolen, Farben und Formen kann eine sehr eindrückliche Bildsprache entstehen. Kleinere Kinder wollen häufig gemeinsam etwas malen. Nach kurzer Zeit schauen sie oftmals gebannt auf mein Blatt und hören selber auf zu malen. Dann dirigieren sie mich: „Jetzt musst du der Frau ein ganz böses Gesicht malen", „Das muss schwarz angemalt werden" oder „Da fehlt noch ein Junge, der wütend ist". Sind Therapeut und Klient gut im Kontakt, können die inneren Bilder des Klienten durch die Hände des Therapeuten ihren Weg auf das Blatt Papier finden. Diese Formen der gemeinsamen Arbeit fördern gleichzeitig die Beziehungsebene, was bei komplex-traumatisierten Menschen aufgrund von schweren Täterübertragungen auf den Therapeuten äußerst wichtig ist. Handelt es sich um schwer traumatische Inhalte oder hoch dissoziative Patienten, ist eine stabile Beziehung Voraussetzung für dieses Setting, um nicht das Gefühl entstehen zu lassen, dass die innere Bilderwelt des Klienten durch den Therapeuten beeinflusst wird.

Kunsttherapeutische Settings

Viele traumatherapeutische Settings können kunsttherapeutisch-gestalterisch umgesetzt werden. Es gibt Möglichkeiten für alle therapeutischen Phasen: die gemeinsame Beziehungsgestaltung, die Stabilisierung, die Psychoedukation, für Anteilesettings (Waters, 2014; Wieland, 2014) und zur Exposition (Weinberg, 2005; 2010). Hier gilt, wie in jeder Therapieform: Nicht jede Methode funktioniert bei jedem Patienten zu jedem Zeitpunkt. Klienten, die unter massiven inneren Bildern und Emotionen leiden, können diese schrittweise über die Externalisierung regulieren. Bei Klienten, die schweren Zugang zu inneren Bildern und Emotionen haben und verkopft-kognitiv in der Abwehr erscheinen, können kunsttherapeutische Methoden die implizite Erlebenswelt anregen und somit als Vorbereitung oder Einführung in die Traumaexposition genutzt werden.

Kunsttherapeutische Settings können vom Therapeuten strukturiert angeleitet werden und somit in der Anfangszeit einen haltgebenden Rahmen bieten. Beim gemeinsamen dialogischen Malen werden beispielsweise viele Informationen sichtbar: Entsteht ein gemeinsames Bild oder entstehen zwei Einzelbilder auf einem Blatt? Dominiert einer von beiden? Malt einer vom anderen ab? Werden ähnliche Farben verwendet? Gibt es Impulse des Übermalens und Zerstörens? Der Therapeut kann außerdem fragende Symbole mit einbringen, wie z.B. eine offene Truhe oder einen angedeuteten Weg. Diese gemeinsamen Arbeiten haben großen beziehungsfördernden Wert. Außerdem bitte ich die Klienten bereits zu Beginn der Therapie ihre Innenanteile aufzumalen oder andernfalls, ihre Probleme eventuell als Bildfolge aufzumalen. Im späteren Verlauf bzw. sobald es dem Klienten möglich ist, können auch spontane Bilder entstehen. Ich nutze diese freien Bilder häufig zur spontanen Explorationsvertiefung: „Das verstehe ich nicht, kannst du mir das mal aufmalen." So lassen sich z.B. Ängste, Übertragungen oder Trigger veranschaulichen.

Genauso wichtig wie das Gestalten ist das gemeinsame Betrachten und Besprechen. Würde der Therapeut sich immer wieder Bilder zeigen lassen, ohne in den Dialog zu treten, könnte er in eine Co-Täter-Rolle hineingeraten. So wie damals zum Zeitpunkt der Traumatisierung evtl. Nachbarn, Lehrer oder Verwandte das Leid mitbekommen und weggeschaut haben, würde der Therapeut vielmehr zum stummen Zeugen des immer wieder reproduzierten Elends. Außerdem halte ich es für wichtig, dass der Therapeut ein gutes Gespür hat, um den schmalen Grat zwischen dem „Zeigen des Leides" (Externalisieren) und „es darf nicht besser werden" (Chronifizierung) zu erkennen. Werden traumatische Bilder wiederholt gemalt, können sich diese Bilder im Sinne der Retraumatisierung, als Reproduktion der grausamen

Bilder, immer weiter einprägen. Renée Marks beschreibt diesen Prozess analog auf der therapeutischen Spielebene als traumatisches Spiel (Marks, 2012 a).

Es gibt diverse Methoden zur gemeinsamen Bildbesprechung. Allein die Materialwahl und die Verarbeitung geben viele diagnostische Anhaltspunkte: Werden nur wässrig-verschwimmende Farben verwendet, die keine klare Kontur ermöglichen, oder kratzt der Bleistift tief in das Papier, sodass die Oberfläche reißt? Bilder lassen sich aus der Nähe betrachten oder aus der Ferne. Oftmals gibt es verschiedene Wirkungen, je nach Distanz. Manchmal ist es sinnvoll, ein Bild auf den Kopf zu stellen oder dem Bild einen Namen zu geben. Häufig frage ich nach der „Lieblingsstelle", nach der „wichtigsten Stelle", nach der „gefährlichen oder unangenehmen Stelle" und wieso gerade diese Bildteile so bedeutsam sind. Oftmals frage ich die Klienten, ob sie diese Stellen wie durch eine Lupe heranholen können. Diese vergrößerte Stelle lasse ich noch einmal aufmalen.

Auf offenes Nachfragen erzählen viele Kinder „eine Geschichte" zu den Bildern. In diesen Geschichten können viele atmosphärische oder symbolische Eigenerlebnisse stecken. Um die gesunden, reflektierten und fürsorglichen Anteile zu stärken, ist es ebenfalls sinnvoll, die Rollen zu tauschen: Der Klient kann aus der Sicht eines Therapeuten das Bild analysieren oder erklären und somit die Distanzierung üben. Innere Anteile können auch zu den gemalten Bildern befragt werden und wichtige teilweise widersprüchlich-ambivalente Gedanken preisgeben.

Um eine Vorstellung von der konkreten Umsetzung und der Wirkung von kunsttherapeutischen Settings in traumatherapeutischen Prozessen zu vermitteln, stelle ich ein Fallbeispiel vor. Anschaulich verdeutlicht sich, wie durch die gestalterische Umsetzung die Erinnerungsarbeit unterstützt wird.

Fallbericht einer komplextraumatisierten Frau – DDNOS

Beginn der Therapie

Die damals 44-jährige Klientin kam nach mehreren Therapien, Klinikaufenthalten, diverser Behandlung mit Psychopharmaka und drei Suizidversuchen zu mir. Sie berichtete von stark ausgeprägten Symptomen: Erstickungsgefühle, Druck im Hals, Panik in verschlossenen Räumen, Herzrasen, Frieren und Schlafstörungen. Sie litt unter massiver innerer und motorischer Unruhe (Hyperarousal), häufigen dissoziativen Amnesien, Flashbacks, Intrusionen, Suizidgedanken, Depressivität und Panikattacken. Diese Symptome bzw. Körpererinnerungen konnte die Klientin nicht zuordnen und sie schien ohnmächtig bezüglich der Unkontrollierbarkeit und Heftigkeit.

Zum damaligen Zeitpunkt hatte die Klientin folgende bewusste Erinnerungen:

- Geburtstraumatisierung: Im Alter von 12 Jahren hatte die Klientin zufällig im Familienalbum gelesen, dass sie eine Zwillingsschwester gehabt hätte. Die Schwester starb einen Tag nach der Geburt. Die Zwillinge kamen bereits im 6. Schwangerschaftsmonat auf die Welt. Die Mutter hatte während der Schwangerschaft das Risiko der Notgeburt in Kauf genommen, indem sie weiterhin als Sportlehrerin arbeitete und riskante Gerätesportübungen machte. Während des Unterrichts kam es durch einen Unfall zur frühen Notgeburt.
- Zwischen dem vierten und siebten Lebensjahr hatte sie schwere sexuelle Gewalt durch einen Freund des Vaters erlebt.
- Während ihrer gesamten Kindheit und Jugend hatte die Klientin brutale, sadistische körperliche und emotionale Gewalt durch die Mutter erfahren.
- Der erste Lebenspartner der Klientin hatte sich suizidiert, als sie 22 Jahre alt und ihr gemeinsames Baby ca. ein Jahr alt war.
- Während eines Psychiatrieaufenthaltes vor einigen Jahren hatte sich eine befreundete Mitpatientin der Klientin suizidiert.

Die Unsicherheit des sicheren Ortes

So wie damals im realen Leben der Klientin kaum Sicherheit und Ruhe vorhanden waren, zeigte sich auch der sichere Ort in der Imagination immer wieder unsicher. Auch mit geöffneten Augen fühlte sich die Klientin bedroht und von Panikzuständen überrollt. Ich ließ sie die Bedrohung aufmalen. Auf dem Bild war ein Mann sichtbar und die Klientin fühlte sich an die sexuelle Gewalt erinnert. Um dennoch einen sicheren Ort herstellen zu können, war mein Vorschlag, gemeinsam ein großes Bild zu malen *(Abbildung 2.1)*. Als Symbol für die verletzten Traumakindanteile wählte die Frau ein Plüschtier aus und setzte dieses auf das Blatt Papier. In kurzen Momenten erlebte die Klientin Ruhe und Entlastung. Im weiteren Verlauf stellte die Klientin die Szene im Raum nach. Sie suchte Decken, Kissen, Plüschtiere, Spielfiguren und Spielzeugnahrung aus. Nach weiteren Stunden konnte die Klientin sich selber an Stelle des Plüschtieres in den sicheren Ort setzen und die Nähe und Fürsorge von mir zulassen, indem ich ihr eine Decke über den Rücken legte. Die Klientin benötigte die externalisierte Umsetzung des sicheren Ortes, um anschließend den neuen, wirklich sicheren Ort zu internalisieren.

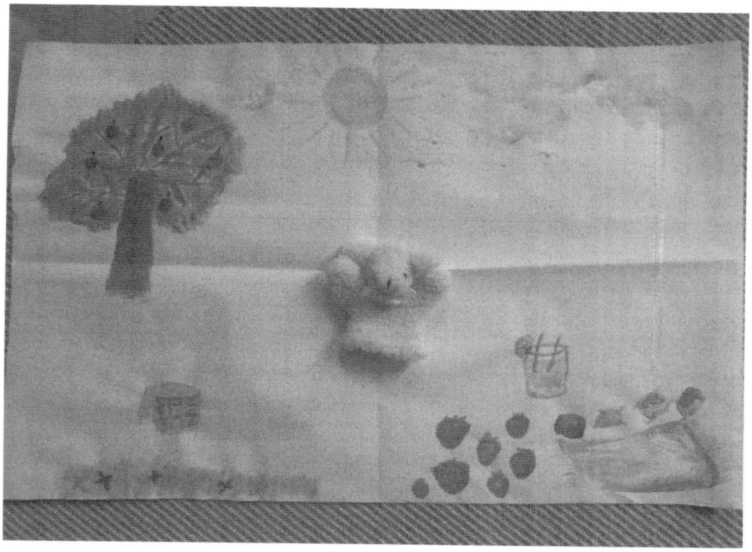

Abbildung 2.1: Der sichere Ort

KSHP-Setting und der reale Tresor

Mit Hilfe der KSHP-Struktur (Konzentrierte Strukturierte Handlungsinszenierung zur Psychotraumaexposition nach Vogt, 2013) konnte die Klientin sich nun zaghaft von dem realen Täter der sexuellen Gewalt distanzieren. Sie baute den sicheren Ort im Therapieraum auf. Als Symbol für den Täter wählte sie einen kleinen schwarzen Pappkreis, den sie am anderen Ende des Raumes platzierte. Die Beseelung des Pappkreises löste in der Klientin bereits starke Panik aus. Die Symbolisierung und räumliche Gestaltung ermöglichten ihr eine schnellere Reorientierung. Sie konnte sich leichter distanzieren, indem sie sich erinnerte, dass es im Hier und Jetzt nur ein Pappkreis ist. Dadurch konnte sie ihren Traumastress kontrollieren. Zur besseren Abgrenzung baute die Klientin aus Tischen, Seilen und Kissen eine Mauer zwischen sich und dem Tätersymbol auf. Mit Hilfe eines Halteseiles zur Therapeutin konnte die Klientin nun erstmals den dissoziierten Traumakindanteilen mitteilen, dass der Täter bereits seit ca. 35 Jahren tot ist (*Abbildung 2.2*).

Nach diesen Settings begann die Klientin zu Hause intensiv zu malen. Es entstand eine Art Tagebuch der Innenwelt. Bereits in den ersten Bildern zeigten sich Zersplitterung, Einsamkeit und Isolation. In vielen Bildern fand die Frau eine Ausdrucksmöglichkeit, um innere Ohnmachtszustände, Nahtoderfahrungen und erlebte Grausamkeiten zu kanalisieren (*Abbildung 2.3*). Das traumatherapeutische Tresorsetting, eine imaginative Übung zur Distanzierung von traumatischen Erinnerungen, setzten wir ebenfalls kunsttherapeutisch um. Anstelle der Imagination gab es eine reale Bildermappe, die sicher im Therapieraum eingeschlossen war. Die Klientin besaß ebenso eine Bildermappe, in der sie ihre Werke bis zur folgenden Therapiestunde aufbewahrte. Sie entschied, welche Bilder bzw. Traumaerinnerungen in den „Tresor" mussten und welche sie selber behalten und aushalten konnte.

Mit der Zeit wurden immer weitere nichtsprachliche Erinnerungen sichtbar und die Geburtstraumatisierung bekam eine klar erkennbare Form *(Abbildung 2.4)*. Die Symptomatik verstärkte sich. Die Klientin zweifelte aufgrund von Introjektstimmen und aufkommendem inneren Schmerz an der Therapie und formulierte den Wunsch nach Therapieabbruch. Mit Hilfe von Lebensverträgen, den bereits gemachten Erfahrungen von Stabilisierung und sicherlich auch der symbiotischen Zwillings-Übertragung zur Therapeutin konnte die Klientin weiterhin aktiv ihren Therapieprozess gestalten.

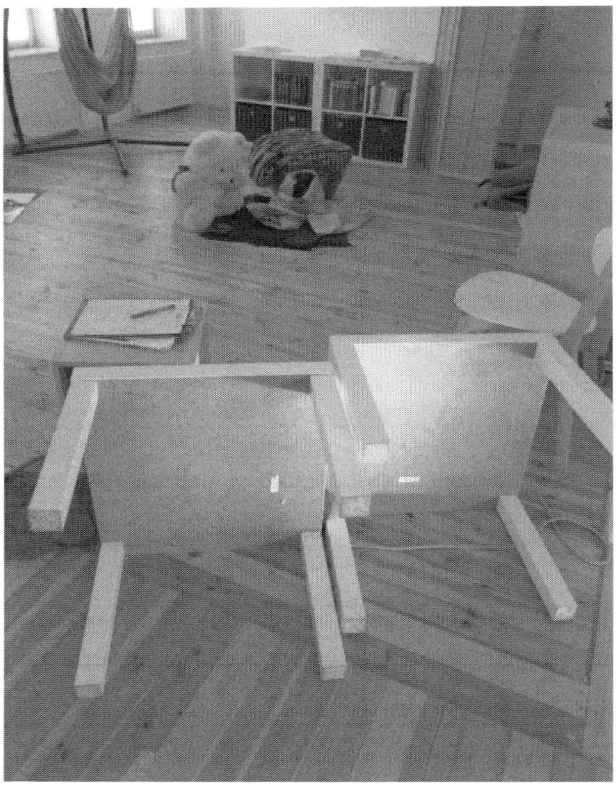

Abbildung 2.2: KSHP-Setting

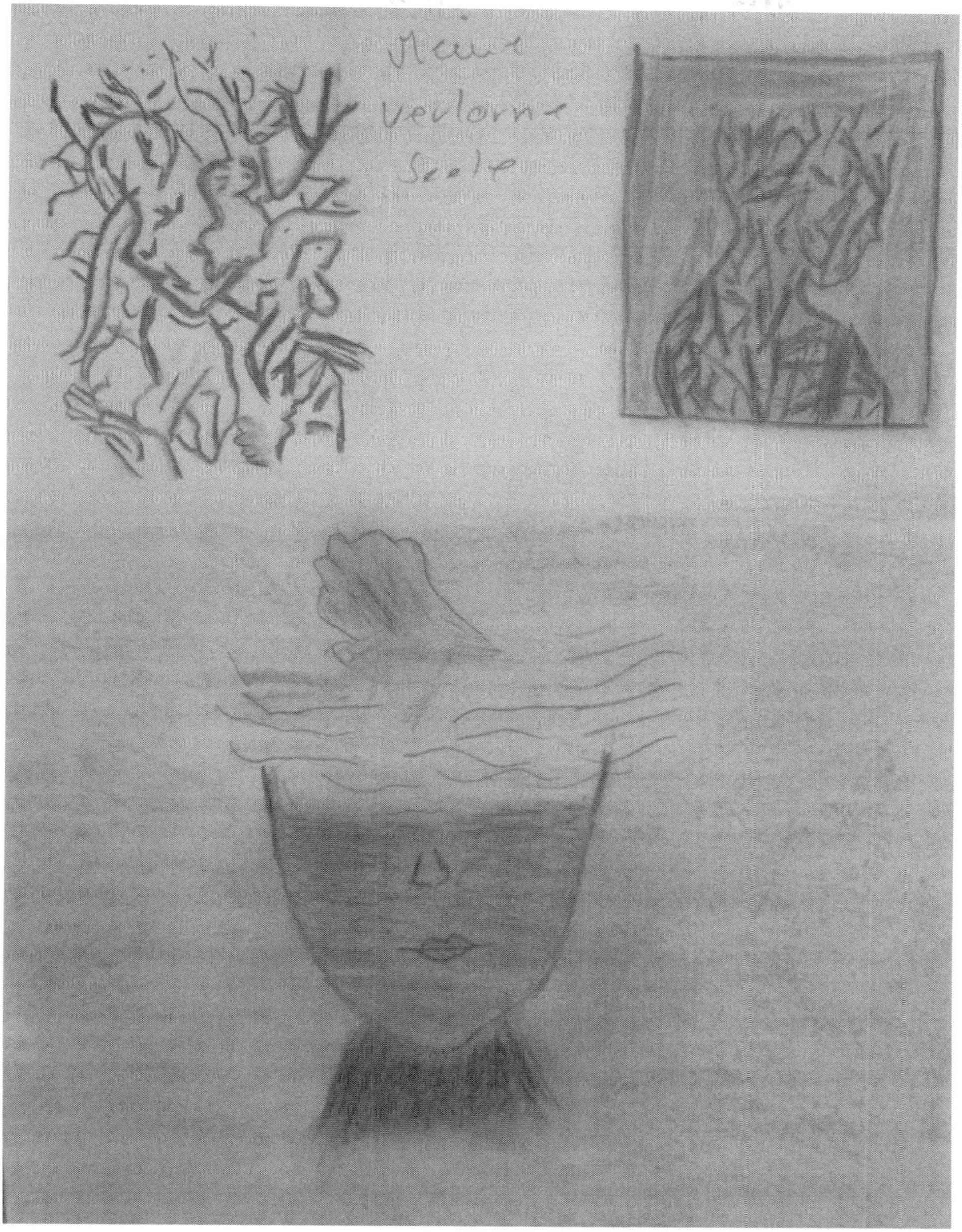

Abbildung 2.3: Externalisiertes Bild der Nahtodemotionen

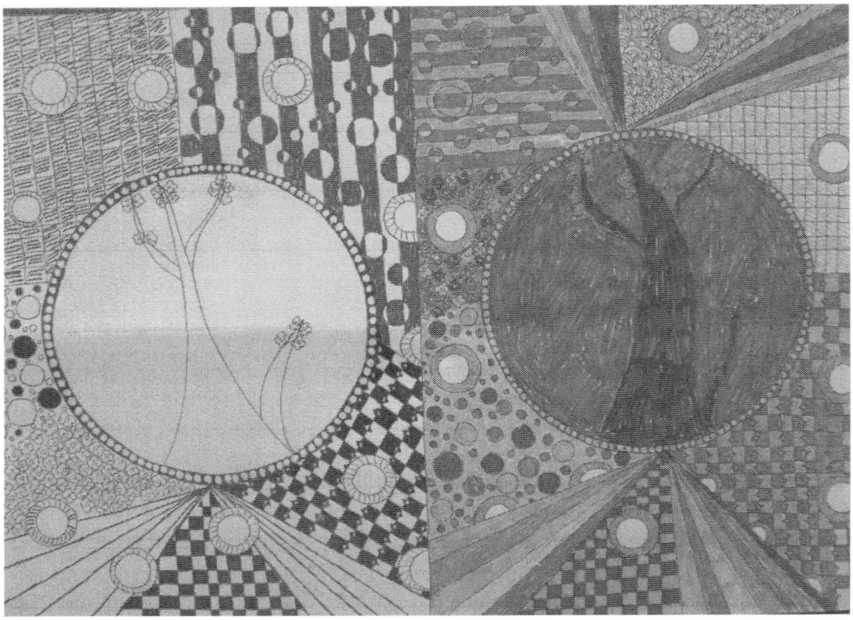

Abbildung 2.4: Geburtstrauma & pränatale Traumatisierung

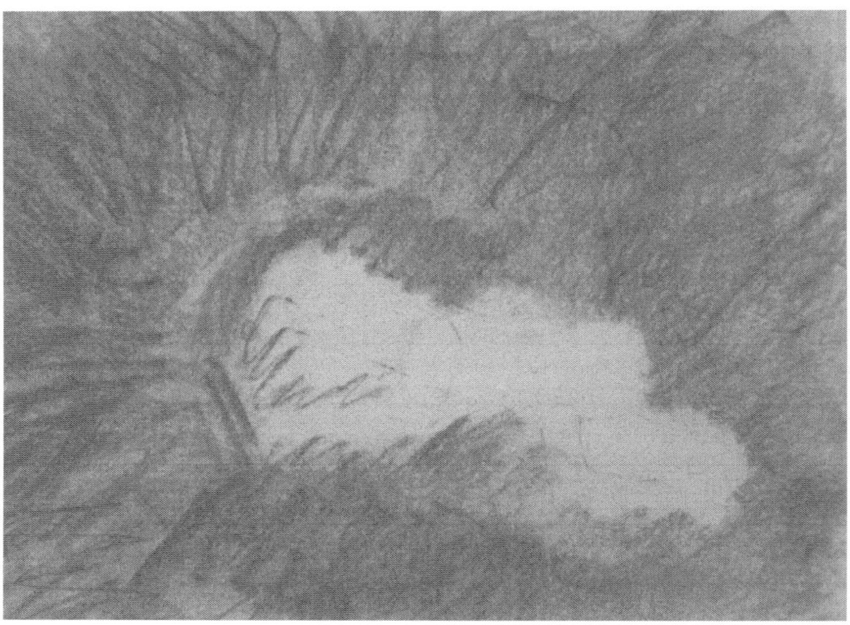

Abbildung 2.5: Der Zwillingsverlust wird in der Mandalaform sichtbar

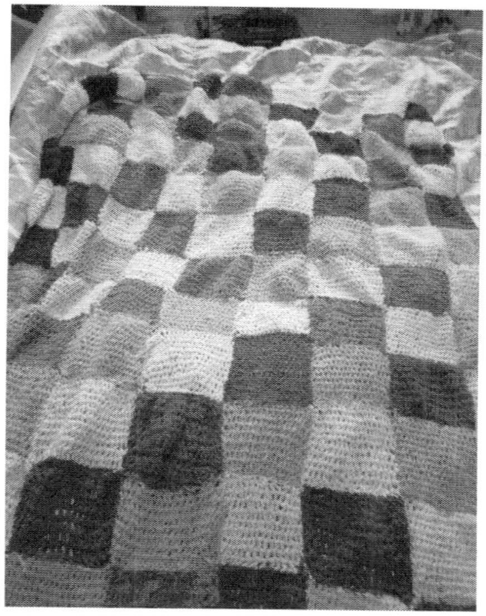

Abbildung 2.6: Patchworkdecke als Wärmespender und Schutzhülle

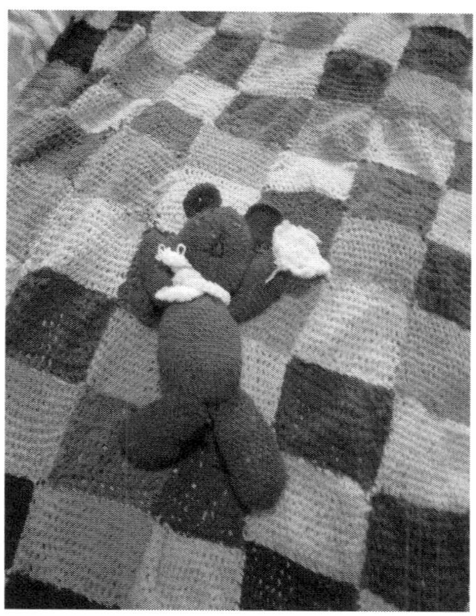

Abbildung 2.7: Teddy aus Wolle, Symbol für verletzte Traumakindanteile

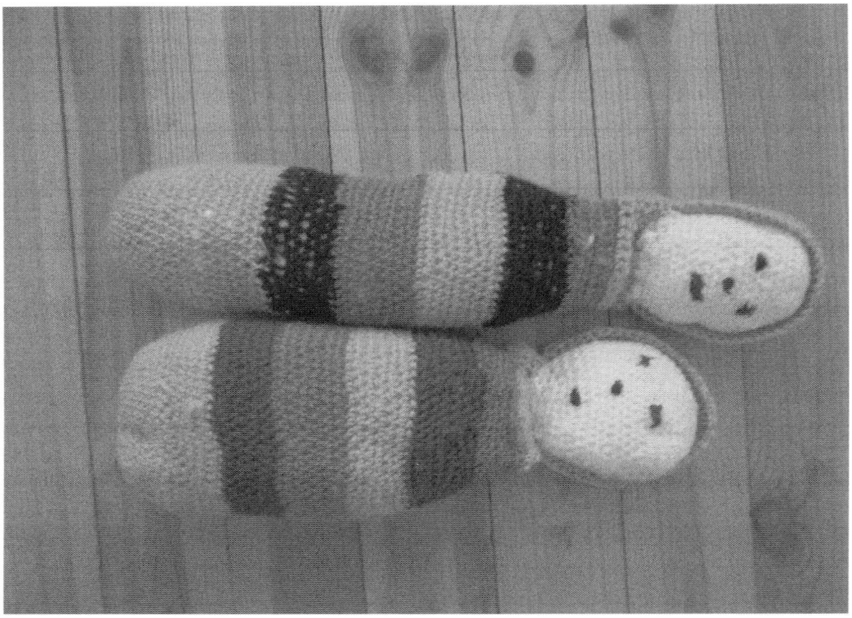

Abbildung 2.8: Zwillingsbabys aus Wolle

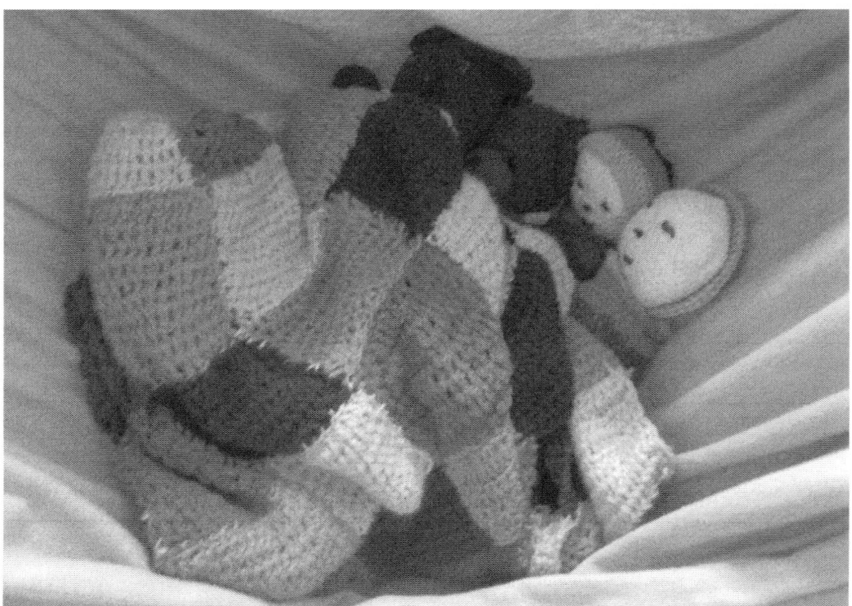

Abbildung 2.9: Zwillingsbabys, Decke und Teddy in der Hängeschaukel

Beginn der Durcharbeitung – Herstellung der eigenen Therapieobjekte

Neben den „Traumabildern“ malte die Klientin oft Mandalas zur Stabilisierung. Die Struktur und Ordnung halfen der Klientin sich zu fokussieren. Sie konnte ihre eigenen dissoziativen Statewechsel auf den Mandalas sehen, wenn sie z. B. Farben vertauschte oder die Reihenfolge verließ. In den Mandalas tauchte genauso wie in den Ausdrucksbildern die Zwillingsthematik auf *(Abbildung 2.5)*. Nach einer Weile ließ die ordnende Wirkung der Mandalas nach und die Klientin begann zu stricken und zu häkeln. Materialwechsel sind oft Hinweise auf innere Reifungsprozesse: Nach einer langen Phase der Malerei und Zeichnung arbeitete die Klientin nun dreidimensional. Die haptische Stimulation an den Fingerkuppen schien eine physiologisch beruhigende Wirkung zu haben. Über mehrere Wochen strickte sie kleine Quadrate, die sie anschließend aneinander nähte. So entstand ihre eigene Decke *(Abbildung 2.6)*. Zur nächsten Therapiestunde brachte sie einen selbst gestrickten Teddy als Symbol für die verletzten Traumakindanteile mit *(Abbildung 2.7)*. Die Klientin stellte sich ihre eigenen Therapieobjekte her. Mithilfe der Decke und des Teddys hatte sie nun den sicheren Ort selbst produziert, den sie zu Beginn der Therapie nicht imaginieren konnte. Der Teddy wurde in einzelnen Settings liebevoll umsorgt und saß z. B. in der Hängeschaukel, in welche sich die Klientin selber nicht hinein traute. In anderen Stunden begleitete uns der Teddy bei gemeinsamen kurzen Kleinkindspielen. Manchmal saß der Teddy auf dem Tisch und schien uns zu beobachten oder er hatte ein paar andere Kuscheltiere als Helferinnen an seiner Seite. Ich dachte oft daran, das „Schlingpflanzensetting“ von Tillmann Moser *(Moser, 1994)*, einzusetzen. Ich war mir jedoch bewusst, dass es die Klientin aktuell überfordern würde. So war die Decke eine gute Lösung, um dennoch die nachnährende Körperwirkung von Wärme, Geborgenheit und Halt erleben zu können.

Den Wollfaden des Strickens und Häkelns habe ich in diesem Prozess als Symbol für die Nabelschnur interpretiert. Die Klientin kam zu einer Therapiestunde mit den Worten: „Schauen Sie mal was ich gemacht habe“ und packte aus ihrer Tasche zwei kleine gehäkelte Zwillingsbabys aus *(Abbildung 2.8)*. An der Stelle möchte ich betonen, dass die Klientin immer wieder Schöpferin und Urheberin ihrer Arbeiten war und eigenständig die Zeitpunkte, Materialien und Themen wählte. Ich war oftmals überrascht, was die Klientin zwischen den Stunden zuhause produzierte bzw. bearbeitete. Zwei Wochen später brachte sie eine gehäkelte Strickjacke mit. Diese diente als Schutzhülle und zweite Haut als Abgrenzungshilfe für die verletzten Traumakindanteile zur überfordernden Außenwelt. Diese Jacke nutzen wir ebenfalls gezielt in den Stunden für Nachnährungssettings als Wärme- und Trostspender.

Durcharbeitung mit den eigenen Therapieobjekten

Nach ca. einem Jahr gemeinsamer Arbeit konnte die Klientin mit Hilfe der KSHP-Settingstruktur und ihren eigenen Therapiematerialien beginnen, ihre lebensbedrohliche Geburt und den Zwillingsverlust zu bearbeiten. In mehreren Etappen konnte sie im Therapieraum die Sporthalle, den Krankenwagen und das Krankenhaus nachstellen. Sie stellte die Szenen mit den Zwillingsbabys nach. Verschiedene Erinnerungsteile tauchten auf: Sie fühlte den Aufprall beim Sportunfall, die Enge im Inkubator, das Sterben der Zwillingsschwester und sie hörte die Geräusche im Krankenhaus. Zeitgleich gab es schwer aushaltbare Körperreaktionen und Emotionen. Ihre Symptome wie Erstickungsgefühle, Herzrasen und Schweißausbrüche verstärkten sich. Während der Durcharbeitungsphase gab es starke innere Zustandswechsel. Sie kippte schnell zwischen Mutterintrojekt- und Traumakindanteilen und äußerte den Wunsch, dass die Erinnerungen wieder weg seien. Nach den Durcharbeitungssettings konnte die Klientin diverse Symptome gut zuordnen *(Tabelle 2.1)*.

Tabelle 2.1: Verschlüsselte Symptome und deren Zuordnung und Entschlüsselung während und nach der Traumadurcharbeitung

Symptome	**Zuordnung und Entschlüsselung**
Erstickungsgefühle	Schläuche im Hals nach der Geburt und „die Lunge war noch gar nicht fertig“
Panik in verschlossenen Räumen	Eingesperrt im Inkubator, während die Schwester stirbt
Frieren	Inkubator, zu früh aus dem Mutterbauch, Nähe zur Schwester fehlt
Unruhe, Hyperarousal, Schlafstörungen, Herzrasen	Überlebenskampf, Stressüberflutung des Säuglings
Suizidalität	Mutterintrojekt (nimmt den Tod in Kauf, lehnt das Leben ab, bestrafend), eigene Nahtoderfahrung, „Rufen der Schwester“, Wunsch nach Erlösung/Ruhe
Depression	Nahtoderfahrung, Trauer um den Verlust der Schwester, Ohnmacht

Die Symptome verringerten sich anschließend. Es gab Momente der Ruhe und Entlastung. Suizidalität und Körpersymptomatik ließen nach und die Flashbacks reduzierten sich deutlich. Einige Wochen nach der Therapieetappe tauchten Erinnerungen an die sexuelle Gewalt durch den Freund des Vaters auf. Die Klientin berichtete, dass ihre vier älteren Geschwister gleiche Namenspaare haben („Karl und Karla, Paul und Paula“) und dass sie die einzige ist, die allein sei. Ihre Geschwister wurden nicht Opfer der sexuellen Gewalt. Möglicherweise wurde die

Klientin aufgrund ihrer großen Sehnsucht nach einer körperlich liebevollen Beziehung, Verschmelzung und Nähe für den Sexualtäter leicht zum Opfer. Diese Sehnsucht wurde von der Mutter durch ihr generell abweisendes und kühles Verhalten geschürt. Nach der emotional sehr anspruchsvollen Behandlung war die Klientin der Ansicht, dass die gewaltvolle, ablehnende und sadistische Mutter sie in die Arme des Täters getrieben hatte und sie scheinbar lebenslang für den Tod der Schwester bestrafte. Weiterhin war die seelische Verwirrung der Klientin um die empfundene Schuld bezüglich des Todes der Schwester ein unbewusster Anteil ihres Selbstbestrafungsauftrages. Der Sexualtäter hat sicherlich die große Überlebensschuld, das Gefühl etwas gut machen zu müssen, mit seinen gewaltsamen Grenzüberschreitungen (vgl. Vogt in diesem Band) ausgenutzt.

Ausblick

Mit dieser Fallbeschreibung konnte gezeigt werden, wie die Klientin über den beschriebenen Therapieverlauf mit Hilfe kunsttherapeutischer Settings in Verbindung mit klassischen traumatherapeutischen Elementen diverse wichtige Erinnerungen integrieren konnte. Die Klientin befindet sich weiterhin in Behandlung, um die schweren sexuellen Übergriffe, jahrelang andauernde körperliche Gewalt und die Verluste von nahen Bezugspersonen weiter aufzuarbeiten. Dabei wird der Abschieds- und Trauerprozess um die verlorene Schwester im Vordergrund stehen. Kreativität ist eine Ressource, die in jedem von uns wohnt und je nach inneren und äußeren Möglichkeiten ihren Ausdruck finden kann. Klienten wie Therapeuten zeigen sich manchmal gleichermaßen gehemmt und ein falscher Leistungsanspruch kann den kreativen Ausdruck blockieren. Im kunsttherapeutischen Setting geht es nicht um Kunst im herkömmlichen Sinne, sondern vielmehr um einen innerseelischen Ausdruck, der ebenso aussagekräftig durch einfache Figuren, Formen und Farben sein kann:

- Mit Hilfe des kreativen Gestaltungsausdrucks lassen sich viele innere emotionale Prozesse veranschaulichen und dadurch leichter mentalisieren.
- Komplextraumatisierte Patienten profitieren von der Kontrollierbarkeit der Bilderflut durch die Externalisierung.
- Unsichtbares, Unbewusstes und die innere Erlebenswelt werden für Klienten und Therapeuten gleichermaßen sichtbar.
- Durch die Bildsprache können wichtige diagnostische Hinweise erhoben werden.

- Im späteren Therapieverlauf können die entstandenen Bilder auch als eigene „Zeugenschaft" dienen.
- Ebenso wichtig wie der Prozess des Produzierens ist die gemeinsame Bildbetrachtung, Reflexion und Entschlüsselung, um Chronifizierungen zu stoppen und um nicht als Therapeut in die Co-Täter-Rolle zu geraten.
- Besonders Klienten, denen gedroht wurde („Wenn du jemandem davon erzählst...!"), profitieren von der Öffnung anderer Kommunikationskanäle wie Malen oder Schreiben.
- Da wir alle bis zu einem gewissen Alter malen, in der Regel aber nach der (Grund-) Schulzeit damit aufhören, fördert das Wiederauflebenlassen alter und bekannter Ausdrucksmöglichkeiten die Regression. Oft docken in kunsttherapeutischen Settings innere Anteile an, die emotional in dem Kindesalter verhaftet sind, in denen die Betroffenen häufig auch Traumatisierungen erlebt haben.

Kunsttherapeutische Elemente können traumatherapeutische Prozesse enorm bereichern. Dissoziiert gespeicherte Traumaerinnerungen werden sichtbar, reflektierbar und distanzierbar. Die Expositionsarbeit wird ermöglicht, Symptome lassen sich den Ursprungsszenen zuordnen und verringern.

2.5 Körperorientierte Erinnerungsarbeit in der Traumapsychotherapie

Thomas Haudel

Einen Zugang zum Thema habe ich zunächst durch deutschsprachige Redewendungen gefunden. Dabei fiel mir auf, dass es mehr umgangssprachliche Redewendungen zur Verdrängung unangenehmer Erlebnisse gibt als zu deren Aufdeckung. Der bekannteste Satz, der mir einfiel lautet: „Die Zeit heilt alle Wunden." Ebenso populär ist die Redewendung „Was ich nicht weiß, macht mich nicht heiß", und auch den Satz „Erinnere mich bloß nicht daran" haben sicher viele von Ihnen schon mal verwendet. Menschen, die Schuld auf sich geladen haben, spekulieren sogar mit unserem Vergessen und sagen Sätze wie: „Wenn da erst mal Gras darüber gewachsen ist, erinnert sich kein Mensch mehr daran." Wenn es jedoch um Aufdeckung geht, hat der Volksmund nicht viel anzubieten. Da fielen mir nur zwei Sätze ein, und die lauten: „Diese Geschichte lässt mir keine Ruhe." Und: „Ich will jetzt endlich wissen, was da los war." Das Pendeln zwischen Neugier und Vermeidung einer Konfrontation mit unangenehmen Erinnerungen ist menschlich und wir haben es alle schon einmal erlebt. Dabei sind die negativen Erlebnisse, welche die meisten von uns Fachleuten gemacht haben, noch weit weniger dramatisch als die unserer Patienten. Zu Beginn meines Vortrages möchte ich einige Fragen aufwerfen, die mich im Zusammenhang mit diesem Thema bewegt haben. Die erste Frage lautet: Ist es uns Menschen überhaupt möglich rational zu entscheiden, ob wir uns erinnern wollen oder nicht? Ist das nicht ein unbewusster Prozess, den wir möglicherwiese gar nicht beeinflussen können? Und falls doch, welche Freiheitsgrade haben in dieser Hinsicht traumatisierte Menschen, wo eine Aufdeckung bestimmter Erlebnisse zu schweren seelischen Erschütterungen führen kann? Ist am Ende die Verdrängung bedrohlicher Erlebnisse viel heilsamer und notwendig, um seelisch zu überleben? Und wenn nicht, wie kann man dann einen Therapieprozess so organisieren, dass die Aufdeckung möglich wird, ohne dass es zu einer Retraumatisierung kommt?

Gedächtnistheorien

Es ist das Verdienst des Berliner Psychotherapeuten *Ulfried Geuter*, das psychologische Phänomen des Gedächtnisses in seinem 2015 erschienenem Buch „Körperpsychotherapie" noch einmal neu beleuchtet und differenziert zu haben. In einer Tabelle aus diesem Buch gibt der Autor (Geuter, 2015, S.167) eine umfassende Übersicht über die verschiedenen Gedächtnistypen. Nach Geuter (ebd., S.168/169) ist für die Psychotherapie vor allem das emotional-prozedurale Gedächtnis von Bedeutung, das zur Ausbildung sogenannter affektmotorischer Schemata führt. Was diese Tabelle nicht abbildet, sind Abstufungen in der Genauigkeit der Erinnerung. *Ralf Vogt* hat in Bezug auf das Erinnerungsniveau von Traumapatienten die drei Kategorien *atmosphärisch, symbolisch* und *faktisch* vorgeschlagen (Vogt, 2013 und in diesem Buch). Dabei ist die atmosphärische die diffuseste Form der Erinnerung und die faktische die genaueste. Um an diese faktischen Erinnerungen zu gelangen, ist zunächst die Einbeziehung aller Körpersinne erforderlich, da die Traumszenen multimodal abgespeichert sind und wir von einer gesteigerten Aufmerksamkeit während der Szene ausgehen müssen. Dazu schreibt *Geuter* in seinem oben zitierten Buch: „ Ausgehend von den hier genannten gedächtnistheoretischen Überlegungen sehen wir in der Körperpsychotherapie Repräsentationen nicht nur als Bilder von signifikanten anderen Menschen, Ereignissen oder Interaktionserfahrungen, als innere Vorstellungen an. Da ihre Einspeicherung immer mit dem Erleben der begleitenden Körperzustände verbunden ist, gibt es keine rein kognitiven Repräsentationen, die allein im Raum der Sprache erschlossen werden können. Repräsentationen sind in allen Modalitäten gespeichert und daher über diese abrufbar." (Geuter, 2015, S. 172) Diese Aussage bestätigt sich in meiner psychotherapeutischen Arbeit immer wieder. Die im Buchtext beschriebene große Bedeutung des Körpers für das Gedächtnis fand ich in der tabellarischen Typologie von *Geuter* nicht angemessen dargestellt und habe sie daher im Hinblick auf Traumapatienten überarbeitet. Dabei sind die in Klammern gesetzten Begriffe jene, die *Geuter* in seiner Tabelle verwendet hat. Ich habe den Begriff „implizites Gedächtnis" durch „Körpergedächtnis" ersetzt und bezeichne das „explizite Gedächtnis" als „Sprachgedächtnis". Das Gedächtnis, das sich auf traumatische Erlebnisse bezieht, beruht immer auf der Erinnerung an Ereignisse mit einer starken körperlichen Beteiligung, denn nach meiner Auffassung findet beinahe jedes Trauma durch die Zufügung körperlicher Schmerzen statt. Dabei hinterlassen die erfahrenen Verletzungen auf unterschiedlichen körperlichen Ebenen Spuren und es ist wichtig, diese differenziert zu betrachten. Wenn es noch keine sprachlichen Zugänge zu den erlebten Traumata gibt, so kann der Körper ein wichtiges Hilfsmittel sein, an diese Erinnerungen heranzukommen. Dieser Übersetzungsprozess von gespeicherten Körpererinnerungen in Sprache ist die Hauptaufgabe in der körperorientierten Psychotraumatherapie. Mein Klient, den ich als Fallbeispiel noch beschreiben möchte, konnte am Ende der Erinnerungsarbeit genau benennen, was in seinem Körper vor sich ging. Das hörte sich dann so an: „Als meine Mutter auf mich zukam, um mich zu schlagen, dachte ich: ‚Nein, nicht schon wieder.'" (*Kopfgedächtnis*). „Im Herz spürte ich ein Stechen und hatte ein Gefühl großer Ungerechtigkeit." (*Herzgedächtnis*) „Meine Haut fühlte sich heiß an und ich schwitzte." (*Hautgedächtnis*) „Wenn ihre Schläge mich trafen, spürte ich einen dumpfen Schmerz im Muskel bis hin zu den Knochen." (*Knochen- und Muskelgedächtnis*). Das ist ein faktisches Erinnerungsniveau, das natürlich am Anfang der Therapie noch nicht vorhanden ist. Hinzugefügt zur Tabelle habe ich das *Vegetative Gedächtnis*, in welchem sowohl besondere Atmungserfahrungen als auch Erfahrungen des Darmes gespeichert sind. Bezogen auf den Darm gibt es auch den Begriff des *Bauchgedächtnisses*, das weitgehend autonom und unabhängig vom Gehirn funktioniert, ebenso wie das *Zellgedächtnis*. Bei der Erforschung des Bauchhirns und seiner Einbeziehung in die Psychotherapie hat die norwegische Psychotherapeutin *Gerda Boyesen* (Boyesen, 1987) Pionierarbeit geleistet. Die Arbeit mit dem Dünndarm als Biofeedbackorgan ist ein zentrales Element der Biodynamischen Psychotherapie. Das Priming und die Konditionierung, die bei *Geuter* zwei Kategorien zugeordnet sind, habe ich beide im *Sinnesgedächtnis* zusammengefasst, das eine zentrale Bedeutung für die Triggerentstehung hat (vgl. dazu Tabelle 2.2).

Tabelle 2.2: Typologie von Körper- und Sprachgedächtnis in einer Modifikation nach Geuter

Körpergedächtnis (implizites Gedächtnis) Potenzielles Gedächtnis – kaum kommunizierbar	**Sprachgedächtnis (explizites Gedächtnis) Aktives Gedächtnis – gut kommunizierbar**
Zellgedächtnis (immunologisches Gedächtnis): Bsp. Impfungen, durchlebte Infektionskrankheiten	Wissen der Person über frühere Erkrankungen und Impfungen
Vegetatives Gedächtnis: Bauchhirn, Atmungserfahrungen	Wissen über eigene Krankheiten und Ereignisse, die das vegetative System betreffen, Bsp.: „Ich wäre beinahe mal..." erstickt"
Knochengedächtnis: Prellungen und Brüche	Wissen über erlittene Prellungen und Brüche einschließlich der verursachenden Personen
Hautgedächtnis: erlebte Berührungen und Kontakte (positive wie negative) Streicheln, Küsse, Schläge, Verbrennungen usw.	Konkrete Erinnerung über die erlebten taktilen Erfahrungen einschließlich der dazugehörigen Personen
Motorisches oder Muskelgedächtnis (Prozedurales Gedächtnis): aktiv: Handlungsabläufe; passiv: Prellungen, Krämpfe, Verwundungen, Zittern, Einfrieren	Wissen um die eigenen motorischen Fähigkeiten, Wissen über Reaktionen in bedrohlichen Situationen und erlittene Verletzungen (*Episodisches Gedächtnis*)
Sinnesgedächtnis (Konditionierung und Priming): Bedeutsame Sinneseindrücke, die ein Mensch gesehen, gehört, gerochen und geschmeckt hat Trigger: Verkopplung einer Sinnesmodalität mit einem schmerzhaften Ereignis	Erinnerung an bestimmte gesehene Objekte, gehörte Geräusche, Gerüche, Geschmäcker Sonderfall Trigger: „Wenn ich so etwas höre, sehe, rieche oder schmecke, muß ich immer daran denken, was mir damals passiert ist."
Herzgedächtnis: starke Reaktionen des Herzes z. B. Druck, Stechen, erhöhte Frequenz, zeitweiliger Stillstand	Erinnerung an Gefühle in Szenen mit hoher emotionaler Bedeutung einschließlich der beteiligten Personen
Kopfgedächtnis (Semantisches Gedächtnis)	apersonale und personenbezogene Fakten z. B. Zeit und Ort eines Geschehens, Erinnerung an Gedanken, die ein Ereignis kommentiert haben (Beobachterposition)

Dynamik zwischen erinnerungshemmenden und aufdeckenden Kräften

Wie bereits dargestellt, ist der Weg zur authentischen Erinnerung lang und wird begleitet von vielen Ambivalenzen und Phobien gegenüber dem Trauma. Dabei stehen sich verschiedene intrapsychische und körperliche Dispositionen gegenüber, was die nachfolgende Abbildung veranschaulicht.

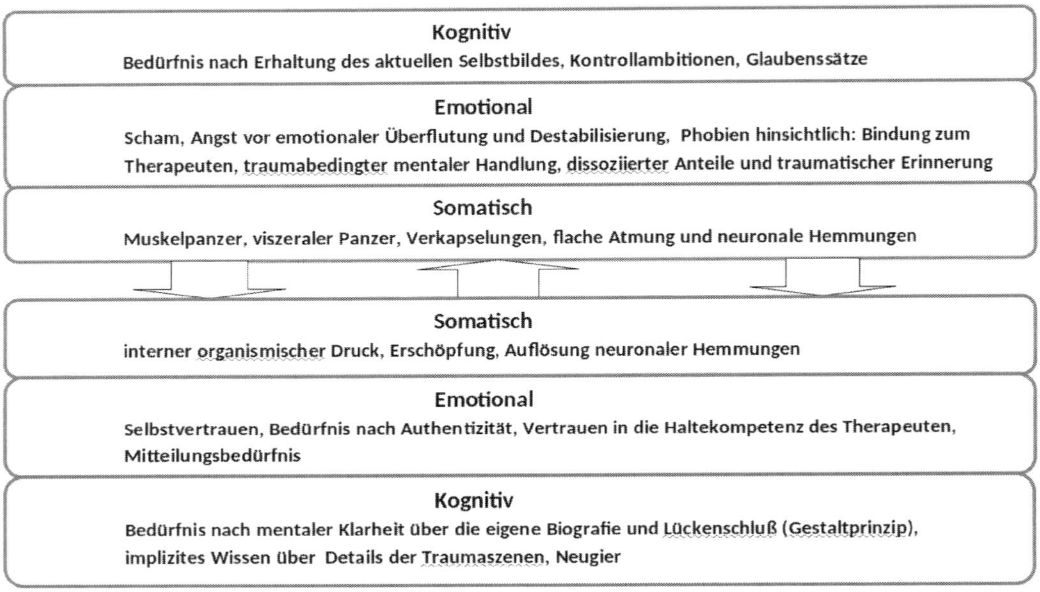

Abbildung 2.10: Konflikt zwischen erinnerungshemmenden und -fördernden Kräften

Auf *kognitiver* Ebene wirken erinnerungshemmend: Glaubenssätze wie die eingangs erwähnten Zitate, Kontrollambitionen und das Bedürfnis nach Erhaltung des aktuellen Selbstbildes. Auf *emotionaler* Ebene wirken entsprechend vor allem die Scham und die Angst vor emotionaler Überflutung. Ebenfalls erinnerungshemmend wirken klassische unbewusste Abwehrmechanismen wie z. B. Verdrängung und Verleugnung. Außerdem stehen der Erinnerung verschiedene traumaspezifische Phobien im Wege, die erst überwunden werden müssen. Diese spezifischen Phobien wurden von *Nijenhuis, Van der Hart und Steele* (2008) sehr ausführlich beschrieben. Die Autoren unterscheiden vier Arten von Phobien, die der Patient überwinden muss, um zur Erinnerung einer traumatischen Szene zu gelangen. Es handelt sich dabei erstens um die Phobie hinsichtlich der Bindung und des Bindungsverlustes gegenüber dem/der Therapeuten*in (ebd., S. 308ff), zweitens hinsichtlich traumabedingter mentaler Handlungen (ebd., S. 328 ff)), drittens hinsichtlich dissoziierter Anteile (ebd., S. 349 ff) und erst zuletzt die Phobie bezogen auf die traumatische Erinnerung. Auf der *somatischen* Ebene wirken vor allem verfestigte Körperstrukturen wie der Muskelpanzer, der viszerale Panzer und eine verflachte Atmung erinnerungshemmend.

Dem stehen folgende Kräfte gegenüber, welche die Erinnerung fördern: *Somatisch* sind das vor allem der interne organismische Druck (Southwell, 2014) sowie die Erschöpfung, welche eine langwierige Anspannung bestimmter Körperschichten mit sich bringt. *Emotional* wirken erinnerungsfördernd vor allem das Vertrauen in die Fähigkeit des/der Therapeuten*in, das Trauma auszuhalten und damit gut umgehen zu können, das Bedürfnis nach Authentizität, das Mitteilungsbedürfnis des Patienten und ein gewachsenes Selbstvertrauen. Auf *kognitiver* Ebene schließlich kann das Bedürfnis nach mentaler Klarheit über die eigene Biografie die Erinnerung fördern, womit dann auch bisher unverstandene Lücken geschlossen werden können. Außerdem wirkt auch das implizite Wissen über das Trauma und die Neugier, die damaligen Szenen mit dem klaren erwachsenen Verstand verstehen zu wollen, erinnerungsfördernd.

Phasen in der Therapie auf dem Weg zur szenischen Traumareinszenierung

Um ein Trauma innerhalb der ambulanten Psychotherapie erinnern zu können, bedarf es vieler Voraussetzungen, die nur innerhalb einer Langzeittherapie erarbeitet werden können. In der Regel bedarf es dafür einer Therapiedauer von 2–3 Jahren. Notwendig sind ein sehr gutes Vertrauensverhältnis zwischen Therapeut und Patient, das Erlernen von Stabilisierungstechniken, um die eigene Erregung herunter regulieren zu können, Wissen über die verschiedenen seelischen und körperlichen Auswirkungen des Traumas und die Entwicklung der inneren Bereitschaft, sich dem Trauma stellen zu wollen. *Vogt* hat beschrieben (Vogt, 2007, S. 113), welches Vorgehen in der jeweiligen Therapiephase Vorrang haben sollte. Bei dem Patienten, den ich hier darstellen werde, geht es vor allem um die zweite und dritte Phase der Therapie. Um den Therapieprozess mit seinen verschiedenen Anteilen zu quantifizieren, habe ich ein unveröffentlichtes Arbeitsblatt von *Vogt* (2016) für die Weiterentwicklung des SPIM-30 verwendet, in welchem nach jeder Therapiestunde folgende sechs inhaltliche Aspekte von mir in ihrem prozentualen Anteil eingeschätzt wurden: *Alltagskonflikte, Körpersymptome, Therapieabwehr, Anteilearbeit, Traumintegration* und *Psychische Stabilisierung* (vgl. Schweregradkonzeption von Vogt in diesem Band). Die Abbildung 2.11 beinhaltet 36 Messzeitpunkte über einen Zeitraum von einem Jahr. Sie beginnt bei der 44. und endet bei der 80. Therapiestunde. Es ist deutlich erkennbar, dass in den meisten Stunden Alltagskonflikte im Vordergrund standen und in nur vier Stunden eine Traumaintegration. Diese vier Stunden waren Doppelstunden, die langfristig geplant und mit dem Patienten vorbereitet wurden. Den Zeitpunkt dafür wählte er selber aus. Es fanden darin jeweils szenische Reinszenierungen mit einer Traumaintegration statt. Der genaue Verlauf dieser Stunden wird weiter unten beschrieben.

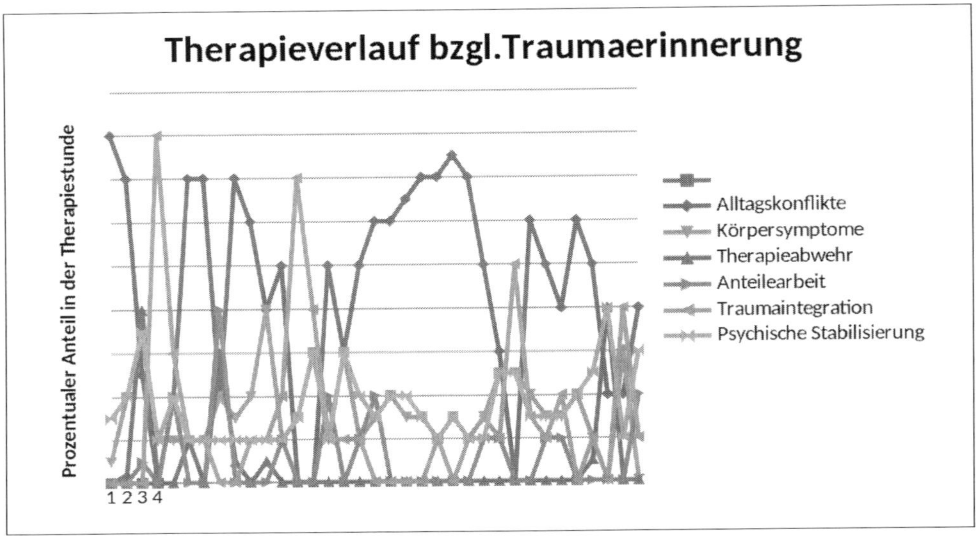

Abbildung 2.11: Inhaltliche Anteile der Therapiesitzungen

Fallbericht Herr G.

Herr G. ist 50 Jahre alt und seit September 2014 bei mir in ambulanter psychotherapeutischer Behandlung. Ich wurde ihm auf Grund meiner traumapsychotherapeutischen Ausbildung von einer befreundeten Berliner Kollegin empfohlen. Vorher hatte er bereits eine Verhaltenstherapie absolviert, in der seine Traumata aber nicht gründlich bearbeitet wurden. Aus Datenschutzgründen nenne ich den Patienten nachfolgend Herr G.. Herr G. wurde in West-Berlin geboren. Er war das 9. von zehn Geschwistern. Die Familie lebte in einer 3-Zimmerwohnung, die in der Erinnerung des Patienten nicht größer als 80 qm war. Der Vater von Werner arbeitete als Fensterputzer, die Mutter war überwiegend zu Hause und betreute die Kinder. Außer den Eltern gab es keine erwachsenen Bezugspersonen, weder Tanten und Onkel noch Großeltern. Was Herr G. mir dann im Verlauf der Therapie über die familiäre Atmosphäre und das elterliche Verhalten erzählte, übertraf alles, was ich bisher über Gewalt in Familien gehört hatte. Der Patient wurde von Kindesbeinen an Zeuge massiver gewalttätiger Auseinandersetzungen zwischen den

Eltern, zwischen den Geschwistern und von Gewaltakten der Eltern gegenüber den Kindern. Er sprach zu Beginn der Therapie davon, militärisch-brutal erzogen worden zu sein. Da befand sich der Patient noch auf dem Niveau von atmosphärischen Erinnerungen. Bis zum 4. Lebensjahr war er Zeuge dieser gewaltsamen Auseinandersetzungen und von da an auch selbst Opfer von Gewalthandlungen, die hauptsächlich von der Mutter, aber auch vom Vater und den älteren Geschwistern an ihm verübt wurden. Die besondere Brutalität bestand darin, dass seine Mutter überwiegend mit Gegenständen geschlagen oder geworfen hat. Das waren z. B. Kochlöffel, Schuhe, Aschenbecher, Bügel und vieles mehr. Als der Patient 6 Jahre alt war, trennte sich die Mutter vom Vater, was die Situation für das Kind keineswegs verbesserte. Bis zum Alter von 12 Jahren erlebte Herr G. regelmäßig Gewalthandlungen in der Familie, sowohl als Zeuge als auch als Opfer. Mit 11 Jahren wurde er außerdem noch Opfer eines sexuellen Missbrauchs, der durch einen mit der Mutter befreundeten Handwerker in der elterlichen Wohnung in Abwesenheit der Mutter verübt wurde. Als er 12 Jahre alt war, wagte er es auf Grund seiner inzwischen vorhandenen körperlichen Überlegenheit erstmalig, der Mutter ebenfalls mit Gewalt zu drohen, falls sie ihn noch einmal schlagen sollte. Dieser Mut wurde belohnt. Von da an wagte die Mutter es nicht mehr ihn zu schlagen. Die Gewalt in der Familie war zwar immer noch da, aber sie ging seltener von der Mutter aus und Werner konnte sich immer besser zur Wehr setzen. Was haben diese 12 von Gewalt geprägten Jahre aus Werner gemacht, der gut 30 Jahre später als ein kräftiger erwachsener Mann zu mir in Therapie kam? An welche Details würde sich der Patient noch erinnern, außer dem, was er mir bereits erzählt hatte? Es sei noch angemerkt, dass beide Eltern des Patienten und zwei ältere Geschwister von ihm schon vor einigen Jahren gestorben sind. Die meisten Geschwister sind nach Aussagen von Herrn G. alkoholabhängig und arbeitslos. Einige sind auch kriminell geworden. An seine eigene Tochter hat Herr G. bemerkenswerterweise keine Gewalt weitergegeben.

Diagnostische Einordnung

Der Patient klagte zu Beginn der Therapie über schwere Albträume, starke innere Unruhe, diffuse Ängste, häufige Ekelgefühle und eine Sexualphobie. Testpsychologisch gab es folgende signifikanten Befunde: IES-R: 2.03, ein Wert, der den Verdacht auf eine PTBS nahelegt. SDQ 5: 9 Punkte, was einer signifikanten Erhöhung des Traumadissoziationswertes entspricht. Von besonderer Bedeutung waren dabei das Item 3 und das Item 5. Im SCL-90 hatten 8 Skalen den T-Wert 80 und die Skala Somatisierung den T-Wert 71. Ich stellte daher die ICD-10-Diagnose einer

Chronifizierten PTBS. Als DSM-IV-Diagnose entschied ich mich für die DDNOS-Klassifikation. Der Patient formulierte am Beginn der Therapie folgendes Ziel: „Mein Ziel ist es, ein selbstbewusster, monsterfreier, entspannter und liebenswürdiger Typ zu sein. Das größte Ziel ist der Sieg über meine Kopfmonster."

Therapieverlauf

Ich arbeitete in der Therapiephase 1 mit dem SPIM-30-Modell. Der Patient erlernte Stabilisierungstechniken, wie die „3-5 Atmung", die Übung „Sicherer Ort", die Screen-Technik sowie eine Wahrnehmungsübung, die der Verankerung im Hier und Jetzt diente. Diese Übungen halfen ihm, seine innere Unruhe allmählich abzubauen und in Triggersituationen nicht überzureagieren. Herr G. absolvierte damals eine berufliche Umschulung und war in Prüfungssituationen oft abgelenkt durch Flash-Backs. Der nächste Schritt waren psychoedukative Methoden, die dem Patienten halfen, seine Beschwerden besser zu verstehen und Zusammenhänge zur Vergangenheit herzustellen. Wir erarbeiteten dann eine Ressourcenlandkarte nach SPIM 30 (vgl. Vogt, 2013). Dabei wurde deutlich, dass Herr G. trotz seiner erlittenen Traumata schöne Dinge in der Kindheit erlebt hat. Es gab jedoch nur zwei Momente innerhalb der Familie, die der Patient als schön in Erinnerung hatte, das andere waren zwei Ferienaufenthalte bei anderen Familien im Ausland. Bei der Erstellung der Traumalandkarte konnte der Patient außer dem erlittenen sexuellen Missbrauch zunächst keine Einzelereignisse erinnern, sondern nur Zeiträume, in denen Gewalthandlungen geschehen sind. Den sexuellen Missbrauch hat er mit der Effektstärke 9 (extrem grauenvoll) bewertet, die zu Beginn der Therapie noch sehr diffuse Erinnerung an die erlittene Gewalt mit der Effektstärke 8 (äußerst prägend). Nach der Erinnerungsarbeit korrigierte er die Gewalterfahrungen um einen Punkt nach oben und bewertete die erste als Kleinkind erlebte Gewalt mit der Effektstärke 10 (kaum zu überleben).

Folgende Introjekte wurden im Verlauf der Therapie herausgearbeitet:

„Ich bin klein und doof und werde es nie zu etwas bringen." Dies war ein primär mütterliches Introjekt, das aber auch dem Vater zugeordnet werden konnte, da auch er den Klienten als Kind regelmäßig verbal abgewertet hat (z. B. „Du bist dumm und wirst es immer bleiben").

Außerdem: „Ich bin nichts wert. Die kann mit mir machen, was sie will." Dies waren reaktive Aussagen von Opferkindstates infolge der regelmäßigen unangekündigten Gewaltakte durch die Mutter, die der Patient nicht seinem Verhalten zuordnen konnte.

Oder: „Ich bin ein Nichts. Fremde Erwachsene können mich benutzen und meine Mutter ist einverstanden damit." Eine Folge des sexuellen Missbrauchs.

Schließlich haben wir im Verlaufe der Therapie eine große Anzahl von Triggern herausgearbeitet. Diese waren vor allem dem akustischen Sinneskanal zugeordnet. Es waren z. B. laut und aggressiv gesprochene Sätze, Windgeräusche, die schnell bewegte Gegenstände verursachen, dumpfe Aufprallgeräusche, wenn z. B. ein Buch umfällt. Natürlich gab es auch optische Trigger, wie z. B. eine erhobene Hand, und schließlich die taktilen Trigger, die bei der Berührung des Körpers durch Schläge und die Hände des Missbrauchers wirksam wurden. Letztere haben für die weitere therapeutische Arbeit eine große Bedeutung. Als ich merkte, dass der Patient sich immer besser im Alltag zurechtfand, seine Ausbildung erfolgreich absolvierte, sich mit Hilfe der Stabilisierungstechniken erfolgreich selbst beruhigen konnte und sich das Vertrauensverhältnis zu mir festigte, hatte ich das Gefühl, dass seine gesunden Selbstanteile stark genug sein würden, einer Erinnerungsarbeit standzuhalten. Ich klärte den Patienten auf über die Methodik der Konzentrierten strukturierten Handlungsinszenierung nach Vogt, sprach über den Wert dieser Erinnerungsarbeit, aber auch über die damit verbundenen Belastungen und fragte ihn, ob er dazu bereit sei. Der Patient willigte ein und wir erarbeiteten gemeinsam ein Setting dafür. Das war etwa in der 42. Therapiestunde. Ich bot ihm jeweils eine Doppelstunde dafür an. Den Termin konnte er sich selber auswählen und er entschied sich für eine Vorbereitungszeit von drei Wochen. Auch ich als Therapeut bereitete mich innerlich auf diese Sitzung vor, indem ich die Anzahl meiner Patienten an diesem Tag reduzierte. In der Therapiestunde selbst versuchte ich Herrn G. vor allem auf der Beziehungsebene der authentischen Beziehung sowie der somatisch vegetativen Resonanz zu begegnen (vgl. Haudel, 2014 S. 16-18).

Durchführung der Traumaexposition

Herr G. hatte sich dafür, anders als in den anderen Therapiestunden, bequeme leichte Kleidung angezogen. Am Anfang der KSHP nach Vogt (Vogt, 2007, S. 127) stand die Herstellung einer räumlichen Atmosphäre, welche die damaligen häuslichen Bedingungen andeutete. Ähnlich wie im Theater geht es sozusagen um das Bühnenbild für die Szene, die dargestellt werden soll. Herr G. konnte sich nach dieser Aufforderung sehr gut an Details aus der elterliche Wohnung erinnern. Das ist ein wichtiger Baustein auf dem Weg zu der angestrebten Ebene der *faktischen Erinnerung*. Wir bauten den Therapieraum etwas um, räumten Stühle beiseite, legten fest, wo ich und er sich aufhalten sollten und wählten Puppen aus, welche die Eltern symbolisieren sollten. In den Stunden zur Vorbereitung hatte er sich auf eine Szene festgelegt, als er 5 Jahre alt war und Zeuge einer Gewalthandlung zwischen den Eltern wurde. Ich bot ihm an, ein Seil zwischen uns zu legen. Das lehnt er ab und meinte, meine Stimme würde genügen. Ich bot dem Patienten noch verschiedene Möglichkeiten des Abbruchs der Szene an, falls es zu einer Überflutung mit traumatischen Bildern kommen sollte. Entsprechend einer KSHP-Methodikvariante (vgl. Vogt ebd.) bat ich Herrn G. eine Körperhaltung einzunehmen, die ihn an das damals Erlebte erinnert, und er entschied sich für eine hockende Haltung auf dem Fußboden. Es wurde still im Raum, Herr G. nahm die Hände vor das Gesicht, nahm sie wieder herunter und fing an zu erzählen: *„Ich hörte laute Trittgeräusche auf der Treppe und ahnte schon, dass es mein Vater war. In dem Moment, als er die Tür öffnete und den Flur betrat, ging ich dorthin, um ihn zu begrüßen. Meine Mutter und meine Geschwister gingen ebenfalls in den Flur, um ihn zu begrüßen. Mein Vater fing sofort an laut zu reden und meine Mutter anzuschreien. Meine Mutter schrie zurück und das ging so eine Weile hin und her. Ich weiß nicht mehr, worüber sie geredet haben."* Herr G. beschrieb, dass er wie gebannt auf die Eltern schauen musste, obwohl er große Angst hatte ob der Lautstärke, mit der sie sich stritten und des Handgemenges, das inzwischen entstanden war. Dann beschrieb Herr G., wie der Vater die Zigarette, die er im Mund hatte, in die Hand nahm, mit einer schnellen Bewegung auf die Mutter zuging und sie ihr auf die Brust drückte. *„Meine Mutter schrie vor Schmerz laut auf und krümmte sich, meine großen Brüder drängten den Vater von der Mutter weg und meine Schwestern fingen laut an zu weinen. Es herrschte ein großes Chaos. Ich blieb wie angewurzelt stehen und fing an, am ganzen Körper zu zittern. Dann lief ich zum Fenster, machte es auf und schrie laut um Hilfe. Doch nach dem ersten Schrei, den niemand gehört hatte, kamen von hinten meine größeren Schwestern an, hielten mir den Mund zu und schlossen das Fenster. Die Schwestern sagten mir, ich soll das nie wieder zu tun, denn wenn das die Eltern erfahren würden, gäbe es ganz viel Ärger für mich und die ganze Familie. Ich schämte mich für das, was in meiner Familie gerade passiert war und hatte große Angst."*

Als Herr G. die Szene zu Ende erzählt hatte, entstand wieder eine Pause. Die ganze Zeit hatte ich etwa anderthalb Meter neben dem Patienten gesessen und ihn lediglich mit knappen Sätzen aufgefordert weiter zu erzählen. Ich fragte Herrn G. anschließend, ob es über den Hilfeschrei hinaus etwas gegeben habe, was er hätte körperlich ausdrücken oder sagen wollen. Da fiel ihm ein, dass er sich nach dem Hilfeschrei etwas besser gefühlt habe und er gern noch lauter geschrien hätte. Ich bot ihm an, den Schrei noch einmal zu wiederholen. Diesen Impuls hatte Herr G. jedoch nicht. Als ich merkte, dass die Szene zu Ende erzählt war und keine weiteren Bilder mehr kamen, fragte ich nach seinen Gefühlen. Scham und Traurigkeit waren seine Antworten. Nun bat ich den Patienten aufzustehen, sich zwei Schritte weg zu bewegen und sich seiner jetzigen Größe bewusst zu werden. Ich fragte ihn, was er über den kleinen Jungen denke, in den er sich eben hineinversetzt hatte, und Herr G. antwortete: „Ich bin sehr traurig. Aber jetzt verstehe ich, dass ich keine Chance hatte irgendetwas zu ändern an dem, was ich in dieser Familie erlebt hatte und das ich absolut schuldlos war an allem." Nur zur Erinnerung: Der Patient war das zweitkleinste Kind von neun Geschwistern. Dann stellte ich mich vor Herrn G. und teilte ihm mit, wie es auch mich erschüttert hat, als er diese Szene erzählte, und dass ich ihm jedes Wort glaube, das er gesagt hat. Ich lobte ihn auch für den Mut, sich auf diese Erinnerungsarbeit eingelassen zu haben. Dann fragte ich ihn, was er sich jetzt von mir wünsche. Er sagte spontan: eine Umarmung, und wir drückten uns beide etwa eine halbe Minute lang, wobei ich darauf achtete, ihn nur zu halten und keinerlei Bewegungen mit der Hand auszuführen.

Ermutigt von dieser Doppelstunde wollte Herr G. einen Monat später erneut eine Erinnerungsarbeit machen. Er kam dann aber etwas erschöpft und von aktuellen Ereignissen belastet in die Stunde und wir entschieden gemeinsam, an diesem Tag keine Erinnerungsarbeit zu machen. Die nächste Erinnerungsarbeit in der beschriebenen Methodik fand dann drei Monate nach der ersten dieser Art statt. Diesmal ging es um den sexuellen Missbrauch, der an dem Patienten verübt wurde. Die Festlegung darauf erfolgte wiederum etwa drei Wochen vorher. Was da genau geschehen war, konnte Herr G. die gesamte Therapie vorher nicht genau benennen. Er befand sich also vorwiegend auf der Ebene der *atmosphärischen Erinnerung*. Im Verlauf der Doppelstunde konnte sich Herr G. dann sehr genau an Details der Person des Missbrauchers erinnern. Ihm fiel dessen Name, körperliche Gestalt und Kleidung ein. Außerdem erinnerte er sich an die Umstände seines Kommens und welche Rolle dabei seine Mutter gespielt hat. Detailliert konnte er beschreiben, wie dieser Mann den Vorwand einer handwerklichen Tätigkeit nutzte, um Werner in einer Situation, in der niemand weiter in der Wohnung war, auf eine Leiter steigen zu lassen und ihn von den Beinen aufwärts bis zu den Genitalien zu streicheln. Herr G. konnte sich dabei an seine damalige Sprachlosigkeit erinnern und das klare Gefühl, dass etwas daran nicht richtig sei, was da gerade geschah. Er konnte sich auch an seine körperliche Reaktion erinnern, die er eindeutig als Einfrieren beschrieb. Die wichtigsten mit den missbräuchlichen Berühren seines Körpers verbundenen Gefühle waren Ekel, Scham und ein Gefühl der Beschmutzung. Einige davon treten bis heute auf und werden sogar durch Berührungen am eigenen Körper hervorgerufen. Unterstützung in Form von solidarischer Verbundenheit und dem Glauben an das Erzählte hat der Patient damals nur von seiner Schwester bekommen, aber nicht von seiner Mutter. Außer der Schwester hat kein Mensch seit der Tat diese Geschichte je zu hören bekommen. Das Erleichternde für den Patienten an dieser konkretisierenden Erinnerungsarbeit war wiederum das klar erinnerte Gefühl der Ohnmacht und der Schuldlosigkeit und dass er nun einen erwachsenen Zeugen hatte, der ihm die Geschichte auch glaubt. Dabei muss man sich vergegenwärtigen, dass Herr G. ein sehr muskulöser Mann ist und sich heutzutage sehr gut zu wehren wüsste, wenn ihm jemand zu nahe käme. Aus diesem Körperselbstbild als Erwachsener heraus fiel es ihm schwer, sich vorzustellen, dass er einmal ein wehrloser, kleiner Junge war, der es sich gefallen lassen musste, von einem Mann, den er nicht mochte, begrapscht zu werden. Das ging nur durch so eine tiefe Regression, bei der sich der Klient in seinen eigenen früheren kindlichen Körper hineinfühlte. Am Ende der Erinnerungsarbeit wollte der Patient wiederum, dass wir uns umarmen. Ich achtete dabei sehr drauf, dass ich keinerlei Bewegung mit den Händen machte, sondern seinen Rücken auf der gleichen Höhe wie er bei mir fest drückte. Hinterher sagte mir Herr G., dass er das als sehr wohltuend empfand und froh war, dass ich ihn wirklich männlich festgehalten habe, ohne meine Hände zu bewegen.

Positive Effekte der Erinnerungsarbeit

In der nächsten Therapiestunde sagte mir der Patient, er wisse nun genug über seine erlittenen Traumata und könne jetzt Vieles besser einordnen. Als größten heilsamen Effekt hob Herr G. das Verschwinden jeglicher Schuldgefühle hervor, da er nun seine damalige Ohnmacht nochmals erlebt und akzeptiert habe. Außerdem kann er nun die Rolle seiner Mutter und die des Täters klar einordnen, sodass für ihn bezüglich des sexuellen Missbrauchs keine Fragen mehr offen blieben. Entlastend für den Klienten war es auch, dass ich als Therapeut ihm alle Schilderungen hundertprozentig geglaubt habe. Ebenso entlastend war es, dass sein Status als Opfer schwerer Straftaten in der Kindheit nun anerkannt war, was durch den Antrag beim Unabhängigen Beauftragten der Bundesregierung für Fragen des sexuellen Missbrauchs noch einmal bekräftigt wurde. Herr G. sagte, er wolle nun verstärkt daran arbeiten, wie er mit den vielen Triggern umgehen solle, vor allem jenen auf körperlicher Ebene. Um das zu erreichen, erschienen mir die Interventionen der Biodynamischen Psychotherapie als besonders geeignet. Wie sicher die meisten von Ihnen wissen, ist die Biodynamik vor allem bekannt durch sehr differenzierte Massagetechniken, die eine psychokathartische Wirkung haben (Boyesen, 1997,2017). Für Traumapatienten, insbesondere Patienten mit erlittenem sexuellem Missbrauch, ist es notwendig, diese Interventionen zu modifizieren. Ich klärte Herrn G. über die beabsichtigten Interventionen auf und er willigte ein.

Biodynamische Methoden zur Triggerentkopplung und Neuorientierung

Wie schon erwähnt, ist bei allen Psychotraumata der Körper stark involviert und demzufolge hochgradig triggerbelastet. Jede Berührung durch andere Menschen kann ein Trigger sein und im Falle meines Klienten gilt das sogar für bestimmte Selbstberührungen. Es bestand also zunächst die therapeutische Aufgabe, den Patienten wieder zu befähigen, einen liebevollen Umgang mit dem eigenen Körper zu erlernen. Dabei arbeitete ich nach der Methode der *Angeleiteten Selbstberührung*, einer modifizierten biodynamischen Intervention, die für Traumapatienten sehr geeignet ist (vgl. Haudel, 2013, S. 363 ff). Im konkreten Fall von Herrn G. haben wir zunächst erarbeitet, welche Körperregionen weniger und welche besonders stark triggerbelastet sind. Dann sagte mir Herr G., dass es ihm beim Duschen leichter falle sich zu berühren. Also sprachen wir darüber, wie er sich beim Duschen berühren kann und was für Hilfsmittel er dabei verwenden könnte, um auch die Problemzonen zu berühren. Herr G. hat sich dann für einen Schwamm entschieden, mit dem es ihm möglich ist, jede Körperregion zu berühren. Herr G. lernte seinen Körper differenzierter wahrzunehmen und belastete von unbelasteten Regionen zu unterscheiden. Allmählich gelang es ihm, sich wieder liebevoller und selbstverständlicher selbst zu berühren.

Der nächste Schritt bestand darin, Herrn G. zu befähigen, auch Berührungen durch andere Menschen angstfrei zulassen zu können. Dafür entwickelte ich im Laufe der Therapie die Methode der *patientengeleiteten Fremdberührung*. Ich bot Herrn G. an, dass er mit meinen Händen an seinem Körper und auch mit seinen Händen an meinem Körper verschiedene Berührungen ausprobieren könne und versicherte ihm, die Berührung an seinem Körper ohne eine persönliche Intention auszuführen. Dabei vereinbarten wir die Regel, dass jeder von uns zu jeder Zeit „Stop" sagen konnte, wenn ihm etwas zu viel wird. Herr G. fing zunächst an, mich vorsichtig abzutasten und dabei auch die Unterschiede zwischen seinem und meinem Körper taktil wahrzunehmen. Was ihm dabei gut tat, war, selbst der Akteur einer körperlichen Interaktion zu sein und sich nicht ausgeliefert zu fühlen. Auch beim nächsten Schritt, der vom Patienten geführten Berührung an seinem Körper, hatte er die volle Kontrolle über alles was geschah. Schließlich ließ Herr G. zu, meine Hände an seinem Körper nur noch verbal zu steuern und mir dabei genaue Instruktionen zu geben, wo und mit welchem Druck ich ihn berühren sollte. Zwischendurch berührte er dann auch meinen Körper und es entstanden symmetrische Interaktionen. Das geschah alles sehr langsam und mit nur wenigen Worten. Während dieser Übungen gab es oft Momente, in denen Herr G. zusammenzuckte und dann tief atmete, um seine Anspannung herunter zu regulieren. Er forderte mich aber nicht auf loszulassen, sondern versuchte sich an die gegenwärtige, ungefährliche Berührung zu gewöhnen. Allmählich wurde er ruhiger und konnte sich im Laufe der Therapie immer angstfreier auf diese Übungen einlassen. In den darauffolgenden Stunden bat der Patient noch öfter selber darum, diese Übungen erneut durchführen zu können. Ich bin überzeugt, dass diese Art der neutralen Körperexploration neben der *angeleiteten Selbstberührung* eine der wenigen Möglichkeit einer taktilen Triggerentkopplung am Körper in der Psychotherapie darstellt und daher bei allen Arten von körperlichen Misshandlungen, einschließlich eines erlittenen sexuellen Missbrauchs, eingesetzt werden kann. Bis zu einer vom Patienten zugelassenen sinnlichen Berührung und einer lustvoll und angstfrei gelebten Sexualität ist es dann immer noch ein weiter Weg. Den können die Patienten natürlich nur außerhalb der Therapie gehen und sie müssen sich die richtigen Partner dafür suchen.

Therapieergebnis und Ausblick

Herr G. ist immer noch in Therapie bei mir und hat beim Unabhängigen Beauftragten der Bundesregierung für Fragen des sexuellen Kindesmissbrauchs einen Antrag gestellt auf die Finanzierung weiterer psychotherapeutischer Sitzungen. Im Fallverlauf konnte gezeigt werden, dass es sehr viele körperbezogene dissoziative Traumasymptome gibt, die sehr fruchtbar aufgearbeitet werden konnten. Dennoch ist die Fortsetzung der Behandlung ratsam und notwendig. Weitere körperbezogene Settings sollen der Festigung der jetzt erreichten psychischen Stabilität des Patienten dienen. Die Therapie hat bisher insbesondere bewirkt, dass Herr G. nur noch selten Erinnerungen an schwere Traumszenen hat und seine Täterintrojekte in ihrer Wirkung deutlich abgeschwächt wurden. Allmählich hat der Patienten gesunde Selbstanteile in sich aufbaut, die dominierend für sein Denken und Handeln geworden sind. Seit Anfang dieses Jahres hat Herr G. eine volle unbefristete Arbeitsstelle in einer größeren Firma, worauf er mit Recht sehr stolz ist. Weder seine Eltern noch seine Geschwister haben ihm jemals so etwas zugetraut. Außerdem ist er gerade dabei seine Fahrerlaubnis zu erwerben. Herr G. lebt derzeit ohne Partnerin, hat aber Lust darauf, sich wieder auf eine Paarbeziehung einzulassen. Momentan hat er eine gute Freundin, mit der er viel spricht und Kulturveranstaltungen besucht. Ich habe großen Respekt vor Herrn G., der es trotz massiver erlittener Gewalt in der Kindheit geschafft hat, als Erwachsener nicht zum Täter zu werden und so die Opfer-Täter-Introjektionskette zu stoppen.

2.6 Geburtstraumatisierungen und Schwangerschaft – Traumasensibles Yoga zur Unterstützung der Erinnerungsarbeit

Salina Magdalena Centgraf

Vorbemerkung

Frühe Gewalterfahrungen für das Ungeborene in der Schwangerschaft, traumatische Geburten und Probleme in der Stillzeit sind zumeist kaum oder schwer erinnerbar und können sich unbewusst sowohl prägend auf das spätere Leben als auch auf die Schwangerschaften werdender Mütter auswirken (vgl. Simkin und Klaus, 2015).

Im Beitrag wird anhand eines Fallbeispiels dargestellt, wie mit Hilfe von körperorientierten Verfahren – in diesem Fall traumasensiblem Yoga – die Erinnerungsarbeit an diese frühe Zeit unterstützt werden kann. Der Artikel beschreibt sowohl den traumasensiblen Yogakurs als auch die Beratungsarbeit mit einer geburtstraumatisierten schwangeren Frau und den Einfluss des Kurses auf ihre Erinnerungsarbeit in einer parallelen Traumapsychotherapie bei einer externen Behandlerin.

Zum Ansatz der traumasensiblen Yogakurse für Schwangere im Psychotraumazentrum Leipzig e.V.

Im Psychotraumazentrum Leipzig e.V. (im Folgenden PTZ) werden seit dem Jahr 2007 niedrigschwellige Angebote für Betroffene offeriert – von Traumafachberatungen über bindungsorientierte Elternkurse bis hin zu körperorientierten Verfahren wie traumasensiblem Yoga können Menschen auf Selbstzahlerbasis Unterstützung erhalten (vgl. Bruns und Hoppe, 2012).

Die Yogakurse für Schwangere im PTZ sind für Schwangere ab dem ersten Trimester konzipiert. Die Kurse finden wöchentlich für 90 Minuten in einer festen Gruppe aus fünf bis sieben Frauen statt und der Kurs läuft insgesamt über zehn Einheiten. Der Kursaufbau verläuft von einer Fokussierung der körperlichen Ebene über die Ergänzung der emotionalen und geistigen Ebene, um die Frauen darin zu unterstützen, eine informierte, positive und selbstbestimmte Schwangerschaft und Geburt zu erleben. Die ersten Kursstunden haben die Wahrnehmung, Stärkung und Entlastung des Körpers zum Inhalt; in den folgenden Kursstunden lernen die

Teilnehmerinnen Zusammenhänge zwischen Aufbau, Funktion und Wirkungsweise der Beckenboden- und Gebärmuttermuskulatur; es folgen Stunden mit einer Vertiefung der emotionalen Stabilisierung und Selbstfürsorge sowie Yogatechniken zum Umgang mit Stress und Ängsten. Des Weiteren lernen die Teilnehmerinnen Imaginationstechniken und Entspannungsverfahren sowie spezielle Atemübungen zur Entspannung und Geburtsvorbereitung.

Zum besseren Verständnis und zur Abgrenzung gegenüber üblichen Yogastilen werden im Folgenden kurz die Besonderheiten von traumasensiblem Yoga dargestellt. Als eine der Hauptvoraussetzungen, um traumasensibles Yoga anbieten zu können, beschreiben Emerson und Hopper (2014) die Weiterbildung der Yogalehrerin im Bereich Trauma. Im vorliegenden Fall war die Yogalehrerin ausgebildete Traumafachberaterin und konnte, zusätzlich zur körperorientierten Arbeit, in einem begleitenden Beratungssetting die Stabilisierungs- und Ressourcenarbeit sowie die Zuordnung und Zuarbeit zur Traumapsychotherapie bei einer externen Therapeutin mit unterstützen. Gleichzeitig sollte auch die kooperierende Therapeutin über Basis-Kenntnisse im Yoga verfügen, um ein Verständnis für die Körperarbeit zu entwickeln. Zusätzlich zum Wissen über Trauma-Entstehung und Trauma-Zusammenhänge, das im traumasensiblen Yogaunterricht einbezogen wird, sowie zum Wissen über Fähigkeiten im Umgang mit Flashbacks, Triggern und Reorientierung wird im traumasensiblen Yogaunterricht auf folgende Aspekte geachtet:

- Sensible Sprache: Im traumasensiblen Yogastil werden die Anleitungen der Yogaübungen als Einladungen statt als Anweisungen ausgesprochen, um die Wahl- und Entscheidungsmöglichkeiten der Teilnehmerinnen zu betonen und sie in der Fähigkeit zur Herstellung effektiven Handelns und der Eigenkontrolle zu unterstützen. Die sprachlichen Formulierungen sind möglichst konkret, ohne dass es körperlicher Hilfen bedarf, und orientieren sich an viszeralen Erfahrungen ohne Imaginationsanleitungen. Eine untersuchende Sprache, die zu Neugierde und Experimentierfreudigkeit einlädt, soll die Teilnehmerinnen dabei unterstützen, von Bewertungen und (Selbst)Abwertungen im Sinne von „richtig" und „falsch" Abstand nehmen zu lernen.

- Hilfen: Bei visuellen Hilfen wie dem Vorführen von Yogaübungen wird darauf geachtet, dass eine mögliche höhere Flexibilität der Lehrenden auf die Teilnehmerinnen nicht einschüchternd wirkt, indem die Übungen sanfter ausgeführt und immer (leichtere) Alternativen gezeigt werden. Verbale Hilfen werden am Häufigsten eingesetzt, weil sie die Privatsphäre der Übenden achten und ihnen Wahlmöglichkeiten anbieten. Dies geschieht z.B. damit, dass die Nutzung von Yogakissen, Decken o.Ä. angeboten wird. Diese Hilfen können auch der Ermutigung und der Entstehung einer sicheren, stabilen, verlässlichen und gesunden Beziehung zwischen den Teilnehmenden und der Lehrerin dienen. Auf körperliche Hilfen wird im traumasensiblen Yoga weitgehend verzichtet; bei Emerson und Hopper (ebd.) können ausführlich Rahmenbedingungen und Möglichkeiten von körperlichen Hilfen im Bedarfsfall nachgelesen werden.

- Qualitäten der Yogalehrerin: Emerson und Hopper (ebd.) beschreiben das Selbstgewahrsein und die Selbstfürsorge der Lehrenden als essentiell, um Menschen mit Traumahintergrund begleiten zu können: „Weil sie andere Menschen in ihren Heilungsbemühungen unterstützen wollen, ist ihr somatisches und emotionales Befinden von großer Bedeutung. Viele Traumatisierte nehmen sehr genau wahr, in welchem emotionalen Zustand andere Menschen sich befinden" (Emerson und Hopper, ebd., S. 159). Hinzugefügt sei die Bedeutung der eigenen Selbsterfahrung der Yogalehrenden, um sowohl authentisch als auch sensibel auf die Teilnehmerinnen reagieren zu können. Emerson und Hopper (ebd.) beschreiben die Yogalehrenden weiter als „präsent und leicht (lächelt gelegentlich) [...] engagiert, wohlwollend und aufgeschlossen" sowie in der Lage, Feedback anzunehmen und entsprechend Änderungen umzusetzen.

- Übungen: Ziel der Übungen im traumasensiblen Yoga ist es, den Teilnehmerinnen zu helfen, ihren Körper kennen zu lernen und ein freundliches, wohlwollendes Verhältnis zu ihm aufzubauen; es geht hierbei nicht um „perfekte" Ausführungen von Übungen. Der Yogalehrenden ist es bewusst, dass einzelne Übungen, vor allem zur Lockerung des Hüft- und Beckenbereichs, herausfordernd vor allem für Teilnehmerinnen mit sexuellen Gewalterfahrungen sein können und deren Hinführung Geduld und besondere Achtsamkeit erfordern kann. Dabei geht es immer darum, die Teilnehmerinnen zu ermutigen, für sich festzustellen, welche Übungen in welchem Maß für sie angenehm und machbar (oder auch nicht) sind und ggf. Unterstützung, Abwandlungen oder Alternativen anzubieten.

Die Orientierung an diesen zentralen Aspekten der traumasensiblen Yogapraxis kann es den Teilnehmerinnen ermöglichen, zu erfahren und zu lernen, sich auf den gegenwärtigen Augenblick zu fokussieren, Achtsamkeit, Neugierde und Toleranz gegenüber den Körperempfindungen zu entwickeln und die Beziehung zum eigenen Körper zu verändern, sich zu zentrieren und zu erden. Emerson und Hopper (ebd.) beschreiben weiterhin eine verbesserte Affektregulation (z. B. durch Atemübungen), das Integrieren von Erlebensaspekten, eine Stärkung des Selbstvertrauens und die Möglichkeit, eine Verbindung zu anderen Menschen aufzubauen.

Zusammenfassend sind die zentralen Aspekte der traumasensiblen Yogapraxis nach Ansicht der genannten Autoren wie folgt zu charakterisieren:

- das Erleben des gegenwärtigen Augenblicks;
- das Treffen eigener Entscheidungen (bzgl. des eigenen Körpers), eine Wahlmöglichkeit und somit auch Kontrolle zu haben;
- effektives Handeln bzw. die Wiederherstellung zu effektivem Handeln (als Erleben von Selbstregulation, Selbstwirksamkeit und Selbstermächtigung);
- die Entwicklung von Rhythmen und Zeit (Empfinden von Synchronie und Verbundensein statt Unverbundenheit bzw. Dissoziation und Depersonalisation);
- das Erleben eines Zeitbewusstseins mit Anfang und Ende, statt Gefangensein in Starre oder Flashbacks.

Dass traumasensible Yoga-Übungen PTBS- und Depressions-Symptome signifikant verringern können, haben Rhodes, Spinazolla und van der Kolk (2016) in einer Studie mit 60 Frauen durch Messungsverfahren der Herzfrequenzvariabilität nachgewiesen. Auch eine deutliche Verringerung von Intrusionen und schweren Hyperarousel-Symptomen konnte beobachtet werden (vgl. Rhodes et al., 2016). Weitere Studien zum Anwachsen des messbaren Anteils der Nervenzellen des präfrontalen Kortex um fünf bis sieben Prozent durch Mediations- und Achtsamkeitsübungen finden sich bei Doll und Kollegen (vgl. Doll et al., 2016). In der Regel leiden PTBS-Patienten unter einer verringerten Aktivierung des Präfrontalkortex, d. h. unter einer Einschränkung des planerischen Handelns. Die Ergebnisse zeigen, dass durch gezielte Yoga-Übungen Selbstregulation und Selbstwirksamkeit hergestellt, traumatischer Stress gezielt „herunterreguliert“ und auch mit den verschiedenen Atem-, Bewegungs- und Achtsamkeitsübungen ein Verbleiben im Hier und Jetzt bewusst trainiert werden können. Simkin und Klaus (2015) betonen die Bedeutung von Selbsthilfen zur Prävention und Bewältigung psychischer Probleme in der Schwangerschaft und nach der Geburt. Sie beschreiben Sicherheitsübungen, selbstfürsorgliche Aktivitäten, emotionale Sicherheitstechniken, Erdungstechniken, Containment-Techniken und Entspannungstechniken, die in den Aufbau der traumasensiblen Yogakurse für Schwangere im PTZ einfließen (vgl. ebd.).

Fallbeispiel – Maria K.

Frau Maria K. hatte anderthalb Jahre nach der Geburt ihres ersten Sohnes eine Traumatherapie bei einer Leipziger Psychotherapeutin begonnen. Nach etwa einem weiteren Jahr Therapiearbeit wurde die Klientin erneut schwanger und von ihrer Behandlerin an das PTZ verwiesen. Die Klientin Frau K. entschied sich für einen durch mich geleiteten traumasensiblen Yogakurs für Schwangere. Die Kursteilnahme beinhaltete auch insgesamt 25 Stunden Traumafachberatung nach dem SPIM-30-Konzept (vgl. Vogt, 2013). Ziel der Yoga-Kursteilnahme war sowohl eine körperliche Entlastung als auch eine Schwangerschaftsbegleitung und eine Begleitung in der Kleinkind-Phase zu arrangieren.

Der Hintergrund von Frau K.

Zu Beginn der körperorientierten Beratung im PTZ war Frau K. 31 Jahre alt und arbeitete als Sozialarbeiterin in einer Kinder- und Jugendeinrichtung, nachdem sie im Vorfeld verschiedene Ausflüge in andere Berufsfelder hinter sich hatte. Frau K. war in Mecklenburg aufgewachsen, ihre Mutter arbeitete als Verkäuferin und ihr leiblicher Vater als LKW-Fahrer. Der Stiefvater, der bereits im ersten Lebensjahr in Frau K.s Leben trat, war von Beruf Schlosser. Frau K. beschrieb ihre Mutter als kämpferisch, verhärmt und dominant. Ihr leiblicher Vater sei aggressiv, impulsiv und uninteressiert gewesen. Ihren Stiefvater beschrieb sie als depressiv, intrigant und lethargisch. Frau K. hatte zwei ältere Brüder.

Es war bekannt, dass die Mutter von Frau K. während der Schwangerschaft mit Frau K. starken Alkohol- und Nikotinmissbrauch betrieben hatte, infolge dessen der Säugling trotz einer 40-wöchigen Schwangerschaft nach der Geburt wegen Mangelwuchses sechs Wochen Inkubator verschrieben bekam. Im Alter von fünf bis zehn Jahren erlebte Frau K. sexuelle Gewalt durch ihren ältesten Bruder; dies waren die einzigen Traumaerlebnisse, die Frau K. zu Beginn der Therapie und Beratung bewusst waren, ersteres aus Erzählungen. Zum Anfang der Traumatherapie war Frau K. nicht in der Lage, sich atmosphärisch oder symbolisch an ihre frühen Lebensjahre zu erinnern. Später erinnerte sie, auch sexuelle Gewalt durch ihren Stiefvater erlebt zu haben.

Zu Beginn der Exploration in ihrer Therapie und dem traumasensiblen Yogakurs für Schwangere litt Frau K. unter einem beträchtlichen psychophysischen Hyperarousal. Ihr Alltag war geprägt von sehr unsteten Lebensbedingungen. Sie wechselte häufig den Wohnort und lebte in größeren Wohngemeinschaften von fünf bis sieben Personen. Auch in ihren Beziehungen war Frau K. sprunghaft und hatte häufige Partnerwechsel. Sie konsumierte regelmäßig sowohl Nikotin und Alkohol als auch härtere Drogen. Frau K. litt unter hohen Geldschulden, die sich aus einem Lebensstil über ihren Verhältnissen und einem gescheiterten freiberuflichen

Experiment ergaben. Um diese Geldschulden auszugleichen, übernahm sie Aufträge im Escort-Service mit Randerfahrungen von sexueller Nötigung und direkter Prostitution.

Eine erste Schwangerschaft erlebte Frau K. als schwer belastendes Ereignis mit diversen körperlichen und psychischen Symptomen, die sie kaum oder nicht zuordnen konnte. Im Folgenden werden diese Symptome und Frau K.s Interpretationen zum Zeitpunkt des Beginns der Beratung beschrieben, um dann später deutlich zu machen, wie sich die Zuordnung über den Verlauf der Therapie und Beratung veränderte.

In der Schwangerschaft mit dem Sohn hatte Frau K. von Beginn an einen starken Abtreibungswunsch und beschrieb diesen Wunsch mit den Worten: „Ich war noch nicht bereit, ich wollte frei sein." Auch während der Schwangerschaft wechselte sie mehrfach ihren Partner und sagte dazu, sie selbst habe schließlich auch mehrere Väter gehabt. Die Geburt verlief über einen Zeitraum von mehr als 36 Stunden, wobei allein die Eröffnungsphase über 34 Stunden dauerte und es danach zu einem Wehenstillstand kam. Zur Entspannung, und um den Geburtsverlauf fortzusetzen, wurde Frau K. eine Periduralanästhesie verabreicht, sodass der Sohn letztlich spontan geboren werden konnte. Sie berichtete, dass sie unter der Geburt „wie nicht anwesend" gewesen sei und sich nicht habe spüren können.

In der Stillzeit entwickelte Frau K. einen ausgeprägten Herpes, der es erforderlich machte, dass sie einen Mundschutz trug. Sie kommentierte dies mit den Worten: „Es war, als dürfte ich mein Kind nicht lieben." Frau K. berichtete von großen Schwierigkeiten, den Sohn zu beruhigen, und von starken aggressiven Impulsdurchbrüchen, in denen sie den Sohn kniff, schüttelte und schlug. Sie sagte dazu: „Er war nun mal ein Schreikind." Letztlich schilderte Frau K. ihre große Unsicherheit im Umgang mit den Geschlechtsteilen des Sohnes, sodass dieser eine eingewachsene Vorhaut entwickelte. Die Phimose kommentierte sie mit den Worten: „Er war da irgendwie krank, fast behindert."

Verlauf der Yogatherapie bei Frau K.

Frau K. erlebte im Laufe des Yogakurses sowohl verschiedene Trigger als auch Ressourcen, die sie sich erarbeiten konnte. Im Folgenden werden zunächst die Trigger dargestellt, die in den Beratungsstunden im Anschluss besprochen wurden, bzw. die sie als Erkenntnisse und Arbeitsgrundlage mit in ihre Therapiestunden nahm.

Die sogenannte „Stellung des Kindes" dient während einer Yogastunde zwischen einzelnen aktivierenden Körperübungen als Entspannungshaltung; in dieser Stellung sitzen die Teilnehmerinnen mit ihrem Gesäß auf den Fersen, haben die Beine leicht geöffnet und beugen den Oberkörper über die Oberschenkel nach vorn, sodass die Stirn den Boden berührt. Die Arme liegen seitlich des Körpers entspannt auf dem Boden oder werden schulterbreit nach vorne geöffnet abgelegt. Für Frau K. war diese Position zunächst mit sehr viel Anspannung, Unruhe und Unsicherheit verbunden; sie erlebte eine große Unfähigkeit, sich in der Position zu entspannen. Zusätzlich überkam sie eine starke Traurigkeit und ein Gefühl der Isolation. Im Nachgespräch konnte Frau K. diese Empfindungen den Erlebnissen im Inkubator zuordnen und sie erinnerte atmosphärisch die Einsamkeit im Inkubator. Über den weiteren Verlauf des Kurses konnte Frau K. die Stellung des Kindes für sich als sicheren und geschützten Ort erleben.

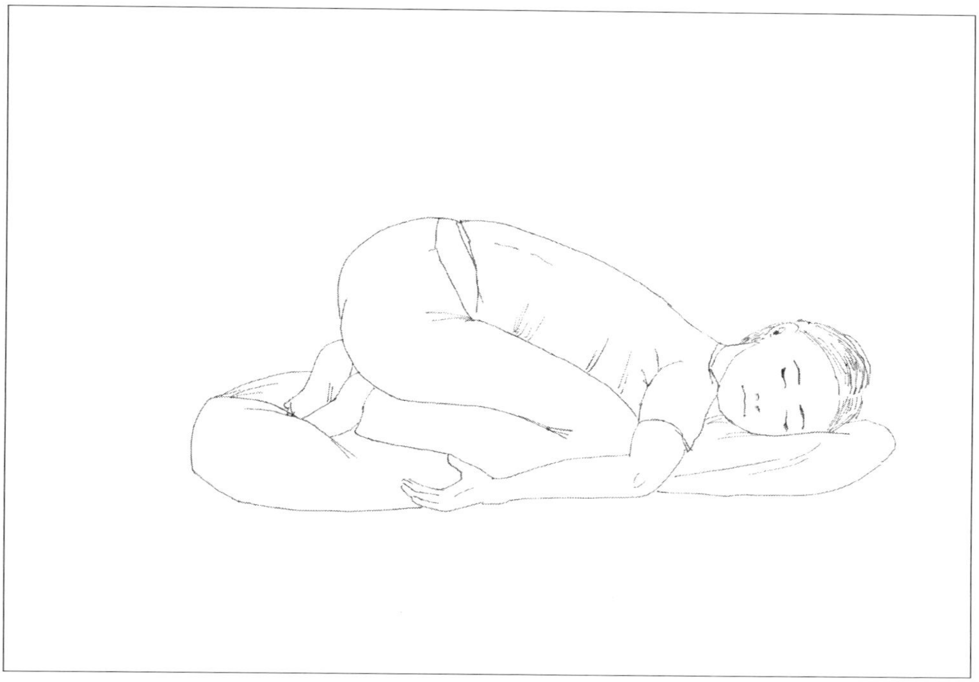

Abbildung 2.12: Stellung des Kindes (Quelle: eigene Darstellung)

In der sogenannten „Fischposition" liegen die Frauen auf dem Rücken mit dem Brustkorb nach oben geöffnet; sie stützen den Oberkörper auf den Unterarmen und Schultern ab, sodass sich der Brustkorb nach oben hin öffnen kann; die Beine sind entweder beckenweit geöffnet und ausgestreckt oder die Fußsohlen berühren einander, sodass die Knie seitlich nach außen fallen. Diese Position bewirkt eine starke Öffnung des Thorax und eine Entspannung des Beckenbodens. Frau K. berichtete in dieser Position zunächst eine starke Unsicherheit und empfand sie als großen Trigger; sie beschrieb Gefühle der Ungeschütztheit und Offenheit „nach unten"; mit dieser Position brachte sie die Erlebnisse der sexuellen Übergriffe durch ihren Bruder in Zusammenhang. Frau K. variierte die Position, indem sie zunächst die Beine geschlossen hielt und sich nach einigen Kursstunden sehr langsam an das Öffnen der Beine herantastete, wobei sie sich viel Zeit ließ, um sich weiterhin sicher und orientiert zu fühlen. Zusätzlich legte sie sich eine Decke auf Bauch und Becken, um sich besser geschützt zu fühlen. In der Beratung und Therapie konnte sie ihr bisher unbekannte Details der erlebten sexuellen Gewalt erinnern und auch, dass ihr Bruder nicht der einzige Täter gewesen war. Im Lauf der Therapiearbeit konnte sie zusätzlich aufdecken, dass sie auch durch ihren Stiefvater sexuelle Gewalt erlebt hatte.

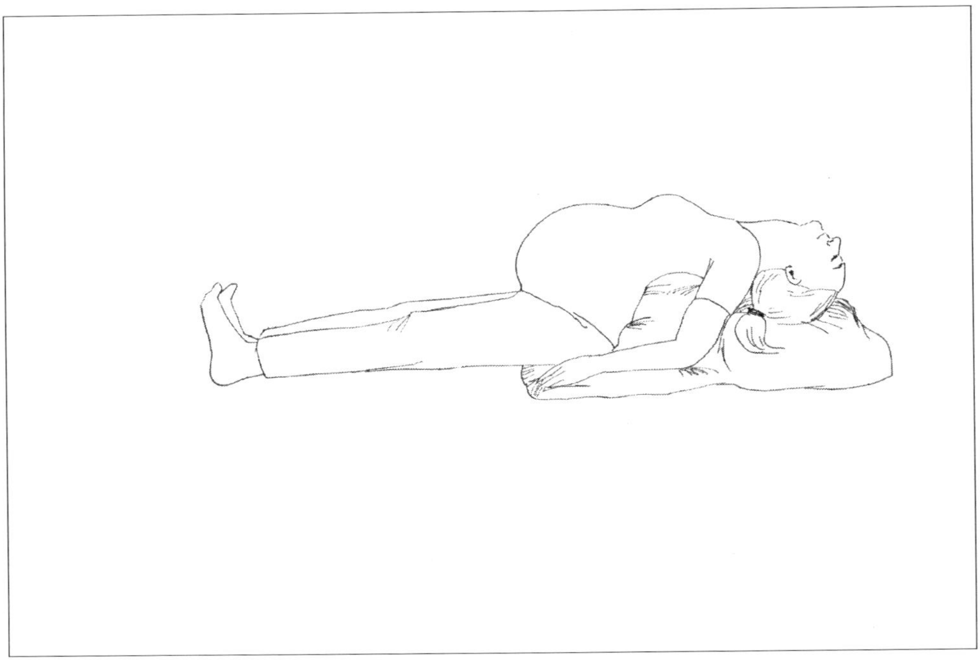

Abbildung 2.13: „Fischposition" (Quelle: eigene Darstellung)

In den Yogastunden werden als Geburtsvorbereitung Körperübungen angeboten, die die Bein- und Schultermuskulatur kräftigen; diese kräftigenden Körperstellungen erlebte Frau K. ebenfalls als Trigger. Sie beschrieb, dass sie sich ab einem bestimmten Moment nicht mehr spürte und konnte erkennen, dass sie trotz Schmerzen ihre Grenzen nicht achtete und die Positionen weiter hielt; sie kommentierte das mit den Worten „ich gehe immer über meine Grenzen"; sie konnte verstehen und für sich ausprobieren, deutlich früher eine Stellung zu beenden, ihren inneren Antreibern weniger Raum zu geben und nicht in der Position dissoziieren zu müssen.

Ein weiterer Trigger bestand für Frau K. zunächst auch in den Atemübungen. Zu Beginn werden die Frauen ermutigt, sich mit ihrem Atem vertraut zu machen, indem sie eine Hand auf Bauch und Brustkorb legen, um den Atem zu spüren, wie er den Körper bewegt. Hier geht es zunächst darum zu beobachten, wie tief der Atem ohne aktives Zutun in die Lungen strömt. In einem nächsten Schritt werden die Frauen darin unterstützt, tiefer zu atmen, um das gesamte Lungenvolumen zu nutzen, die Lungen zu stärken und sich über die vertiefte Atmung zu entspannen. Frau K. beobachtete früh, dass sie sehr flach und „umgekehrt" atmete; das heißt, sie zog den Bauch beim Einatmen ein und wölbte ihn beim Ausatmen nach vorn. Diese flache Atmung brachte sie mit einer permanenten Angst, Anspannung und Wachheit, „immer bereit zu sein, zu fliehen", in Verbindung. In der Zuordnung konnte sie verschiedene gewaltsame Übergriffe durch ihre Mutter und ihren Stiefvater, aber auch schon sehr frühe körperliche Gewalt durch ihren leiblichen Vater bereits im Mutterleib in Verbindung bringen. Mit der Zeit lernte Frau K. den Atem und die Körperbewegungen zu synchronisieren und sich damit auch über die Atmung mehr und mehr zu entspannen.

Fazit der Yogabehandlung von Frau K.

Frau K. begann über den Kursverlauf Traumathemen aufzudecken und zuzuordnen: Sie erinnerte atmosphärische und szenische Erinnerungen an die Zeit im Inkubator. In den Beratungsgesprächen im Anschluss an die Yogastunden und nach Rückkopplungsgesprächen der Klientin mit ihrer Mutter stellte sich heraus, dass Frau K. im Mutterleib als Fötus schwere körperliche Gewalt durch den Vater miterlebt hatte, weil dieser die schwangere Mutter geschlagen und getreten hatte. In den ersten Lebenswochen hatte Frau K.s Vater die körperliche Gewalt fortgeführt, indem er unter anderem den Säugling und dessen Mutter eine Treppe hinuntergeworfen hatte. Zusätzlich erinnerte sie Details bezüglich der sexuellen Gewalt durch ihren Bruder und bekam Zugang zu Erinnerungen an sexuelle Gewalterlebnisse durch ihren Stiefvater. In der Übertragung zu mir als Yogalehrerin fühlte sich Frau K. zu Beginn häufig „falsch" und „nicht gewollt" und brachte dies in Verbindung mit den frühen Ablehnungen der Mutter und des leiblichen Vaters, der einmal gesagt hatte, wenn das Kind ein Mädchen sei, könne es nicht von ihm sein, denn er zeuge nur Jungen. Damit wurden für Frau K. Zuordnungen ihrer Symptome zu ihren eigenen frühen Gewalterfahrungen besser möglich.

In der Rückschau auf die Schwangerschaft, Geburt und Stillzeit ihres Sohnes konnte sie ebenfalls für sie stimmige Zuordnungen finden. So verstand sie den starken Wunsch zu Beginn ihrer Schwangerschaft, ihren Sohn abzutreiben, nun besser mit Blick auf die eigene Verleugnung durch ihren Vater sowie den indirekten Abtreibungsversuch der Mutter, die mit ihrer Alkohol- und Nikotinsucht dem Kind sehr aggressiv geschadet hatte. Die häufig wechselnden Partner verstand sie zum einen als Reinszenierung ihrer sexuellen Verfügbarkeit, zum anderen ordnete sie dieses Agieren auch der Kontaktlosigkeit durch die Zeit im Inkubator zu. Den über 36-stündigen Geburtsverlauf mit Wehenstillstand und der Periduralanästhesie konnte sie verstehen als starken Trigger an die sexuelle Gewalt, die sie erlebt hatte und die Nahtoderfahrungen durch die körperliche Gewalt.

Den Herpes, den Frau K. in der Stillzeit entwickelt hatte, brachte sie in Verbindung mit der Kontaktlosigkeit im Inkubator und vor allem zur Mutter sowie auch damit, selbst nicht gestillt worden zu sein. Ihre starken aggressiven Impulsdurchbrüche und die Unfähigkeit, ihren Sohn zu beruhigen, verstand sie als Trigger an die eigene sehr früh erlebte körperliche Gewalt durch ihren leiblichen Vater und die körperliche sowie emotionale Gewalt in Form einer abgestumpften Beziehung zu ihrer Mutter. Ihre Unsicherheit in der Handhabung der Geschlechtsteile des Sohnes konnte sie für sich unterschiedlich verstehen: Sie brachte das Berühren von Geschlechtsteilen mit den frühen Erfahrungen der sexuellen Gewalt durch ihren Bruder in Verbindung und den Kontakt mit Geschlechtsteilen allgemein als etwas stark Sexualisiertes; zusätzlich entdeckte sie einen Neid auf den Sohn, weil er das „richtige“ und sie als Frau das „falsche“ Geschlecht hatte, so wie sie es mit der Verkennung durch ihren Vater erlebt hatte. Darüber hinaus erkannte sie, dass sie unbewusst Angst vor Übergriffen durch ihren Sohn entwickelte; sie identifizierte dies als ihre unbewusste Täterübertragung gegenüber dem Kind. Alle Menschen mit männlichem Geschlecht waren zu Tätern assoziiert worden und damit potentiell gefährlich.

Ausblick der Behandlung von Frau K.

Frau K. berichtete zusätzlich zu den Triggern von diversen Ressourcen, die sie im Yogakurs mobilisieren konnte. Zunächst war es für sie ein wichtiger Lernschritt, ihre (körperlichen) Grenzen wahrnehmen, akzeptieren und annehmen zu lernen. Sie lernte eine deutlich verbesserte (Selbst)Fürsorge und kommentierte dies wie folgt: „Früher habe ich gedacht, nur wenn es wehtut, ist es richtig (e Liebe)“. Sie berichtete, wie wichtig es in den Stunden gewesen war, von außen die Erlaubnis zu bekommen, sich auszuruhen, um sich diese Erlaubnis auch innerlich erteilen zu können. Sie konnte viszerale Erfahrungen nachholen und Gefühle von Geborgenheit, Sicherheit und gehalten sein erleben. Sie lernte, sich zu einem Teil positiv selbst zu beeltern und sowohl mütterlich und milde mit sich selbst umzugehen, als auch Unterstützung durch mich als Yogalehrerin und Beraterin bzw. durch die Therapeutin und Hebamme zuzulassen. Die Erkenntnis „ich musste nicht mehr alles alleine tun“ war für sie eine wichtige Erfahrung und Nachnährung.

Zudem berichtete sie, dass sie beginnen konnte, die Kraft des eigenen Körpers zu spüren und Durchhalten auf positive Weise zu lernen. Sie genoss es, ihre weibliche Kraft auszudrücken und konnte sich allmählich mit ihrem Geschlecht aussöhnen. Weiterhin hatte sie gelernt, Kontrolle abzugeben und dennoch präsent zu bleiben. Das half ihr, Vertrauen in ihren Körper zu entwickeln. Sie hatte Körperzusammenhänge wie die Atmung, das Zusammenspiel verschiedener Muskelgruppen, wie des Beckenbodens und der Gebärmutter, und Entspannung verstanden. Und sie war selbstbestimmter und selbstbewusster geworden. Diese Erlebnisse wirkten sich allesamt sehr positiv auf die Geburt ihres zweiten Kindes aus. Wenn sie unterschiedliche Trigger erlebte, konnte sie diese deutlich besser regulieren und in den Therapie- bzw. Beratungsstunden Zuordnungen finden, um das „hier und jetzt“ vom „dort und damals“ zu unterscheiden.

Für die Geburt des zweiten Kindes entschied sich Frau K. für eine Hausgeburt, in der sie mit Unterstützung einer Hebamme und im Beisein des Kindsvaters nach neun Stunden ihre Tochter gebar. Auch die Stillzeit verlief ohne Komplikationen; Frau K. hatte sich von Beginn an Unterstützung durch eine Stillberaterin organisiert. Über den Verlauf der Geburt und die Möglichkeit direkt zu stillen war Frau K. sehr stolz. Gleichzeitig begleiteten wir sie darin, darüber zu trauern, dass sie ihrem Sohn ein paar Jahre vorher nicht eine derartige Schwangerschaft, Geburt und Stillzeit hatte ermöglichen können.

Zusammenfassung

Zum Ende der körperorientierten Beratung im PTZ hatte Frau K. ihren Nikotin- und Drogenkonsum eingestellt und eine deutlich bessere Selbstfürsorge entwickelt. Sie hatte sich stabilere äußere Rahmenbedingungen organisiert und lebte mit ihren Kindern in einer eigenen Wohnung. Außerdem konnte sie äußere und damit auch innere Stressfaktoren deutlich reduzieren. Sie berichtete auch von weniger aggressiven Impulsdurchbrüchen ihren Kindern gegenüber und einer deutlich verbesserten Affektkontrolle.

Zusammenfassend lässt sich am Beispiel von Frau K. aufzeigen, dass über die körperliche Öffnung durch die traumasensiblen Yoga-Interventionen auch die psychodynamische Öffnung unterstützt wurde, die dann Erinnerungen an frühe Erfahrungen leichter zugänglich machten. Über Körperwahrnehmung war es möglich, den Körper zu beruhigen und Entspannung zu lernen (vgl. Emerson, 2014; Rhodes et al., 2016). Das bedeutet, dass eine zusätzliche begleitende Körperarbeit wie Yoga Zusammenhänge zwischen Körperentspannung und seelischen/psychischen Belastungen einordnen und lindern hilft. Die Körperarbeit und die körperorientierten Gespräche können häufig nützliche Hinweise auf unbearbeitete Traumata geben und bei deren Integration hilfreich sein (vgl. Simkin und Klaus, 2015). Voraussetzung hierfür ist eine professionelle Schulung der Lehrenden und eine engmaschige Betreuung bzw. Beratung zusätzlich zu den Körperinterventionen. Es ist außerdem davon auszugehen, dass das Wissen um und die Integration eigener früher Erfahrungen und damit die Fähigkeit zur Selbstregulation und Entspannung auch lindernde Auswirkungen auf die physische, psychische und emotionale Entwicklung des heranwachsenden Kindes haben.

2.7 Zur Erinnerung von pränatalen und Geburtstraumatisierungen – Ein Fallbericht - DESNOS

Irina Vogt

Der beschriebene Fallbericht führt in die Welt der pränatalen und Geburtstraumatisierungen. Ein Ausschnitt aus dem therapeutischen Prozess im Rahmen einer psychodynamischen SPIM-30-Traumabehandlung, der insbesondere den durch beseelbare Symbolisierungsmedien geförderten Erinnerungsprozess einer Klientin illustrieren soll.

Das implizite, insbesondere das Körpergedächtnis hat die Erinnerungen an die prä-, peri- und postnatale Zeit gespeichert. Das therapeutische Herangehen der Bearbeitung dieser pränatalen und Geburtstraumatisierungen bei Erwachsenen wurde bereits sehr anschaulich von Renate Hochauf (2006) in dem Buch „Risikofaktor Mutterleib“ beschrieben.

Geschichtlich zurückgeblickt war Otto Rank, ehemals Sekretär von Freud, der Analytiker, der bereits 1923 Bahnbrechendes zum Geburtstrauma geschrieben hat. Empfehlenswert zu lesen ist im Buch „Das Trauma der Geburt“ (Rank, 2007) auch die Einleitung von Ludwig Janus und E. James Liebermann, die auf die heutige Bedeutung des Werkes von Rank verweisen.

Bevor ich zu dem eigentlichen Therapieprozess komme, möchte ich noch kurz einige Bemerkungen zu dem Riesenei machen, welches in meinem Therapiezimmer hinter meinem Therapiesessel liegt (Abb. 2.14).

Die Arbeit mit dem Symbol des Uterus ist eingebettet in die Therapie und therapeutische Praxis der „beseelbaren Therapieobjekte“, die ein wesentlicher Bestandteil unseres therapeutischen Modells SPIM 30 ist. Ich möchte hier nur auf die entsprechende Literatur von Vogt (2004, 2007) verweisen.

Das Ei wurde 1998 nach zweijähriger Vorarbeit von Ralf Vogt entwickelt und von geschickten Handwerkern hergestellt.

Ich habe es im letzten Jahr sehr häufig genutzt, früher eher weniger. In der Stadt kursiert ein Gerücht, dass man bei uns in das Ei müsse, wenn man bei uns eine Therapie macht. In den vergangenen Jahren habe ich mich einerseits lustig gemacht über dieses Gerücht, ich habe aber auch immer wieder ängstlich beteuert, dass da keiner rein muss.

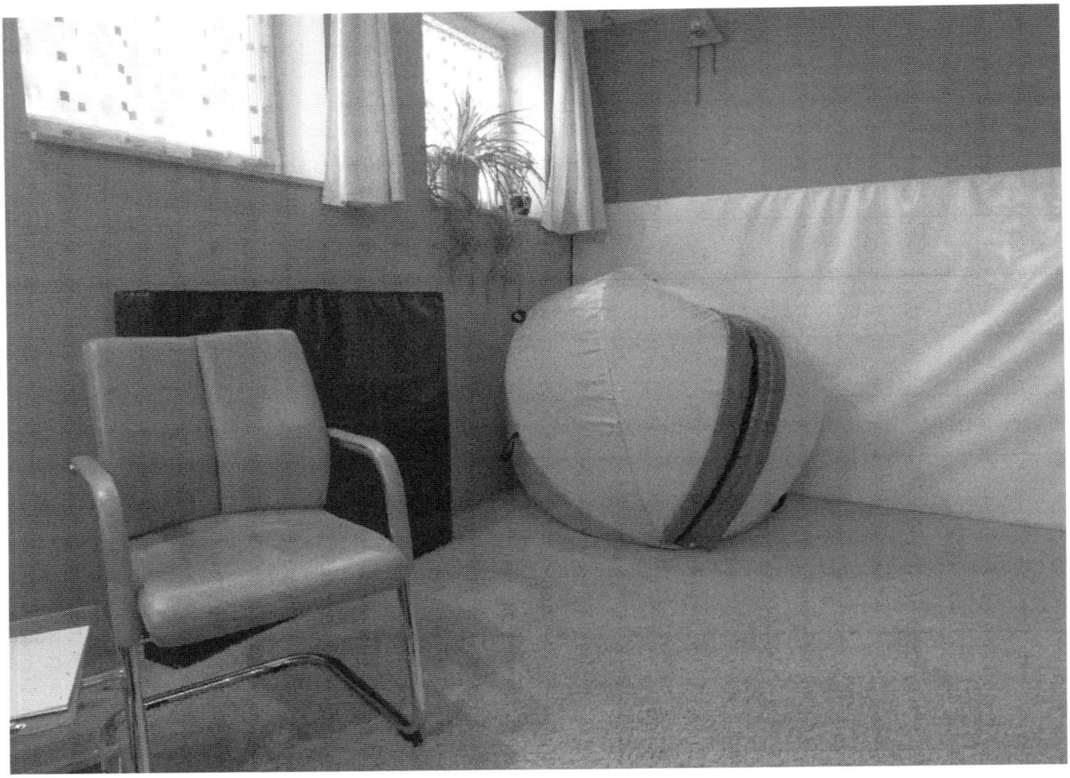

Abbildung 2.14: Riesenei im Therapiezimmer

Patienten, die zu mir kommen, äußern entweder gar nichts zu dem Teil oder sie sagen, ohne dass ich überhaupt danach gefragt habe, dass sie da nie hineingehen werden. In Kindertherapien habe ich allerdings häufig erlebt, wie insbesondere Jungen sehr schnell darin verschwinden und sich munter und wild durch den Raum drehen. Ich denke dann meist, oh sie sind wahrscheinlich im Kontakt mit einer guten Phase der Pränatalzeit. Was hat es also mit der negativen Übertragung und dem Satz „Da musst Du rein!" auf sich? Wir werden auf alle Fälle in eine Täterübertragung gebracht und es scheint ja so, dass es da drinnen schrecklich sein muss. Es findet eine Projektion auf das Symbol des Uterus statt. Und es scheint ja etwas mit Gewalt zu tun zu haben. Möglicherweise ist dieser Satz auch als ein Symbol für eine Vergewaltigung zu betrachten. Dann wären wir in der Übertragung die Täter und Zeugen, die jemanden zur sexuellen Gewalt zwingen. Das lässt mich an verschiedenste Täterkreise, oft familiäre Täterkreise, Kulte, Mind-Control denken. Und ja – natürlich behandeln wir Patienten mit gerade diesem Hintergrund und vor Kurzem war eine Patientin mit einer DIS in dem Ei. Genauer gesagt, mehrere Kindanteile dieser Klientin, und ich sollte mit rein. Ich nutzte dieses Objekt, dieses Ei bis vor Kurzem nicht zur Traumaexposition. Ich biete es meist als Platz zum Ausruhen, zur Reizreduktion an. Des Öfteren nutze ich es zum Ende von Therapien, vielleicht unbewusst, um den Kreis zu einer Phase einer guten Pränatalzeit zu schließen oder/und um eine Nachnährung mit gutem mütterlichen Objekt anzubieten oder um den Übergang in die Zeit ohne Therapie zu gestalten. In dem Fall der Patientin, von deren Therapieprozess ich Ihnen gerne berichten möchte, war es so, dass sie in der letzten Therapiestunde nochmals für einen Moment in das Ei wollte. Sie lag ruhig und wir plauderten, ich gab ihr ihre Teetasse und sie genoss den Moment. Ich dachte so, ob es wohl zum Abschied der Schwangerschaft – es war 2 Monate vor dem Geburtstag der Patientin – auch einigermaßen ruhig gewesen sei, und im nächsten Moment sah ich die großen Augen der Patientin, die bereits wahrnahm, was gleich geschah. Die weiße Matte, die an der Wand lehnte, machte sich auf den Weg und fiel mir auf den Kopf und dadurch abgebremst auf das Ei. Wir empfanden es beide als störend und unsere schöne Abschiedszeit vermiesend. Doch konnten wir auch lachen und ich erzählte der Patientin meine Gedanken, die ich kurz vorher hatte. Sie antwortete: „Nein, meine Mutter wollte mich doch bis zuletzt nicht und versteckte ihren Bauch, indem sie ihn wegschnürte". Die Patientin kam dann durch eine Zangengeburt auf die Welt.

In dieser letzten Therapiestunde erinnerte die Patientin ihren Therapiebeginn in unserer Praxis. Sie war in ihrer ersten Therapie bei meinem Mann und sie erzählte, wie sie eigentlich nur kurz etwas therapeutisch machen wollte und dann „todesmutig in die Welt wollte". Sie sei entsetzt gewesen, für zwei Jahre in eine Gruppentherapie gehen zu sollen. „Todesmutig in die Welt zu wollen", dieser Satz charakterisiert sehr anschaulich ihre Geburt und die vielen Reinszenierungen dieser in ihrem Leben. Die positive Übertragung auf meinen Mann, Herrn Ralf Vogt, war ausreichend, um sich auf die Therapie einzulassen und erinnerte möglicherweise an den Doktor, der ihr mittels Zange das Leben gerettet hatte. Hier war es atmosphärisch und symbolisch die Zange, an der Gruppe teilzunehmen. Durch die analytische, körperorientierte Traumatherapie im Einzel- und Gruppensetting war die Patientin, als sie zwei Jahre später zu mir in die Therapie kam, bereits gut reflektiert und motiviert. Sie kannte sich schon in der Arbeit mit Persönlichkeitsanteilen, deren Wechselwirkung mit Übertragungen und Introjektgeschehen, aus und kannte mich bereits aus der Gruppentherapie. Ihr war die Bindungsforschung bekannt und sie erlebte sich als unsicher gebunden und geringem Urvertrauen. Die junge Frau M. kam zu mir in die Einzeltherapie mit dem Wunsch, an den unbewussten Barrieren zu arbeiten, die sie von ihrem Ziel, einen Mann zu finden, mit dem sie eine Familie gründen und ein Kind bekommen könne, abhielten. Sie litt außerdem an einem hohen Arousal und unter Albträumen, in denen es ums Fallen, Sterben und Eingesperrtsein ging. Sie litt ab und an an dem Impuls, sich ein Messer in den Bauch rammen zu müssen. Außerdem komme sie von ihrem Freund nicht los, der solch eine schlechte Selbstfürsorge habe, trinke, ab und an Drogen nehme, sehr schlechte Zähne habe und häufig depressiv herumhänge. Frau M. war gesellschaftlich sehr engagiert und verfolgte ehrgeizige berufliche Projekte. Ich spürte allerdings auch eine große Not in der Suche nach ihrem Platz und dem Wunsch, zum Universitätsinstitut dazugehören zu wollen. Möglicherweise versteckte sich dahinter die unbewusste atmosphärische Übertragung der Geburt, wo sie durch einen Doktor und Studenten gerettet wurde. Ich hatte den Eindruck, dass sie sich insgesamt ziemlich verausgabte und noch wenig Halt in sich erlebte. Bezüglich ihrer Dissertation äußerte sie immer wieder Ängste, diese nicht zu schaffen. Auch hier reinszenierte sich das Thema der schweren Geburt inklusive der schweren Pränatalzeit. Die finanzielle Situation der Patientin war eher desaströs als beruhigend, was zusätzlich auf ihre Selbstwertproblematik hinwies. Die Patientin wirkte autark mit einem starken Willen und mit einem Wissen ausgestattet, dass sie „was sie wolle auch schaffen“ könne. Die Ressourcen von Frau M. lagen im Leben mit und in der Natur. Sie liebte ihren Garten, sie liebte es zu tanzen und sie hatte ein gutes soziales Netz mit Freunden.

Schauen wir zunächst auf den Wunsch der Patientin, einen Mann fürs Leben zu finden. Über eine sehr lange Zeit litt die Patientin an einer Fixierung auf ihren Freund E. Obwohl E. sie immer wieder versetzte, sehr schlecht für sich sorgen konnte und destruktiv war (s.o.), kam die Patientin nicht von ihm los. Die Patientin war es aus ihrer Kindheit gewöhnt, sehr harte Bedingungen auszuhalten. Auch ihre Mutter und Großmutter waren bereits Frauen, die durch harte Arbeit, Hunger und Gewalt selbst sehr verhärtet waren, aber auch das Familienleben irgendwie gestemmt haben.

Also gab es eine Fixierung der Patientin an ihre Mutter- und Großmutterintrojektstrukturen, die an sexuelle Gewalt bereits gewöhnt waren und Demütigungen bagatellisierten. Die Patientin hatte aber auch starke Retterfantasien, die der Parentifizierung entsprachen, ihren Vater und die Mutter doch noch retten zu können. Da sie noch jüngere Brüder hatte, kamen nun noch die Retterwünsche bezüglich ihrer Brüder hinzu. Ein Größenselbstanteil der Patientin kämpfte mit mir als Therapeutin: „Doch Frau Vogt, ich schaffe das. Sie werden sehen, der E. verändert sich noch und ist doch nicht so schlecht, wie Sie denken.“ In meiner Gegenübertragung nahmen häufig Hilflosigkeit und Ohnmacht Platz. Wir konnten dennoch an den Übertragungen auf E. weiterarbeiten, die Patientin suchte nochmals ihren Vater auf und konfrontierte diesen mit der sexuellen Gewalt, die er ihr angetan hatte und zu der sie bereits in ihrer Therapie lange gearbeitet hatte. Sie konnte bei diesem Besuch realisieren, dass er sich nicht verändert hatte. Bei der schriftlichen Konfrontation der Mutter kam von dieser ein bitterböser Brief zurück in dem Tenor, was die Patientin wohl alles fantasiere. Die Brüder gingen ihren Weg ins Größenselbst und den Stolz auf die Familie weiter und die Patientin realisierte unter Trauer, dass ihre Kraft nicht mehr ausreiche, den Brüdern zu helfen und die Brüder sich auch nicht helfen ließen. Danach schien es, als sei die Beziehung zu E. gelöst. Es schien nur so. Nach kurzer Zeit sagte die Patientin bezüglich E.: „Wir sind uns so nah." Ich fragte sie, was wäre, wenn sie loslassen würde. Sie sprach von extremen Einsamkeitsgefühlen, die sich für mich nicht mit dem Verlassensein von Mutter und Vater erklären ließen. Wir entschlossen uns, zu diesem Einsamkeitserleben eine Traumaexposition durchzuführen. Während dieser Expositionsgestaltung fühlte sie den Wunsch, sich sehr zusammenzurollen und an die Wand drücken zu wollen. Sie war mit ihrer Pränatalzeit konfrontiert und sagte plötzlich: „Da ist jemand gestorben." Durch die weitere Bearbeitung dieses Zwillingsverlustthemas (vgl. Hochauf, 2006) konnte Frau M. dann wirklich die Beziehung zu E. endgültig beenden. „Mist, ich kann E. nicht retten". Ihre starken Menstruationsbeschwerden wurden deutlich geringer. Die Traumaexpositionen brachten starke Abtreibungsversuche der Mutter und harten Sex durch den Vater während der Schwangerschaft als Wahrnehmungshypothese hervor. Viele Körpersymptome und Reinszenierungen wurden für die Patientin erklärbar. Insbesondere wurde ihr, und auch mir, ein haltloses Schluchzen, Gurgeln und Röcheln der Patientin, welches immer mal wieder sehr stark über sie kam, erklär- und zuordenbar. Es konnte hypothetisch dem Gefühl der Mutter während und am Ende einer extremen Gewaltszene zugeordnet werden.

Interessant ist auch die Veränderung in der beruflichen Welt der Patientin zu diesem Zeitpunkt. Ihr Chef und ein Begleiter ihrer Doktorarbeit provozierte sie angesichts eines von ihr unter Angst gehaltenen Vortrages. Schon längere Zeit hatte sie ungute Gefühle ihm gegenüber gehabt, da er ihre Unklarheit und Furcht häufig vergrößert hatte.

Sie distanzierte sich von ihm und kurz darauf wurde bekannt, dass er unter einer schweren Erkrankung litt und das Institut verließ. Sie selbst bekam von mehreren Institutsmitarbeitern gesagt, dass man sie am Institut brauche, schätze und sie sicher eine richtige Stelle bekommen würde.

Die Patientin wollte sich nach der schweren Therapiearbeit ausruhen, was ihr im Alltag nur schlecht gelang. Sie war meist mehr im Verausgabungsmodus. Frau M. war irgendwie neugierig auf das Ei und hatte aber noch großen Respekt. Plötzlich sprang sie auf und sagte, sie gehe mal hinter den Vorhang zum Löwen. Der Delfin hinter dem Vorhang möchte gern in das Ei. Er fände das gemütlich. Die Patientin sagte weiter spontan, dass sie Angst vor Tritten habe und Schutz brauche. Panther und Löwe wurden daraufhin als Mutmacher und Aufpasser ausgemacht und dazugestellt. Schlussendlich war sie im Rahmen einer KSHP-Inszenierung mit dem Delfin, dem Panther und Löwen im Ei. In der nächsten Stunde sagte sie noch einmal, wie gut sie sich darin gefühlt habe. In der darauffolgenden Stunde fragte mich ein Kinderanteil der Patientin, wann es endlich vorbei wäre. Ich antwortete: „Wenn die Große deine Geschichte kennt."

Die Kleine sagte als Anteil: „Ja, die hört mir nicht zu. Die muss mir richtig zuhören. Ich durfte nicht sprechen." Die Mutterintrojektstruktur antwortete daraufhin als Anteil voller Scham: „Ich versage hier gerade. Ich kriege es nicht hin, mein Kind zur Welt zu bringen." Ich erklärte, dass sie ja nicht die wirkliche Mutter sei. Hebammen seien auf der Mutter rumgetrampelt. Das Kind sei zwei Wochen über die Zeit gewesen. Die Herztöne hätten ausgesetzt. Die Patientin litt heute tatsächlich noch an Symptomen von Druckerleben auf Kopf und Stirn, Gefühlen von Schreienwollen und nicht können sowie Erstickungsgefühlen. Frau M sagte: „Ich wollte raus, aber die hat mich nicht rausgelassen." Immer wieder bremste in der Therapie die Mutterintrojektstruktur mit dem Satz: „Ich will es nicht wissen." Die Patientin sagte plötzlich: „Ich habe auch Angst vor der riesen Kraft." Und ergänzte kurz danach: „Vor meiner riesen Kraft."

Als wir uns dann entschlossen, auf der Matte die Traumaexposition fortzusetzen, bekam die Patientin schnell das Körpererleben, dass sich der Körper überstreckt und der Hals lang wird. Es seien wie Tritte in den hinteren Rücken und eine starke Spannung und ein Druck auf der Stirn seien zu spüren. Dann ein Gefühl von Lähmung im Geburtskanal. Der Mutterkörper sei schlaff und stinke wie tot. Außen sei es laut. Vom Mutterintrojektanteil kamen Empfindungen, dass die Mutter sich eklig fühle und glaube, dass sie geschlagen werde. Sie wolle schreien und könne nicht. Die Hebamme, der Professor und die Helfer merkten offenbar, dass die Mutter zu schwach werde und setzen die Saugglocke an. Das fühlte sich zwar schmerzhaft für das Kind, aber zugleich erleichternd an. Jemand sagte: „Es lebt". Danach fühlte sie, wie sie die Brust bekomme.

Zwei Wochen nach dieser Sitzung hatte die Patientin Geburtstag und ging auf Wunsch und Intuition wiederum in das Ei. Sie hatte Datteln mit und machte es sich richtig bequem. Frau M. hatte vor einigen Wochen einen neuen Mann kennengelernt, der sie besuchte und gern einmal das Ei sehen wollte. Wir vereinbarten eine Stunde zu dritt. Er kam mit und wollte spontan ebenfalls einmal mit in das Riesenei. Beide gingen zusammen in das Uterussymbolobjekt und kuschelten.

Einige Zeit später beschlossen die beiden, dass sie jetzt ein Kind bekommen wollten. Frau M. hatte aber das Gefühl, dass ihre Gebärmutter noch nicht so weit sei. Es gab auch immer mal wieder Scheidenpilzentzündungen. Die Gebärmutter fühle sich so verhärtet an.

Frau M. widmete sich dem Thema Gebärmutter und malte zu Hause, wie sie es häufig in der Therapie tat. Sie erinnerte mit Ärger, aber auch schon mit Trauer, die familiäre Lebensgeschichte der sexuellen Gewalterfahrungen von Großmutter und Mutter. Sie erzählte, wie hart und zäh beide Frauen ihr Leben gestalteten und sie so mitgeprägt hatten. „Was habe ich mir bloß alles deshalb unbewusst angetan", bemerkte sie traurig. Dann kamen Wut und Empörung auf die „blöden Männer". Ich empfahl ihr an den Sack zu gehen und mit den Beinen zu treten, um die Spannungen im Unterbauch zu lockern. Die Gewalttäter stellte sie sich als beseelte Objekte hinter dem Sack vor.

Sie erwiderte: „Der Kopf sagt ja, aber es zieht mich weg. Es ist wie ein Verbot".

Dann setzte sie sich darüber hinweg und gestaltete eine kräftige Wutaussage an die „beschissenen Männer" in ihrem Leben, angefangen mit Vater, Großvater, Vaters Kumpeln bis hin zu all ihren Partnern, bei denen sie sexuelle Gewalt erfahren hatte. Sie nutzte die Keule, die Beine und schrie: „Ich durfte nichts sagen." Sie verspürte Ekel und eine Brustpanzerung.

In der nächsten Stunde gestaltete die Patientin ein gestalttherapeutisches Rollensetting, in dem sie auf einem Stuhl ihre eigene Gebärmutter sprechen ließ. Der Uterus sagte: „Ich fühle mich so eng, angespannt und möchte mich nur zurückziehen. Mir ist kalt, ich fühle mich so fahl, traurig und habe schon so viele Schmerzen erlebt. Ich musste mich so anstrengen und bin häufig verkrampft. Es gab und gibt keine Wertschätzung für mich. Die Entzündungen sind wenigstens ein Schutz für mich. Die Nieren sind auch kalt. Ich esse zu wenig Warmes und habe daher chronische Blasenentzündungen." Die Patientin reagierte im Rollenpart mit Scham, aber auch mit Dank an die Gebärmutter. In einer weiteren Therapiestunde orientierte ich die Patientin auf das Thema der Füße, weil sie an diesem frühen kühlen Morgen keine Socken anhatte. Frau M. sagte, dass dies wohl ihre Eitelkeit sei. In der darauffolgenden Stunde vertieften wir das Thema und die Patientin erinnerte, dass sie als Kind oft gefroren hatte, nach dem Baden blaue Lippen bekam und die Mutter nicht die Sachen wechselte. In der Wohnung sei es häufig kalt gewesen, da der Vater zu bequem zum Heizen und die Mutter bereits sehr verzagt gewesen sei.

Frau M. wurde sich selbst gegenüber achtsamer, kochte für sich, zog sich wärmer an und konnte gemeinsam mit ihrem Partner eine neue Wohnung beziehen. In einer späteren Therapiestunde äußerte die Patientin den Wunsch, ein ihr durch die Gruppentherapie bekanntes Schlingpflanzensetting erleben zu wollen. Ein Setting, das von Tilman Moser (2001) entwickelt und auch in Vogt (2013) beschrieben wird. Während dieses Settings erlebte ich den Impuls, mit beiden Händen den Kopf zu halten und musste noch einmal an die Saugglocke denken. Die Patientin äußerte abschließend, dass sie einen warmen Bauch fühle und jetzt erstmals richtig fühlen könne, dass sie von ihrem Partner geliebt werde.

Diese Äußerungen haben mich sehr bewegt. Inhaltlich hat sich in diesem Fallbeispiel der Kreis der Erinnerungsarbeit geschlossen. Durch das Einbeziehen des beseelten Uterussymbols war viel in Gang gekommen und die schwierige Psychodynamik der Patientin aufgelöst worden. Durch dieses körperbezogene Erinnern und die abgeleiteten Rollenschemastrukturen im Rahmen von SPIM-30-Anteilsarbeiten und Nachnährungssetting wurden wichtige Entwicklungsblockaden der o.g. Patientin aufgelöst. Durch das Auflösen dieser Barrieren wiederum konnte Frau M. wichtige Veränderungsschritte quasi wie von selbst auf natürlichen seelischen Wachstumswegen einleiten.

2.8 Der beschämte Prinz – Ein Fallbericht – DESNOS

Ralf Vogt

Erste Therapieetappe

Herr Z. kam an sich aufgrund einer Auflage seiner sehr energischen Freundin zur Psychotherapie und fand zunächst keinen rechten Zugang für eine eigenständige Psychotherapiemotivation. Bewusst sprach er lediglich von Problemen des Selbstwertes, einer schwer abzuschließenden Graduierungsarbeit im Beruf sowie Abgrenzungsproblemen im Elternhaus. Abgespalten dazu gab es die umgrenzte Aussage bzgl. eines sexuellen Gewaltübergriffs durch den Bruder im frühen Schulalter.

Der Patient wirkte zunächst wie ein Neurosepatient mit einem umschriebenen Monotrauma, welches bewusst benannt werden konnte. Neurotische Ablöseprobleme mit den Eltern, Ich-Identitätsprobleme und Leistungsversagenshaltungen standen im Vordergrund. Mit diesen Aufgabestellungen begannen wir dementsprechend auch im Therapieprozess zu arbeiten. Der Patient zeigte in dieser Etappe nur begrenzten Fleiß, was mit vielen negativen Vaterübertragungen auf mich als Psychotherapeuten zusammenhing. Demzufolge beinhaltete die erste Therapieetappe viele alltägliche Aufgabestellungen für den Patienten, z. B. in Form von Abgrenzungsaufgaben, die auffallend mühsam vorangebracht wurden. Die längste Zeit davon mussten wir mit der Aufdeckung von atmosphärischen negativen Elternübertragungen auf mich verbringen, die ich aufgrund ihrer Stärke und Nachhaltigkeit als Täterübertragungen des Patienten auf mich einschätzte. Die genaue Ursache für diese komplizierten Übertragungen war zu diesem Zeitpunkt nicht klar. Es war aber kaum möglich, mit verbalen Mitteln diese Problematiken mittels analytischer Einsichten emotional spürbar aufzulösen. Abhilfe schufen hier erst körperorientierte Kontaktsettings zu mir als Psychotherapeuten, durch welche der Patient meine Emotionalität direkter austesten konnte und meine Gefühlsechtheit besser prüfen lernte.

Mittlere Therapieetappe

In dieser Behandlungsphase wurden eine Reihe familiärer Störungsmuster bearbeitet. Der Klient wollte nicht mehr für die Eltern deren Besuchs- und Telefonerwartungen erfüllen, was diese sehr moralisierend quittierten. Bereits in dieser Zeit äußerten sie Zweifel an der Seriosität seiner Psychotherapie. Die Mutter hatte zwar selbst eine Psychotherapie absolviert, dort aber keine gravierenden Veränderungen erlebt bzw. – einer Art kontrollierter Alibitherapie entsprechend – keinerlei Veränderungen zugelassen. Beide Eltern forderten vom Sohn, dass er sich ihre Sorgen wie immer anhören und unterstützend kommentieren solle.

Auffallend war beim Klienten immer noch, dass zwischen seinen Erkenntnissen und Erklärungen inklusive der therapeutischen Veränderungsversprechungen einerseits und seinem Verhalten andererseits ein großer Widerspruch bestand. Ursächlich sah ich das als Ausdruck der o.g. komplizierten negativen Übertragung auf mich an, die auch durch ein Ansprechen nicht abnahm. Daher klassifizierte ich diese Beziehungsstörung als problematische Kombination von Täterübertragungen, Täterintrojektionen sowie chronifizierten Täterbindungsstrukturen, weil der Patient sich sowohl kindlich-vermeidend, pubertär stur und verknöchert als auch widersprüchlich abhängig von Allerweltsmeinungen verhielt. Sehr oft gewann ich den Eindruck, dass der Patient mich hinhalten und hintergehen musste, weil er riesige Beziehungsverlustängste hatte. Dieser Eindruck wurde besonders durch die Teilnahme des Klienten an der KPM- und NVM-Gruppenpsychotherapie bestärkt und erst durch die Vielzahl der Gruppenrückmeldungen gut bearbeitbar. So verstrickte sich der Patient in Zusagen, die er später nie geäußert haben wollte, und ähnliche Konflikte. Da es nun Rückmeldungen unter Zeugen gab, wurde meine Arbeit spürbar erleichtert. In den Einzeltherapiesitzungen war es dem Klienten mit klugen und charmanten Darstellungen wiederholt gelungen, den geschilderten Situationen den Stempel seiner Sichtweisen aufzudrücken und so mein skeptisches Nachhaken zu verhindern. Durch SPIM-30-Anklagesettings mit Sack, Keule als Ausdrucksverstärkung und beseelbaren Therapieobjekten als Symbolisierungsmitteln für die emotional gefürchteten Eltern gelang es, insbesondere auch mit Hilfe der Gruppentherapieatmosphäre, mit beherzten Schritten in Richtung eines pubertären Aggressionsschubes voranzukommen.

Nach diesen neurosepsychologischen Bearbeitungen auf der bewussten Ebene wuchs mit dem verbesserten Selbstbewusstsein und der abnehmenden Täterübertragung mir gegenüber die Chance auf eine vertiefte analytische Therapiearbeit mit regressiven Settings. Besonders imaginativ-assoziative Settings mit der Screentechnik und der Fußbodenmatte (vgl. Vogt, 2013) brachten jetzt frühkindliche Szenen hervor, die einen beträchtlichen psychotraumatischen Schweregrad besaßen. Es stellte sich auch für den Patienten verblüffend klar heraus, dass er körperliche Züchtigungen durch den Vater in bagatellisierenden Metaphern abgespeichert und dadurch in der damaligen Verzweiflung, Angst und Dramatik völlig vergessen bzw. dissoziiert hatte. Wenn sich solche Szenen einstellten, wurden die Bilder der ausrastenden Gewalt des Vaters und der ohnmächtigen Vernichtungsangst des Jungen viel größer, breiter und nachhaltiger als zuvor über Jahre wiedererlebt. Erschwerend in der damaligen Verarbeitung dieser Szenen kam für den Jungen hinzu, dass der Vater am Ende der Gewaltexzesse oder kurze Zeit später psychisch demonstrativ wehleidig zusammenbrach und seine Vorgehensweise histrionisch manipulativ bedauerte. Diese selbstmitleidige Strategie des Tätervaters wurde auch durch die Mutter mit bestimmten Sätzen, wie etwa, dass der Vater es gut meine und im tiefsten Inneren immer den Sohn liebe etc., flankiert. Auch hier half der Gruppenbezug erstmals, psychagogische Klarheit gegen diese Nebelinterpretationen herzustellen. Traumapsychologisch waren die Daten der Gewaltverinnerlichungen größtenteils faktisch konkret sowie symbolisch-metaphorisch angelegt (vgl. Kategorien von Vogt in diesem Band). So berichtete der Patient in seinen Imaginationen oder anhand seiner Nachtträume von fetten Monstergestalten oder Krötenfiguren, die ihn vernichtend bedrohten. Die Nähe zur Mutter wurde jetzt auch unheimlicher als zuvor geahnt. Die faktischen Erinnerungen bezogen sich auch auf ekelerregende Situationen mit der alkoholisch volltrunkenen Mutter. Symbolisch trat hier auch ein Spinnenbild auf, wodurch das Thema des Heimtückischen und Unfassbaren an Gestalt gewann. Diese emotional bedeutsamen Auflösungen zeigten therapeutisch gesehen, dass zuvor rational schlüssig etikettierte Erinnerungssachverhalte jetzt in eine beseelte Erinnerungswelt des Kindes zurückrutschten. Oder anders gesagt: Die eigentliche psychodynamische Brisanz des neurotisch verformten oder psychotraumatisch geschädigten Kindes war hinter dem rationalen Schutz des heutigen Erwachsenen verborgen. Ich würde in diesem Falle von einer teildissoziativen Abwehr sprechen, weil der Patient in groben Zügen co-bewusst wusste oder ahnte, dass die Erlebnisse größeren Stellenwert im seelischen Defizit besitzen, als er nach außen zeigen wollte. Durch die Täterübertragung zu mir (in nicht beabsichtigter Hinsicht) war es ihm zuvor nicht möglich gewesen, diese Scheinbewältigung infrage zu stellen. Nur seine neurotischen Decksymptome zwangen ihn quasi – mehr indirekt – seine Widersprüchlichkeit doch näher zu untersuchen.

Letzte Therapieetappe

Durch obigen Einstieg in die assoziative Arbeit mit den für den Patienten unerwarteten Vertiefungen waren wichtige Schlüsselerlebnisse für den Klienten aufgebrochen, die in der dritten Therapiephase weitere dissoziative Erinnerungskammern im frühkindlichen Gedächtnis öffneten. Erst jetzt war der Patient in der Lage, sich intensiv dem Thema der bekannten sexuellen Vergewaltigung durch den Bruder zu stellen. Erstaunlicherweise waren diese Sitzungen bald erschöpfend bearbeitet und viel größere Übergriffe kamen ans Licht. All diese aus der dissoziativen Versenkung auftauchenden Erinnerungen waren größtenteils faktisch und von hoher Evidenz.

Zunächst gab es eine Szenenneuverknüpfung eines sexuellen Gewaltübergriffs des Vaters am kleinen Jungen im Badezimmer, die vom Schmerzerleben schlimmer war als der oben geschilderte Übergriff des Bruders. Danach wiederum kamen für den Klienten die widerwärtigsten, ekelhaftesten und schmerzlichsten Szenen von sexueller, oraler und analer Gewalt durch den Großvater (Vater des Vaters). Diese Szenen hatten zusätzlich einen Foltercharakter, da der Junge hier nach der Schule pünktlich und ohne Widerspruch zum Großvater geschickt oder von diesem bestellt wurde und es quasi gleich nach dem Öffnen der Wohnungstür zur perversen Sache ging. In dieser Therapiephase öffnete der Patient außerdem, dass er seine Freundin in der damaligen Partnerschaft betrogen und eine Zweitbeziehung geführt hatte. Gestört wurde die analytisch imaginative Erinnerungsarbeit mit der Fußbodenmatte lediglich durch psychodynamische Intrusionen von Täterstimmen, die den Prozess als völlig absurd, fantasiert und sektenbasiert diffamieren und durchkreuzen wollten. Im Rahmen der Regiearbeit im SPIM 30 (vgl. Vogt, 2013) wurden diese Stimmen in den reorientierenden Kontakt gebracht. Außerhalb der Stunden führten auch eine andere Art von Stimmen zu Schuld- und Schamgefühlen beim Klienten, welche er in schmerzlicher Differenzierung als Opferkindstimmen wiedererkennen konnte. Durch die früher nicht distanzierbaren inneren Selbstgespräche der devoten Unterordnung des Jungen unter das gespalten-aggressiv hoch sexualisierte Familiensystem war der Patient jahrelang im dissoziierten Konflikt zwischen Bestrafungsangst und Selbstvorwürfen gar nicht auf die Idee gekommen, eine Psychotherapie aufzusuchen. Der letzte Traumaknoten auf der Leidenskette offenbarte sexuelle Inzestübergriffe durch die Mutter, die ebenfalls über Jahre vom mittleren bis ins höhere Schulalter andauerten. Die Mutter hat ihren Sohn skrupellos sexuell in die erwarteten Handlungen eingewiesen und als diskreten sexuellen Ersatz für den nicht befriedigenden Ehemann benutzt. Diese Aufarbeitungen waren für den Patienten äußerst schambesetzt. Sie erklärten ihm aber auch die erlebten schweren Mutter-Täter-Übertragungen auf die damalige Freundin inklusive der heimlichen eigentlichen Liebschaft sowie die Wirkungsweise von Opfer-Täter-Ketten im Leben von psychotraumatisch geschädigten Menschen.

Interpretation

Diese traumapsychotherapeutische Fallgeschichte zeigt viele interessante Behandlungsaspekte. Zunächst ist offensichtlich, dass beim Klienten schwere sexuelle Gewaltübergriffe weit wegdissoziiert waren und plausibel normalere neurotische Verhaltenssymptome im Vordergrund standen. Ein – wie sich später herausstellte – quasi viertrangiger einmaliger sexueller Gewaltübergriff scheint hinreichend bekannt. Er ist aber merkwürdigerweise nicht bearbeitbar; ein anderer Psychotherapeut könnte dies eventuell als erledigt, als resilient bewältigt fehlinterpretieren. Gerade die handlungsorientierte SPIM- 30-Beziehungsarbeit inklusive der Statementsettings ermöglichte die spätere erste eigentliche Traumaarbeit. Zurückblickend kann man begreifen, dass die starken psychodynamischen Täterintrojektintrusionen jegliche Vertiefungen des Aufdeckens von Zusammenhängen verboten hatten. Der Klient hatte diese zunächst als wenn auch widersprüchliche, so doch ICH-syntone eigene Stimmen fehlinterpretiert und sich auf aktuelle – selbst verursachte – Konflikte seiner Alltagswelt konzentrieren wollen. Zunächst notwendig war eine Kombination von Widersprüche aufdeckender Gruppenpsychotherapie, der Stärkung anhand von Elternanklagesettings (zunächst als Alltagsanklagebeschwerdesettings inszeniert) und langwierigen Bearbeitungen der dissoziativ ausgeblendeten Täterübertragung auf den Psychotherapeuten. Erst nach einer Lockerung des elterlichen, d. h. Täterbewertungssystems konnte mit der eigentlichen Traumaarbeit begonnen werden. Die traumatischen Ereignisse öffneten sich gemäß einer Art Zwiebelschalenmodell von mäßigen hin zu höheren Schweregraden in der Schmerz-, Scham- und Ekeleskalierung des Klienten. Täterintrojektstimmen behinderten ebenfalls in einer Rangfolge von klarem Verbot bis zum Gehirnwäschetabu fortlaufend die traumaaufdeckende Arbeit. Auch hier musste der Klient zunächst seine eigenen Selbstbehandlungskompetenzen im Umgang mit den quälenden Stimmen gewinnen. Die Evidenz, dass seine schockierenden und verwirrenden Erlebnisse wirklich seiner frühkindlichen bis späteren Jugenderfahrung entsprachen, musste erst durch Wiederholungserlebnisse des Patienten im Langzeitprozess herausgefiltert und mehrfach bestätigt werden. Durch das kontinuierliche traumaorientierte Bearbeiten der Themen haben sich die eingangs erwähnten sozialen Identitäts- und Beziehungsprobleme von der Wurzel her bearbeiten lassen. Die Lösung der Alltagsproblematiken war dadurch also später überflüssig geworden. Auch diese Verknüpfung von äußerer Erscheinung und innerer Verursachung hätte einem Verhaltenspsychotherapeuten zum Verhängnis werden können, insofern sich dieser Kollege auf eine ausschließlich supportive, z. B. ressourcenorientierte Psychotherapie bzgl. der Alltagsprobleme festgelegt hätte. Klienten mit verdecktem psychotraumatischen Hintergrund fallen in einer solchen Behandlungsstrategie dadurch auf, dass sie Ratschläge bereitwillig-dankbar annehmen, aber wegen starken Selbstschuldvorwürfen nicht umsetzen, weil sie die Täterübertragung auf ihre Psychotherapeuten nicht wahrnehmen können. Die Furcht vor dem sich wiederholenden beziehungsseitigen Missbrauch und der latenten psychodynamischen Vernichtung verhindert dann jedoch zugleich die Öffnung des schambesetzten Problems vor den Therapeuten, welche heute die Behandlungschance eröffnet.

2.9 Die dissoziative Spätentdeckung – Ein Fallbericht - DDNOS

Ralf Vogt

Frau Y. kam zu mir in die Psychotherapie mit den Hauptaussagen, dass sie unter schlimmen Kindheitserlebnissen sowie Konflikten leide, in deren Zentrum Mobbing in der Schule, Streits um die Ablösung von den Eltern sowie berufliche Identitätsprobleme stünden. Sie hätte vor Jahren von einer therapiekundigen Freundin die Meinung gehört, dass sie vom Vater wohl sexuell vergewaltigt worden sein könnte – bei ihren Symptomen. Das habe sie sehr empört und eher von einer Therapie abgehalten. Sie wisse doch besser als andere, was passiert sei und was nicht.

Körperlich litt Frau Y. vorrangig unter depressiv-ängstlichen Symptomen und schlechtem Schlaf. Psychisch wirkte sie kindlich, misserfolgsmotiviert, dissoziativ brüchig, zwanghaft und beziehungsängstlich.

Erster Interpretationsrahmen und Therapiephase

Frau Y. bzw. ihre Symptome wirkten auf mich allgemein wie eine entwicklungsgebremste neurotische Störung mit einigen dissoziativen Elementen, die ich in den ersten Wochen plausibel auf Vernachlässigungssituationen durch die Eltern zurückführen konnte. Das sexuelle Traumaproblem wertete ich damals als vage Hypothese der Freundin, die möglicherweise mit wenig Indizien hypothetisch die Patientin rechts überholt hatte, was natürlich vermieden werden sollte. Die Mobbingdarstellungen erschienen bei der selbstwertgestörten Frau nachvollziehbare Erlebnisse aus der Schulzeit zu sein. Frau Y. arbeitete anfänglich zu sehr plausiblen Neurosethemen des Alltags mit depressiven Selbstwertkonflikten, Kränkungen durch Freundinnen, Wertekonflikten mit den Eltern und Geschwistern sowie Überforderungen am Arbeitsplatz. Eigentümlich wirkt nur, dass Frau Y. selbst bei kleineren Konflikten so tief abstürzte und zu Hause von eigenartigen Fernsehabenden berichtete, wo sie die Zeit verlor, regelmäßig einschlief und manchmal nicht mehr wusste, was eigentlich mit ihr passierte. Das konnte man natürlich als neurotische Fehlhaltung interpretieren. Die Beziehungsschwierigkeiten zu mir erlebte ich als schwere negative Vaterübertragung. Für sexuelle Übergriffe gab es zu dieser Zeit keinerlei Anzeichen. Jegliches Nachfragen in diese Richtung machte Frau Y. sofort wütend. Die stärkste emotionale Defizitprägung durch das Elternhaus konnte einvernehmlich in den seelischen Vernachlässigungserlebnissen gefunden und relativ gut bearbeitet werden.

Mittlere Therapiephase

Frau Y. hatte im Rahmen der Übertragungs-Introjekt-Rollenschemata des SPIM-30-Verfahrens erwartungsgemäß deutliche Hinweise auf größere Vernachlässigungsergebnisse durch die Eltern sowie deren verbale und physische Erziehungsgewalt zur Darstellung gebracht, sodass ich die Hypothese der neurotischen Entwicklungsstörung fortlaufend erweiterte. Beispielsweise stellte sie den Vater oft als roten Riesenklotz dar, dem sie selbst als Symbol nur unter großer Angst im Anklagesetting etwas sagen konnte (vgl. SPIM-30-Settingabbildungen im Band). Die Stimmen der Eltern im Echosetting sprudelten dagegen ohne Unterlass, was allgemein für stärkere Introjektabbilder spricht, weil diese impulsiv waren und auch im Auftreten deutlich andere States, als sie die eigentliche Klientin zeigte.

Eine Schlüsselstellung im Rahmen der assoziativen Arbeit bekam dabei eine Schimmelbrotszene im Elternhaus, die sich im Schulkindalter abgespielt hatte und bis dato völlig wegdissoziiert war. Erst nachdem die vielen depressiven Absacker zu Hause, die jetzt auch von der Patientin selbst als dissoziative Zustandswechsel benannt werden konnten, verstanden waren, war der Boden für die traumaorientierte Assoziationsarbeit gegeben. Als SPIM-30-Settings wurden ein Familienküchentisch als KSHP-Setting, Screensetting im Liegen sowie das LMDR-Setting im Einvernehmen mit der Patientin experimentell eingesetzt (vgl. Vogt, 2013, S. 25-28). Frau Y. stellte scheibchenweise erschüttert fest, dass der Vater nicht nur überstreng gewesen war, sondern dass die bis dahin als gut angesehene Mutter eine Reihe von kühlen Erziehungsstrafen verhängt hatte. So verlangte sie von der Tochter beim Auffinden von verschimmelten Schulbroten im Zimmer, diese zu essen (das Kind mochte bestimmte aufgezwungene Stullenbeläge nicht und hatte ambivalent die Brote im Zimmer versteckt – anstatt sie wenigstens außerhalb einfach wegzuwerfen). Die total verschimmelten Brote mussten unter einem extremen Ekelerleben eingeweicht und unter ständigen Würgereizen aufgegessen werden. Das Mädchen war demagogisch so eingeschüchtert, dass sie selbst bei minutenweiser Abwesenheit der Mutter (außerhalb der Küche) die Stullen bzw. den Ekelbrei nicht einfach im Klo verschwinden ließ. Während dieser Psychotraumasitzungen traten häufig dissoziative Aussetzer bei Frau Y. auf, sodass wir einvernehmlich von einem mittelschweren bis schweren Traumaerlebnis sprachen.

Interpretation

Frau Y. vertiefte zunehmend den Zugang zu innerpsychischen Symptomketten und war jetzt auch durch die psychodynamische Arbeit mit Täterintrojekten mit entsprechenden SPIM-30 -Settings (Rollenschemata, Aufstellungen, Ringearbeit) in der Lage, festgezurrte Elternbilder zu lockern. Durch diese Auflösung von bis dahin tabuisierten Täterrahmenregeln der Herkunftsfamilie konnte sie in andere Assoziationsbereiche gelangen. So konnten dissoziativ abgespaltene Erinnerungsstücke schrittweise bewusst werden, weil sich die psychodynamische Kapazität der Klientin erweitert hatte.

Letzte Therapieetappe

Für die Patientin war es jetzt nicht mehr tabuisiert und anstrengend, von Traumaereignissen in der Kindheit sowie traumapotenten Dauerspannungen im frühen Elternhaus zu sprechen. Sie bereitete sich gewissenhaft und engagiert auf die Therapiestunden vor, hatte Protokolle geschrieben, Bilder gezeichnet und eigenständige Selbsterforschungsinteressen. Erst nach dieser relativ langen Zeit von nahezu drei Jahren öffnete das dissoziative Traumagedächtnis doch ein sexuelles Gewalttrauma, das dem Mädchen von Jugendlichen zugefügt worden war und das Frau Y. solange für unmöglich gehalten hatte.

Im Alter von ca. 8 Jahren war das Mädchen mehrmals von einer Jugengang schikaniert, verprügelt und im Gebüsch auch vergewaltigt worden. Das Mädchen war aufgrund der überstrengen Erziehung zu Hause nicht in der Lage, den Jungen (in der Übertragung als dominante Elternfiguren erlebt, s.u.) auszuweichen und ging berechenbar den Weg nach Hause wie zur Schlachtbank.

Die peritraumatische Trance bzw. das Schockerleben trat offenbar sehr schnell ein, sodass die kriminelle Horde mit dem Körper machen konnte, was sie wollte. Später hat das beschämte und eingeschüchterte Kind natürlich weder Eltern noch Geschwistern davon erzählt, sondern nur apathisch auf dem Bett gelegen. Für die nach außen für andere nicht nachvollziehbare „empfindliche Trantutigkeit" als Erscheinungsbild der Posttraumatischen Belastungsstörung erntete das Mädchen später noch ironische Bemerkungen im Sinne einer Teufelskreisspirale sowohl durch die Familie als auch innerhalb der Schulklasse.

Interpretation

Das gewachsene Selbstbewusstsein der Patientin, ihre psychotraumatologische Vorerfahrung und die verbesserten Sozialkontakte zur heutigen Patientenbezugsgruppe (NVM-Gruppe gemäß SPIM-30-Angebot, vgl. Vogt, 2016) waren die Grundlage für weitere vertiefte Traumaassoziationssettings, die erst durch das größere Sicherheitserleben und die therapiekundige Eigenmotivation möglich geworden waren. Hierdurch konnten dissoziative Schutzhaltungen verringert und abgespaltene Traumaszenen in Kontakt gebracht werden, wofür die Patientin zuvor keine emotionale Kapazität gehabt hatte. Man kann therapeutisch darüber spekulieren, ob ein früheres Bewusstmachen zu überdimensionaler Scham und möglicherweise suizidalem Abstürzen geführt hätte. Die Empörung über eine vage Missbrauchshypothese zu Therapiebeginn hat wohl auch mit der damaligen Stärke der Elternintrojekte bei der Patientin zu tun, weshalb diese ebenfalls in früherer Zeit niemals über derartige Themen reden wollten, quasi wie die tatsächlichen Eltern im familiären Tabumilieu.

Es hat sich also in der SPIM-30-Arbeit wohl bewährt, dass wir zunächst sehr psychagogisch für den Abbau der kindlichen Neurosemuster sorgen konnten. Erst nach dem weiteren Erstarken der Patientin kamen die schlimmen Geschichten zutage, die bis zur Assoziationsarbeit völlig dissoziiert waren. Die therapeutische Beziehung ist langsam mit den supportiven Erfolgen gewachsen. Allerdings habe ich in der wohlwollenden Begleitung der Klientin ihr gegenüber stets bewusst dafür plädiert, dass angesichts der noch anhaltenden psychosomatischen Beschwerden und der dissoziativen Aussetzer doch besser weitergearbeitet werden sollte. Die Psyche produziere nicht ohne Grund Abwehrleistungen, welche sich leider oft erst später erschließen lassen würden. Die Therapiemotivation ist also wohl auch ein Produkt von Beziehungswechselwirkungen mit positiven Grundübertragungen von beiden Seiten.

Die schlimmsten Erlebnisse kamen bei der Patientin ganz allmählich zutage, begleitet von Scham, Verwirrungsängsten jeder Art und allmählicher Sicherheit im Erinnerungsprozess. Die Evidenz dieser Prozesse geht nur von den Klienten aus; sie benötigen dazu aber eine stabilisierende und ermunternde Begleitung, um diese Wege auch bis zum Ende gehen zu können und die gesetzmäßigen Schwankungen zu überstehen.

2.10 Die schwache Querulantin – Ein Fallbericht - DIS

Ralf Vogt

Therapiebeginn

Frau W. hatte sich zielgerichtet in unserer Praxis angemeldet, weil sie durch Hinweise einer ehemaligen Klientin ebenfalls Hilfe in ihrer gefühlten Störung erfahren wollte. Allerdings konnte sie trotz bzw. auch wegen ihrer schwierigen Therapievorerfahrungen anderenorts kaum ihre Symptomatik genau beschreiben. Alles wurde von ihr sehr diffus und atmosphärisch mitgeteilt, ohne emotional sehr bewegende Dinge plausibel und konkret ausdrücken zu können. Meine professionelle Intuition plädierte für die Diagnose Dissoziative Identitätsstörung. Die rein textlich vorgetragenen Symptome hatten jedoch allenfalls das vage Bild einer generalisierten Angststörung ergeben. Konkrete Fragen zu dissoziativen Aussetzern, Merkfähigkeits- oder Orientierungsstörungen wurden nicht schlüssig beantwortet oder verneint. Ein psychiatrischer Berufskollege hätte wohl am ehesten die Diagnose Borderline-Persönlichkeitsstörung gestellt, da die reizbare Interaktionsschwäche der Patientin, der Mangel an einem erfolgreichen Einstieg in irgendein Berufsleben, ihr zerrüttetes Verhältnis zur Herkunftsfamilie sowie die lax vorgetragene Einstellung zum Tod dieses psychiatrische Bild nahe gelegt hätten.

Ich musste mich also auf den Langzeitprozess orientieren und zunächst auf Probleme der Alltagsgestaltung und die Lockerung der symbiotischen Beziehung zum ebenfalls leicht kränkbaren und gehemmt-aggressiven Freund eingehen. Der einzige Anhaltspunkt für eine zu unterscheidende dissoziative Störung bei Frau W. war ihre persönliche Namensliste mit Anteilen in ihrer Psyche, die Frau W. selbst über Jahre erarbeitet hatte, sie konnte jedoch keinen dieser Zustände bei mir in Kontakt bringen. Insofern hätten und haben frühere Kollegen auch von einer histrionischen Fantasie bei früheren Jugendlichen und späteren Erwachsenen gesprochen oder geschrieben, obwohl sie diese Anteileliste nie zu Gesicht bekommen hatten. Ein weiterer Punkt, der für meine Hinterkopf-DIS-Hypothese sprach, waren die nahezu unzähligen körperlichen Schmerzen und Befindlichkeitsstörungen, für die medizinisch keine richtigen Anhaltspunkte zu finden waren. Fruchtbar war in der ersten Therapiephase einzig die Arbeit an den sehr üppigen und verwinkelten Täterübertragungen der Patientin auf mich als Behandler. Auch diese Symptome und Aspekte einer nachhaltigen Beziehungsstörung – alles an unserer Arbeit negativ sehen zu müssen, paranoide Zerstörungsfantasien zu haben und schwer durchschaubare Testfragen an den Therapeuten zu stellen – sprachen letztendlich eher für die schwerwiegendere dissoziative Störungshypothese.

Mittlere Therapiehase

Auch in dieser Therapiephase gab es noch keine eindeutige traumatherapeutische Arbeitsatmosphäre, weil mich die Patientin neben den Alltagsfragen, diversen paranoiden Wutfantasien oder körperlichen Schwächezuständen noch immer nicht in ihre wirkliche bedrohliche Innenwelt mit hineinschauen lassen wollte. In der Anteilearbeit ging es etwas mühsam voran. Zumindest waren jetzt Fragen und Befürchtungen vieler Kindstates zu hören und somit die diagnostische Frage der Nachweisbarkeit einer DIS besser geklärt. Die Täteranteile wollten aber überhaupt nicht in Kontakt treten und haben mich in der Regel mit stummer Arroganz gestraft, sofern sie psychodynamisch im Raum Gestalt annahmen. Dadurch wurde noch besser sichtbar, was bei vielen DIS-Patienten ein großes Problem ist, dass nämlich die Alltagsmanagerstruktur dem dynamischen Treiben der Opfer- und Täteranteile nicht gewachsen ist. Der dynamische Schaden wird nur notverwaltet und es wird so getan, als hätte man etwas im Griff. So auch bei Frau W. In diesen Momenten wurde der Patientin auch klar, dass sie die Beziehungskämpfe mit mir als Beweis einer Pseudokompetenz brauchte, um sich stark und selbstbestimmt fühlen zu können.

Durch das starke misstrauische Autonomieverhalten der Patientin in der therapeutischen Beziehung und ihre chronifizierten Rückzüge aus der sozialen Orientierung – was natürlich bei Dissoziativen Identitätsstörungen auch durch die psychophysisch bestrafenden, d. h. Schmerzen auslösenden Täterimplantate und Täterprogramme gepusht wird – zogen sich weitere Fortschritte der Traumaarbeit sehr in die Länge. Therapeutisch war ich deshalb genötigt, den psychodynamischen innerseelischen Machtkampf bei Frau W. zuzuspitzen und damit das chronifizierte Kräftepatt zu beenden. In den Langzeitstadien der komplexen Stateregulation streben nämlich alle Kräfte letztlich nur noch nach dem Erhalt des minimalen Gleichgewichts der Vergangenheit. Traumaopferanteile möchten an sich gesehen werden und Entwicklung nachholen, sie haben jedoch eine phobische Angst vor retraumatisierenden unkontrollierbaren Flashbacks und bremsen so in der dissoziativen Verkennung die heutige Therapiechance. Die Täteranteile setzen einerseits als Schutzstrukturen ihre psychodynamische Macht ein, um die Traumatherapie, d. h. eine weitere Labilisierung der Traumaopfer- (meist Traumakind-) States, zu verhindern. Andererseits stehen sie gleichfalls unter dem Einfluss der früheren

Täterinstruktionen – als Täterintrojekte – bzw. der dissoziativen Gewaltkonditionierungen der Täter – als Täterimplantate und Täterprogramme. Insofern zielt die dissoziativ-psychodynamische Macht ebenfalls darauf ab – und dies in der Regel stärker als die Traumaopferanteile –, die aufdeckende Psychotraumatherapie zu verzögern bzw. mit allen möglichen intriganten Tricks zu verhindern.

Die Alltagsmanageranteile sind, wie erwähnt, bei Dissoziativen Identitätsstörungen nicht vorhanden oder oft abwesend, oder wie im Fall von Frau W. zu zersplittert und zu schwach, um dieses Kräftepatt der Anteile zu verändern oder aufzulösen. Bei Frau W. versuchte ich daher die Kindanteile mit zu mobilisieren, indem ich sagte, dass die Psychotherapie unter diesen Umständen der Dauerstagnation und in Anbetracht der real nahezu auslaufenden Stunden nach ca. 1,5 Jahren Therapie beendet werden müsste. Unter diesem Druck wurden die Opferstates unruhig, weil sie auch ein Stück Bindung zu mir aufgebaut hatten und wussten, dass es ohne meine Hilfe erst recht unmöglich werden würde, Veränderungen bzw. eine nachträgliche enttraumatisierende Wachstumsentwicklung einzuleiten. Erst mit dieser Bindungsbelastungsprobe wurde der nächste Therapieabschnitt einer beginnenden Offenlegung der dissoziativ abgespeicherten Traumaerlebnisse möglich.

Bisher hatte ich in der zweiten Behandlungsetappe nur von belastenden verbalen, seelischen sowie körperlichen Gewaltsituationen im unterkühlten, mysteriös organisierten Elternhaus mit Mutter, Vater und späterem Stiefvater erfahren. Aber schwerwiegende Psychotraumastärken oder Traumaerlebnisse anderer Art waren für diejenigen Persönlichkeitsanteile, die zur Therapie (noch) motiviert waren, noch nicht auszumachen, sondern in dissoziativen Gedächtnisspeichern verborgen und bis dato nur zu erahnen.

Letzte bzw. dritte Therapieetappe

Die Stabilität der Klientin war aufgrund der langen Verzögerung von traumatischen Szenenaufdeckungen nur mäßig ausgeglichen. Nun musste notwendigerweise mit der tieferen Bearbeitung begonnen werden, um die multiplen körperlichen Schmerzen und chronifizierten Panikzustände der Kinderstates letztlich entlastend aufzulösen bzw. abzumildern. Methodisch war für die Patientin zunächst nur die Rapportmethode möglich, indem sie, mit geöffneten Augen zur besseren Realitätskontrolle, in der ersten Personenperspektive als ICH oder in der dritten Personenperspektive als SIE über die größten Ängste und traumatischen Vorkommnisse in der Kindheit zu sprechen begann. Fast nebenbei rutschte sie in tiefere Traumaschilderungen hinein, die sich von selbst, d. h. ohne irgendein Nachfragen meinerseits, im Schweregrad steigerten.

Beispielsweise begann eine Schilderung mit einer gängelnd angeordneten Einkaufsfahrt des Vaters mit der Tochter (Patientin) und plötzlich fuhr dieser auf einen Feldweg und vergewaltigte das pubertäre Mädchen mit oralem Sex. Oder das Kind wurde in einen dunklen Kellerraum beordert und dort genital vergewaltigt oder in einem schmutzigen Schuppen usw. Die Einfälle stiegen jetzt als fragmentierte Kurzszenen auf bzw. waren bereits zuvor zu Hause durch zersplitterte dissoziative Kindanteile ins Bewusstsein befördert worden und konnten jetzt von einem Alltagsmanageranteil über das Mädchen berichtet werden.

Die Szenen nahmen jetzt von selbst an Brutalität und Sadismus zu. Es stellte sich bald heraus, dass die sogenannte Familienstruktur eine sektenähnlich organisierte Clique war, die sexuelle Übergriffe sowohl aus einer Art aggressiv-asozialer Triebhaftigkeit beging, wo auch die Erzeuger- und Bezugspersonen öffentlich spontan kopulierten, als auch als geplante Vorbereitung des Kindes für sexuelle pornografische Ausbeutungen außerhalb der Familie. Die Dienste als Sexsklavin wurden unter anderem dadurch brutal-pervers installiert, dass das Kind vor der sogenannten Mutter auf dem Fußboden am Oberkörper festgehalten wurde, damit es der Vater leichter beim Vergewaltigen hatte usw. Diese und andere Details sollen hier ausgespart bleiben. Wichtig ist nur, dass auch externe Leser verstehen, dass diese schmerzhafte und ekelhafte Traumadramaturgie so schockierend, unglaublich und todesangsteinflößend für das Mädchen war, dass nur ein dissoziatives Verpacken in einem äußeren Winkel des Gedächtnisses das psychische Überleben sichern konnte. Natürlich sind diese Prozesse hirnphysiologisch autonom wirksam und organisieren sich neben anderen Formen von psychodynamischen Spaltungen und Verdrängen, die wegen des seelisch unerträglichen Verrates, der erlebten Todesangst und Handlungsohnmacht sowie der von den Tätern auferlegten Schweigeverordnungen mit permanenter Gewaltdrohung eintreten. Die Zusammenstellung aller wichtigen Schlüsselgeschichten der Traumafoltergenese ist bis dato noch nicht abgeschlossen. Da sich in Wechselwirkung mit den Traumaopfer(kind-)schilderungen jetzt auch gesetzmäßig dissoziative Täteranteile zu Wort meldeten, konnte die Diagnose der Dissoziativen Identitätsstörung quasi mit zwei Jahren Verspätung verifiziert werden. Da die Behandlungsdauer bei DIS-Patienten im Durchschnitt zwischen 5 bis 10 Jahren beträgt, ist auch derzeit noch nicht wirklich vom Therapieende, sondern eher von der dritten Therapieetappe zu sprechen.

Interpretation

Der Verlauf der Gedächtnisarbeit bei Klienten mit Dissoziativer Identitätsstörungen wird hier in einem durchschnittlichen Ablauf beschrieben. Diese Patienten leiden in der Regel unter vielen psychischen und körperlichen Symptomen, sind sozial stark eingeschränkt, nicht arbeitsfähig, können aber schwer bis kaum zu Therapiebeginn klare Psychotraumaszenen biografisch referieren. Sie fallen durch atmosphärische Angstsymptome mit kindlichen Versagenshaltungen sowie paranoide und trotzige Widerstandshaltungen in der Beziehungsgestaltung auf. Daher werden solche Klienten oft vorschnell mit psychiatrischen Diagnosen versehen. Es bedarf neben der traumamethodischen Ausbildung in solchen Fällen auch einer speziellen therapeutischen Ausbildung für dissoziative Traumafolgestörungen bei von menschlicher Gewalt kumulativ hergestellten Psychotraumata. Nur ausgerüstet mit solchen Fachkompetenzen kann man langfristig erfolgreich die Therapiearbeit begleiten, fördern und regulieren. Die Täterübertragungen und Täterintrojekte der PatientInnen zerlegen sonst sehr schnell die therapeutische Beziehung, was bei untrainierten TherapeutInnen zu Burnout-Symptomen oder zu unterkühlter Distanz führen kann und zum Teil wegen der großen Reinszenierungskraft dieser Störungen auch führen muss.

Erst mit dieser Kombination aus beharrlicher Psychagogik, empathischer Begleitung sowie konfrontativer Zielgerichtetheit sind die Voraussetzungen für die eigentliche Traumaarbeit mühsam herstellbar. Die dissoziativen Traumaerlebnisse bleiben solange in dissoziativer Ferne eines verschlüsselten Gedächtnisses, wie die psychodynamische Arbeitsfähigkeit zwischen Patient und Therapeut nicht gegeben ist. Der intuitive Kontrollschutz in der psychotherapeutischen Beziehung ist um ein Vielfaches größer als die Attraktivität einer herzlichen Einladung durch die Behandler oder die rationale Therapieeinsicht der PatientInnen selbst.

Ist der dissoziative Speicher aber erst einmal geöffnet, ergießt sich bald eine Fülle von schockierenden, zum Teil für viele Menschen unglaublichen, Leidensgeschichten. Das Öffnen der Traumageschichten verändert dabei fortlaufend die innere Psychodynamik zwischen den Traumaopfer-, Traumatäter- und Alltagsmanageranteilen der KlientInnen, weil automatisierte homöostatische Regulationsstrukturen gestört werden. Daher muss therapeutisch mit diesen Dynamiken regelmäßig das neue Kräfteverhältnis entwicklungsförderlich gestützt bzw. reformiert werden, damit die weitere Traumagedächtnisarbeit fortgesetzt werden kann. Für diese taktischen Sprünge, die Psychotherapeuten oft als Heiß-Kalt-Duschen in der Beziehung erleben, braucht es die o.g. Spezialausbildung, um diese Brüchigkeit warm und effektiv begleiten zu können.

Kapitel 3

Neue Forschungsergebnisse zum Traumagedächtnis

3.1 Pilotforschung zum Traumagedächtnis durch eine Klientenbefragung

Ralf Vogt

Vorbemerkung

Die Forschungserhebung wurde in zwei Etappen vorgenommen. Erstens wurde allen Patienten, die regelmäßig zur therapeutischen Behandlung in unsere Praxis kommen, ein halbstandardisierter Fragebogen zur Traumagedächtnisforschung ausgehändigt, der zwölf halb offene Fragen enthielt, die wir als für uns interessant ca. ein Jahr zuvor entworfen und getestet hatten. Da wir Neuland betreten wollten, gab es im Fragebogen sowohl die Möglichkeit, einzelne Antwortbeispiele einfach auszuwählen, als auch verschiedene Antworten zugleich anzukreuzen und überall ergänzende Bemerkungen anzufügen. Dadurch leidet zwar die statistische Vergleichbarkeit, es erhöht sich aber die individuelle Qualität der Rückmeldungen. Und das war uns wichtig: So viel wie möglich kluge Anregungen unserer Patienten zu erhalten, um evtl. einen späteren Forschungsansatz darauf standardisierbar aufbauen zu können. Von den 102 ausgegebenen Fragebögen erhielten wir 78 ausgefüllte Fragebogen zurück. Die 24 Ausfälle versuchten wir zu hinterfragen. Acht

Patienten gaben keine verwertbare Antwort. Sie haben die Abgabe angeblich immer wieder vergessen. Elf Klienten äußerten Misstrauen, ob die Ergebnisse nicht doch „eines Tages zu ihrem Nachteil ausgewertet werden könnten". Fünf Patienten äußerten schlichtweg die Missgunst, uns bei Forschungsfragen nicht helfen zu wollen. Das bedeutet insgesamt nach unserer Berufserfahrung, dass die Nichtabgeber eine momentane negative Übertragung auf unsere Personen hatten und somit die Kooperation verweigerten.

Die Struktur der Gesamtstichproben und der jeweiligen Unterdiagnose-Stichproben ist im Folgenden dargestellt (Tabellen 3.1 und 3.2). Sie wurden von uns als Psychotherapeuten ausgefüllt gemäß des jeweils aktuellen Therapiestandes, d. h. anhand der anamnestischen und explorativen Angaben der Patienten zum Untersuchungszeitpunkt.

Tabelle 3.1: Struktur der Gesamtstichprobe nach Diagnosegruppen

Diagnosen			PTBS / Neurose	DESNOS	DDNOS	DIS / DID
Kategorien:	Männer	29	10	8	7	4
Anzahl Patienten	Frauen	49	11	17	12	9
Ø Alter in Jahren			rd. 38 J.	rd. 36 J.	rd. 42 J.	rd. 47 J.
Ø Therapiedauer			1,6 Jahre	2,9 Jahre	4,1 Jahre	5,0 Jahre
Traumatypen:	I	7	6	1	0	0
Anzahl Patienten	II	7	15	19	10	3
	III	24	0	5	9	10
Anzahl gesamt:		78	$\sum$ 21	$\sum$ 25	$\sum$ 19	$\sum$ 13

Interpretation:

Die Tabelle 3.1 zeigt allgemein, dass die Diagnosegruppen relativ gleich verteilt sind. Nur die Anzahl der Patienten mit Dissoziativer Identitätsstörung als Psychotraumanachfolgesymptomatik ist geringer, was aber auch der Auftrittswahrscheinlichkeit dieser Population im Behandlungsalltag entspricht. Behandlungszeiten und Traumatypen korrespondieren mit der Diagnoseschwere. In allen Diagnosegruppen gibt es mehr weibliche als männliche Patienten, was wir als Phänomen in der gesamten Psychotherapie vorfinden.

Tabelle 3.2: Spezielle Auskünfte der Patienten in den Diagnosegruppen – Anzahl der Patienten, bei denen das angefragte Kriterium zutrifft

Diagnosen		PTBS / Neurose	DESNOS	DDNOS	DIS
Kategorie mehr als drei Körpersymptome		5	12	15	13
Psychopharmaka Sedativa		4	8	7	8
Gewaltformen	Nötigung	11	10	9	7
	Psychoterror	6	12	11	12
	Schläge	5	11	16	13
	Sexuelle Gewalt	1	6	12	13
	Folter	0	2	6	12
Anzahl gesamt: 78		21	25	19	13

Interpretation

Die diagnostischen Schweregrade korrespondieren grundsätzlich mit den psychischen Belastungsgraden der von den Patienten erlebten zwischenmenschlichen Gewalt sowie mit der Menge der eingenommenen Psychopharmaka bzw. ebenso der Mehrfachbelastung mit körperlichen Symptomen. Die psychischen Belastungssymptome werden ebenfalls erfragt. Diese ergaben aber ein sehr heterogenes Bild und wurden daher nicht in die Tabelle aufgenommen. Hierzu müsste eine gesonderte Untersuchung durchgeführt werden, was im Rahmen des aktuellen Forschungsbudgets des Trauma-Instituts-Leipzig nicht möglich war.

Im Nachfolgenden werden die inhaltlichen Antwortstrukturen der Patienten entsprechend der qualitativen Aussagen der Klienten in einfachen Prozentzahlen aufgelistet, da höhere Rechenoperationen im halb standardisierten Frageverfahren, wie oben begründet, nicht möglich sind.

Fragekontext 1: Weshalb wurde die Traumatherapie aufgeschoben?

Hier gaben von den 78 Patienten rd. 80 % zu, die Traumatherapie vor sich hergeschoben zu haben. 20 % meinten, sie seien schon lange auf der aktiven Suche nach einem Therapieplatz gewesen. Die Begründungen der 80 % mit Therapieaufschub verteilten sich wie folgt in der Rangfolge.

Rang 1

Rd. 58 % gaben an, Angst vor Labilisierungen wie Leistungseinbrüchen auf Arbeit, Struktur- und Kontrollverlust im Alltagsleben oder einfach Furcht vor Flashbacksymptomen gehabt zu haben.

Rang 2

Rd. 52 % gaben aus dieser Gruppe speziell an, dass die konkreten Ängste vor einem Verrücktwerden bei der Traumaarbeit eine Einweisung in die Psychiatrie heraufbeschwören könnten. Sie befürchteten im Rahmen des Verrücktwerdens ihre Identität zu verlieren und unendliche Schuldgefühle zu bekommen.

Rang 3

Rd. 45 % hatten besonders Angst vor Stigmatisierungen durch die Herkunftsfamilie, Kollegen oder die sonstige Umwelt erleiden zu müssen, weil ihnen letztlich sowieso niemand Glauben schenken würde.

Rang 4

Rd. 40 % äußerten, Traumatherapieverzögerungen vorgenommen zu haben, weil die Traumaverursacher noch am Leben seien und mit Rache oder Schuldverdrehungen ihr Therapieansinnen zerstören könnten.

Fazit Durch die Einbeziehung der Stichprobentabellen wird paradoxerweise deutlich, dass nur ein gewisser Teil der Klienten zu Beginn der Psychotherapie konkrete Psychotraumata kennt und ein anderer Teil traumapotente Vorfälle der Vergangenheit bagatellisiert. Dennoch haben überdurchschnittlich viele Patienten – instinktiv oder durch das dissoziative Bemerken eines unruhigen Hintergrundes für ihre Symptomatiken – traumatherapeutische Untersuchungen ambivalent verzögert. Der Inhalt der traumaphobischen Argumente hat uns als jahrzehntelange Praktiker nicht überrascht.

Fragekontext 2: Welche körperlichen und psychosomatischen Symptome bringen Sie mit ihren seelischen Leiden in Verbindung?

Bei dieser Frage war für uns überwältigend, dass rd. 93 % der befragten 78 Klienten Körpersymptome auflisteten. Die meisten Klienten nannten zwei bis vier Symptome parallel. Die Rangfolgen sahen wie folgt aus.

Rang 1

Rd. 48 % beschreiben Kopfschmerzen in allen möglichen Variationen von Spannungskopfschmerz bis hin zu Migräne.

Rang 2

Rd. 42 % leiden unter verschiedenen Verdauungsbeschwerden wie Magen- und Darmproblemen, Stuhlverstopfungen, häufigem Durchfall, Bauchblähungen und Bauchkneifen, u.v.a.

Rang 3

Rd. 38 % der Klienten gaben an, dass sie Muskel- und Rückenverspannungen haben, die sie parallel zu ihren psychischen Problemen bemerken.

Rang 4

Rd. 32 % bezeichnen Körperunruhe mit Panikerleben sowie Ganzkörperschmerzen als sehr belastende Begleitsymptomatik ihrer Störung.

Rang 5

Rd. 30 % der Klienten beschreiben Herzkreislaufprobleme mit Schwindel- und Ohnmachtsanfällen, Herzrhythmusstörungen, Herzrasen usw.

Rang 6

Rd. 28 % litten unter umfangreichen Symptomen von schneller Erschöpfbarkeit mit Körperschwäche und höherem Reizbarkeitsempfinden.

Rang 7

Rd 25 % gaben an, dass sie Luftnot und Atembeschwerden bis hin zu Asthma im Zusammenhang mit ihren psychischen Problemen haben.

Rang 8

Rd. 24 % äußerten, dass ihnen häufige Infekte auf der Grundlage einer allgemeinen Immunschwäche zu schaffen machen.

Rang 9

Rd. 22 % definierten Essprobleme in Form von Bulimie, Fett- oder Magersucht, andere Süchte inklusive Alkohol und Drogen sowie Medikamentensucht als psychophysische Probleme mit hohem Stellenwert.

Rang 10

Rd. 20 % beklagten, dass sie unter hypochondrischen Krankheitsängsten vielfältiger Art bis hin zu Tumorangst, Herzstillstandsangst und Todesängsten anderer Art litten.

Es gab danach in der Rangfolge noch eine große Zahl anderer Symptome mit einer Häufigkeit von 15 bis 5 % wie nervöse Schlafstörungen, Unterleibsschmerzen, Urinierschmerzen, Rheumasymptome, Hautprobleme, Allergie, Hals-Nasen-Ohrensymptomkomplexe, Seh- und Sprachstörungen, Merkfähigkeits- und Konzentrationssymptome, Zähneknirschen, Nagelknabbern, Brustbein- und Steißbeinschmerzen, Kehlkopf- und Nierenprobleme, die von unseren befragten Patienten alle im Zusammenhang mit oder neben ihren seelischen Problemen bestanden. Insgesamt haben wir rd. 70 verschiedene Einzelsymptome körperlicher oder psychosomatischer Art bei den Klienten gezählt.

Fazit Körperlichen Symptomen kommt bei Traumapatienten insgesamt immer ein großer Stellenwert zu. Das wundert uns einerseits nicht, da schwere Psychotraumata immer körperlich stark fixiert sind. Andererseits waren wir von der Fülle der Einzelsymptomnennungen und dem Umfang von Mehrfachnennungen doch beeindruckt. Es motiviert uns, die kooperative Zusammenarbeit mit den Hausärzten zu verstärken, weil auch hier mehrdimensionaler als bisher herangegangen werden sollte. Denn nicht wenige von unseren Klienten haben Jahre von somatischen Behandlungen hinter sich, ohne dass an eine psychische Mitverursachung überhaupt gedacht wurde. Natürlich unterstützen Patienten im Rahmen ihrer Traumaabwehr auch somatische Endlosuntersuchungen, weil sie sich vor dem seelischen Zusammenhang mehr fürchten als vor anderen schmerzlichen körperlichen Dingen.

Fragekontext 3: Hatten Sie ein Motivationsproblem, regelmäßig traumatherapeutisch zu arbeiten?

Hier gaben 90 % der 78 Patienten zu, dass sie sich erst durch bestimmte Bedingungen der Traumatherapie positiv öffnen konnten. Das sah wie folgt aus:

Rang 1

Rd. 90 % fanden erst eine stabile Therapiemotivation, nachdem sie wenigstens einmal einen Zusammenhang zwischen Seelenerleben und Körperreaktion im Beisein der Therapeuten erlebt hatten.

Rang 2

Rd. 75 % stellten die Bedingung, dass mit therapeutischer Hilfe zunächst überzeugend die Panikattacken in einem akuten Fall bewältigt werden mussten, ehe sie sich mehr einlassen konnten.

Rang 3

Rd. 50 % gaben an, dass erst durch exemplarisches Überwinden der Scham mit therapeutischer Hilfe die Traumatherapie wirklich möglich wurde.

Rang 4

Rd. 38 % entschlossen sich verbindlicher für eine aktivere Traumatherapie, nachdem es Veränderungserfolge auf der Arbeit und im Privatleben gab.

Fazit Es ist nicht leicht, Motivationsprobleme zu überwinden bzw. die zuverlässige Compliance von Traumapatienten zu gewinnen. Ein eigenes Engagement hängt offenbar von gemeinsam erlebbaren Arbeitserfolgen in der therapeutischen Beziehung ab. Die inneren Bewertungen werden dabei den Psychotherapeuten nicht immer direkt mitgeteilt.

Fragekontext 4: Wurde eine Trauma bei Ihnen schon früher behandelt bzw. therapeutisch untersucht?

Hierbei zeigte sich in der Antwortstruktur, dass rd. 60 % unserer 78 Patienten schon einmal psychologische Behandlung bei Nervenärzten, stationären Therapeuten oder bei ambulanten, wie Verhaltenstherapeuten, Tiefenpsychologen und Psychoanalytikern, gehabt hatten und 40 % nicht. Bei den erstgenannten 60 % ergab sich das folgende Rückkopplungsbild.

Rang 1

Rd. 50 % dieser Patienten gaben an, dass die Vorbehandler nicht nach traumatischen Belastungsschweregraden geforscht hätten, obwohl explorationsseitig Indizien dafür gegeben gewesen seien. Einige Vorbehandler hatten nach Angaben unserer Klienten gar nicht nach biografischen Krisenpunkten gefragt und nur belehrend Ratschläge diskutiert.

Rang 2

Rd. 45 % von den o.g. 60 % gaben an, dass der Hausarzt in keiner Weise über seelische Zusammenhänge nachgedacht und einseitig nur Organhypothesen erforscht hätte.

Rang 3

Rd. 40 % der Behandler hatte die Traumathese sogar offen abgelehnt, obwohl Klienten explizit selbst von der Traumawahrscheinlichkeit gesprochen hatten. Diese Ablehnungserscheinungen gab es bei allen o.g. Berufsgruppen, wobei die meisten Vorbehandlungsklienten allerdings eine ambulante Verhaltenstherapie als ersten Anlauf aufgesucht hatten.

Rang 4

Rd. 32 % der o.g. 60 % gaben an, dass die Vorbehandler insgesamt keine großen Chancen bei ihren Starttherapien gehabt hätten, weil sie als Klienten, in Anbetracht ihrer Unwissenheit und Traumaphobie, gar nicht von den schwerwiegenden Vorkommnissen gesprochen hätten.

Fazit Traumapatienten suchen oftmals eine Reihe von klinischen Fachleuten auf und sprechen aufgrund ihrer phobischen Ängste und eigenen Bagatellisierungstendenzen nicht von den schwierigsten seelischen Vorgängen. Andererseits werden ihre Symptom- und Triggerandeutungen auch häufiger überhört, als man das für möglich hält. Selbsterfahrungsdefizite in der Trauma-Selbsterfahrung könnten sich in Form einer ablehnenden Gegenübertragung bei einigen Kollegen bemerkbar machen und so möglicherweise dazu beitragen, dass sie die geäußerte Traumasymptomatik ihrer Klienten schlichtweg für falsch, unbegründet und übertrieben einstufen.

Fragekontext 5: Mit welchen Varianten haben Sie als Patient die Traumatherapie hinausgezögert?

Auch diese abwehrbezogene Frage wurde von 90 % unserer 78 Klienten mit der Aufdeckung von Ausweich- und Verzögerungsstrategien beantwortet. 10 % lehnten die Frage gänzlich ab, weil sie angaben, keine einzige Therapiestunde gehabt zu haben. Bei den o.g. 90 % zeigte sich dagegen die Rangfolge der Abwehr wie folgt:

Rang 1

Rd. 50 % dieser Klienten verzögerten die Bearbeitung, indem sie sich selbst damit bremsten, dass Schwere und Umfang ihrer Symptome für eine Traumaarbeit noch nicht ausreichen würden.

Rang 2

Rd. 45 % hielten ihre Erlebnisse zwar für subjektiv schwerwiegend, meinten aber, dass andere Patienten noch echtere Traumata hätten und eher Hilfe bräuchten.

Rang 3

Rd. 43 % gaben zu, dass sie längere Zeit brauchten, um zunächst die Traumatherapeuten auf ihre Kompetenz hin zu prüfen.

Rang 4

Rd. 37 % verzögerten aus Scham- und Schuldgefühlen die Traumaarbeit. Sie glaubten, damit alleine bleiben zu müssen.

Rang 5

Rd. 30 % wollten es lange nicht wahrhaben, dass sie traumatherapeutische Hilfe bräuchten, sie wollten es zunächst noch mit eigener Kraft schaffen.

Fazit Die o.g. Öffnungen der Patienten belegen, wie zäh und langwierig der innerseelische Kampf gegenüber der sogenannten Autonomieabwehr der belasteten Klienten sein kann. Die inneren Abwehrhaltungen sind dabei, so stellte sich später in der Psychotherapie heraus, einerseits normativ von wichtigen Bezugspersonen übernommen worden oder/und andererseits von unbewussten Täterintrojekten der Traumaverursacher mitgesteuert, was Klienten zunächst nicht so bekannt ist. Für uns Traumatherapeuten scheint es wichtig zu sein, dass wir immer wieder den interaktiven Prozess der indirekten Kompetenzprüfung erspüren.

Fragekontext 6: Unter welcher innerseelischen Abwehr haben sie am meisten gelitten in Bezug zu Traumathemen?

Auf diese schwierige introspektive Frage haben 70 % unserer 78 Patienten geantwortet. Die Rangfolge sieht so aus:

Rang 1

Rd. 72 % der Beantworter beschrieben, dass sie durch Stressblockaden und Nebelwände oft das Gefühl hatten, nicht mehr weiter zu kommen und einfach alles abzubrechen.

Rang 2

Rd. 66 % litten unter penetranten Gegenstimmen im Kopf bei ihrer Traumaexpositionsarbeit. Die Stimmen sagten häufig abwertend: Das ist alles Fake, pure Fantasie, unechtes Hervorgetue. Du bist ein Verräter!

Rang 3

Rd. 55 % der innerpsychischen Gegenwehr bestand aus Hinterkopffloskeln wie: Ach da war nichts, nun lass gut sein. Es reicht schon.

Rang 4

Rd. 52 % der Patienten, die antworteten, beschrieben ihre Abwehr weiterhin als starkes Ambivalenzgefühl – mit Klarheit im einen Moment und der „Totaler-Quatsch"-Entwertung im nächsten Moment.

Rang 5

Rd. 48 % der betroffenen Patienten erlebten des Öfteren eine Harmonieabwehr in der Form, dass ihnen oft automatisch „die vielen schönen Tage" als Kleinreden des Traumavorfalls zu schaffen machten.

Fazit Dissoziative Traumapatienten leiden unter einer breiten automatisierten Abwehrpalette von innerpsychischen Störmanövern, die ihre Zerrissenheit beim Durcharbeiten der Gedächtnisstrukturen zeigen. Die schwerwiegendsten innerpsychischen Gegenstimmen stellen meiner Erfahrung nach die Täterintrojektstrukturen aus der unverdauten Traumaszene dar. Die größten Ambivalenzen stehen häufig mit ebenso starken traumageprägten Täterbindungsstates im Zusammenhang.

Fragekontext 7: Haben wir Ihnen als Traumapsychotherapeuten bei der Erinnerungsarbeit richtig geholfen?

Diese Frage haben alle 78 Patienten, die den Fragebogen abgegeben haben (s.o.), zu 100 % beantwortet.

Das Antwortranking sah wie folgt aus:

Rang 1

Rd. 96 % bekräftigten, dass die Hilfe gut war und sie ohne die Therapeuten nicht am Traumastoff drangeblieben wären, sondern sich in den vielen Schwankungen, wie zuvor, verirrt hätten.

Rang 2

Rd. 52 % der Klienten meinten trotz dieser Positivaussage von Rang 1 noch, dass wir sie noch stärker mit der Traumaflucht hätten konfrontieren sollen.

Rang 3

Rd. 44 % meinten weiterhin, wir hätten noch mehr zu den Wirkungen von Täterintrojekten erklären sollen.

Rang 4

Rd. 40 % wünschten, dass wir noch mehr Stabilisierungsübungen für zu Hause hätten trainieren sollen.

Rang 5

Rd. 30 % äußerten generell, dass wir prinzipiell noch ausführlicher Psychoedukation betreiben sollten, um den Klienten eine noch bessere Orientierung zu geben.

Fazit Die o.g. Rückmeldungen zeigen einerseits, dass unsere Klienten mit der therapeutischen Arbeit allgemein zufrieden sind und in hohem Maße unsere professionelle Führung, Begleitung und Aufklärung durch das Tal der dissoziativen Nebelwände brauchen. Dennoch könnten manche psychoedukativen Stützen für einige Patienten ausführlicher und Stabilisierungshilfen umfangreicher sein. Einen dritten Teil der Interpretation sehen meine Frau und ich in nicht vollends durchgearbeiteten kleinkindlichen negativen Übertragungen auf uns als Psychotherapeuten begründet. Einige Klienten erwarten irgendwie Wunder von uns und können schwer die Fixierung des Traumas bei sich sehen. Wir haben uns, im Rahmen unserer Reflexion, sehr häufig zu Täterübertragungen, Täterintrojekten und Täterbindung geäußert; es kommt aber nicht an. Erst, wenn größere Traumaknoten geplatzt sind, ist für Klienten plötzlich „alles klar". Die Mehrzahl der wichtigen Einsichten ist nach unserer Erfahrung leider nicht rational herstellbar. Es ist wohl immer erst das persönliche emotionale Begreifen in der eigenen Selbsterfahrung, das eine Einsicht reifen lässt. Erst danach kommt wieder das Bedauern, weshalb nicht alles schneller hätte gehen können.

Fragekontext 8: Welche Datenqualitäten in den Kategorien faktisch, symbolisch und atmosphärisch haben Sie während ihrer Erinnerungsarbeit erlebt?

Für 30 % der 78 Beantworter war bereits diese Frage zu schwer. Diese Klienten gaben an, nur Datenchaos zu kennen. 70 % der Rückmelder haben aber gewisse Differenzierungen wie folgt festgehalten:

Rang 1

Rd. 66 % dieser Patienten gaben an, dass sie erstaunlicherweise häufig viele faktische Einfälle und Assoziationen zu real erlebten Traumaszenen gehabt hätten.

Rang 2

Rd. 62 % gaben darüber hinaus an, dass sie ebenfalls relativ häufig atmosphärische Datenniveaus in Form von Chaoseinfällen, Actiontagträumen und Albträumen mit ungeordneten Inhalten erlebt hätten.

Rang 3

Rd. 60 % der Rückmelder berichteten, dass sie während bestimmter Traumaarbeiten faktische, symbolische und atmosphärische Daten, häufig nebeneinander, in ein und derselben Traumasequenz erlebt hätten.

Rang 4

Rd. 48 % der Rückmelder schilderten, dass sie auch bei einigen Traumabearbeitungen durchweg symbolische Assoziationsketten erinnert hätten, wo Monster, Dämonen, Zombies konkrete Handlungen von Anfang bis Ende durchgezogen hätten.

Rang 5

Rd. 33 % meinten, es gebe keine Regel – Datenniveaus mischten sich sogar in einer Sequenz, einfach so.

Fazit Die obigen Rückmeldungen belegen, dass Gesetzmäßigkeiten bezüglich der Dominanz von bestimmten Datenniveaus vorerst nicht gefunden werden konnten. Alle 3 Datenniveaus haben offenbar ihre Aussagekraft in der Traumadurcharbeitung. Erfreulich ist evtl. der hohe Anteil an faktischen Szeneneinfällen bei ca. $\frac{2}{3}$ der Klienten zu bemerken, belegt dies doch auf direktem Wege, dass Traumaexpositionssettings unmittelbar Sinn machen. Ebenfalls sehr hoch ist der Anteil atmosphärischer Erinnerungsdaten. Hier hat es den Anschein, dass höher dissoziative Patienten mehr atmosphärische Traumadaten produzieren als andere Klienten (s.u.). Wichtig ist aber wohl eine oft gehörte Rückmeldung, die sich auch mit unserer Therapeutenerfahrung deckt, dass nämlich alle drei Datenniveaus unter Umständen in einer Erinnerungssequenz parallel auftauchen können. Somit sollten wir als Psychotherapeuten geduldig alle Rückmeldungsformen zuverlässig containen, bevor die genauere Datenanalyse erfolgen kann.

Fragekontext 9: Konnten Sie persönlich eine konkrete Abfolge der drei Datenqualitäten bei sich bemerken?

Diese Frage war für unsere 78 Klienten noch schwieriger zu beantworten, sodass wir von 35 % der Patienten wegen Überforderungserleben hier keine Antwort bekamen. 65 % gaben uns vage Hinweise, wie im folgenden Ranking aufgeführt:

Rang 1

Rd. 60 % beschreiben auch hier, dass sie faktische, symbolische und atmosphärische Daten parallel erleben und keine konkrete Abfolge ausmachen können.

Rang 2

Rd. 55 % der Beantworter dieser Frage geben an, dass sie einzelne Erinnerungsarbeiten kennengelernt hätten, wo es entweder faktische Daten oder symbolische/atmosphärische Datenniveaus gegeben habe.

Rang 3

Rd. 50 % berichten, dass sie immer wieder diffuse Mischungen – ohne konkrete Regel bzgl. der drei Datenniveaus – erlebt hätten.

Rang 4

Rd. 48 % der Klienten stellen durch ihre Beobachtungen die Hypothese auf, dass bei Panikerleben mit starken Körpersymptomen die größte Datenunordnung zu verzeichnen gewesen sei.

Rang 5

Rd. 33 % der Beantworter dieser Frage brachten zum Ausdruck, dass sie einzelne Traumabearbeitungen erinnern könnten, wo es zunächst mit atmosphärischen Daten, wie im Albtraum, losgegangen sei, wonach sich symbolische Handlungsteile mit Figuren angeschlossen hätten, die zum Schluss der Sitzung eine faktische Auflösung erfahren hätten.

Fazit Gegenwärtig können keine regelhaften Datenumwandlungen von unseren Patienten beschrieben werden. Offenbar ist das parallele und diffuse Auftreten von faktischen, symbolischen und atmosphärischen Daten eher typisch bei komplextraumatisierten, dissoziativen Patienten. Meine persönliche Beobachtung als Psychotraumatherapeut, wonach atmosphärische Daten sich bald in symbolische Daten wandeln lassen und diese abschließend faktisch verstehbar werden, kann nur punktuell von den Klienten bestätigt werden.

Auch dieses Ergebnis spricht dafür, gleichermaßen alle Datenniveaus von Traumapatienten ernst zu nehmen und zu containen, bis aus dem häufigen Datenchaos allmählich Erinnerungsspuren werden, die durch die Klienten nach und nach Evidenz erhalten.

Fragekontext 10: Haben Sie Schlüsselerinnerungen bzw. Regeln bei Erinnerungsdatendurchbrüchen erlebt?

Hier konnten uns 80 % der 78 Fragebogenbeantworter Rückmeldungen zu ihren persönlichen Erfahrungen geben. Sie gestalteten sich wie folgt:

Rang 1

Rd. 64 % der Patienten mit Rückmeldung berichteten, dass es vor einem wichtigen Einfall häufig zunächst eine Panikattacke mit Herzrasen, Angstzuständen, Übelkeitssymptomen, Körperstarre oder Lähmungserscheinungen gegeben habe, wonach eine wichtige Assoziation bzw. ein klares Bild aufgetreten sei.

Rang 2

Rd. 56 % der Beantworter beschrieben das Phänomen, dass nach einem wichtigen bspw. tabuisierten Einfall plötzlich ein ganzer Schwall von Erinnerungen über längere Zeit aufgetreten sei.

Rang 3

Rd. 55 % dieser Patienten sagten aus, dass, wenn sie einmal klare Einfälle gehabt hätten, diese für immer auf diesem Niveau geblieben seien, wenngleich der Weg dahin mitunter mühsam gewesen sei.

Rang 4

Rd. 51 % der antwortenden Klienten erklärten, dass die Erinnerungsarbeit insgesamt immer mühsam gewesen und im Grunde die kontinuierliche Beschwerlichkeit das allgemeine Kennzeichen der Therapiearbeit gewesen sei.

Rang 5

Rd. 50 % der Patienten, die diese Frage beantworteten, meldeten uns zurück, dass immer nach wichtigen Schlüsselerinnerungen, meist am Abend desselben Tages, große Rückschwankungen mit vernichtenden Gegenstimmen im Kopf zu verzeichnen gewesen seien.

Fazit Die Breite der obigen Patientenaussagen war für uns sehr interessant. Wir sahen uns in den persönlichen Therapiebeobachtungen bestätigt, dass Körpersymptome quasi innere Ambivalenzkämpfe von dissoziativen Persönlichkeitsanteilen darstellen, die dann häufig in eine konkrete Erlebnisszene münden. Ebenso haben wir im Praxisalltag sehr oft miterlebt, dass nach Erinnerungsdurchbrüchen die wichtigen Sachverhalte ab diesem Zeitpunkt zeitlos erhalten blieben. Auch die Einschätzungen, dass die durchschnittliche Traumaexpositionsarbeit immer langwierig und kontinuierlich verläuft, sowie die Beobachtung, dass nach wichtigen Erinnerungsdurchbrüchen schwere Bestraferintrojekte (Täterintrojekte der Traumaverursacher) bei den dissoziativen Patienten ihr Unwesen treiben, entsprechen sehr den allgemeinen Praxislangzeiterfahrungen von meiner Frau und mir.

Fragekontext 11: Was waren bisher Ihre schwersten Traumaerinnerungen?

20 % der 78 Klienten konnten sich hier gar nicht auf Besonderheiten festlegen. 80 % der Rückmelder gaben uns folgende interessanten Erfahrungen bzgl. ihrer Hierarchie von schwersten Gewalttraumata preis.

Rang 1

Rd. 55 % setzten persönlich erlebte sexuelle und körperliche Gewalttraumata an die erste Stelle (Täter-Eltern, Familie oder äußere Täter).

Rang 2

Rd. 48 % beschrieben, dass konkrete Erinnerungen an Täterstimmen in Form von Elternstimmen oder äußeren Täterfiguren gleichermaßen die am schwersten zu ertragenden Traumasachverhalte seien (z. B. schwere Elternstreits oder Kinderschikanen).

Rang 3

Rd. 45 % sagten aus, dass frühkindliche seelische und körperliche Gewalttraumata am schwierigsten zu verdauen wären, wobei als seelische Gewalt vorrangig verbale Gewalt und Nötigung zum Mitleid mit Eltern genannt wurden.

Rang 4

Rd. 41 % aller Beantworter hatten ein Vernachlässigungstrauma in die besondere Schweregradhierarchie eingeordnet (Alleingelassen werden und nicht versorgt werden etc.).

Rang 5

Rd. 41 % der Befragten hatten ein frühkindliches Scham- und Bloßstellungstrauma (in der Regel durch die Eltern) in die vordersten Rangplätze eingeordnet.

Rang 6

Rd. 30 % beklagten unter den schwersten Psychotraumata sehr frühe Muttertrennungen jeder Art und erlebte schwere Säuglingskrankheiten, die sie meistens in eine klinische Einrichtung gebracht hatten.

Rang 7

Rd. 25 % nannten in ihrer Schweregradliste Geburtstraumata (Sauerstoffmangel, Zange, Glocke etc.), Abtreibungsversuche der Mutter oder deren Komplikationen in der Schwangerschaft als für sie sehr schwer zu bewältigende Psychotraumasymptomatiken (die oft auch sehr körperlich gebunden sind).

Fazit Die oben genannte Rangfolge der schwerwiegenden Psychotraumaprägungen unserer Klienten deckt sich mit unseren langjährigen Berufserfahrungen. Einzig der Sachverhalt, dass Klienten konkret unter Täterstimmen, die ihnen wohl nicht mehr aus dem Kopf gehen, so stark leiden, war prozentual eine gewisse Überraschung für uns. Wir waren als Therapeuten wohl viel mehr auf die konkreten Taten fixiert und nicht so sehr auf die belastende Prägung durch Worte. Drittens fällt auf, dass besonders frühkindliche Traumaerlebnisse in der Rangfolge hoch eingeordnet werden. Das ist ein Sachverhalt, den sich manchmal Verhaltenstherapeuten als Kollegen nicht so recht vorstellen können. Andere Kollegen halten auch den Rangplatz Nr. 7 (den ich hier gerade deswegen nicht im Zuge einer Beschränkung auf 5 Ränge herausnehmen wollte) für nicht so nachvollziehbar. Wir können hier nach 30 Jahren Berufserfahrung Kollegen nur einladen, durch Fortbildungen doch einmal tiefer in die Psychotraumalandschaft einzusteigen. Literatur gibt es dazu schon seit ca. 20 Jahren im größeren Umfang.

Fragekontext 12: Wurden oder werden Sie wegen ihrer Traumatherapie schikaniert?

Auch bei dieser interessanten Frage (vgl. Vogt, 2014 a) haben wieder alle 78 Fragebogenbeantworter eine Rückmeldung gegeben. Der Begriff „Herkunftsfamilie“ ist hier in der Regel synonym mit dem Begriff „Täterfamilie“ zu sehen. Interessant, jedoch hier nicht aufgeführt ist der kontrastierende Sachverhalt, dass sich die Klienten zu ca. $\frac{2}{3}$ in ihrem heutigen, selbst aufgebauten Familien bzw. Partnerbeziehungen nicht schikaniert fühlen. Nun zu den Rangfolgen des Entwertungserlebens unserer Patienten bezogen auf die Herkunftsfamilien:

Rang 1

Rd. 58 % erleben durch ihre Herkunftsfamilien starke Abwertungen mit zynischen Bemerkungen, Sektenvorwürfen und Verspotten (z. B. Weichei).

Rang 2

Rd. 50 % geben an, dass die Mitglieder der Herkunftsfamilien und der Umwelt gereizt mit Aussagen reagieren wie: „Dann ist das eben dein Problem!“

Rang 3

Rd. 45 % der Herkunftsfamilie und der Umwelt reagieren ruhiger, aber ignorant mit Bemerkungen wie: „Jeder muss mit sich selbst klarkommen und erst mal die Schuld/Verantwortung bei sich suchen!“

Rang 4

Rd. 42 % beschreiben eine breite Lebensumwelt, die so eine Art freundliche Distanzierung vornimmt mit Worten wie: „Wenn es dir hilft, dann gehe ruhig hin. Für mich war das nichts. Aber mach nur.“

Rang 5

Rd. 40 % unserer Klienten geben an, die Umwelt reagiere moralisierend, mit Worten wie: „Man muss nach so langer Zeit auch mal verzeihen können."

Rang 6

Rd. 35 % führen an, dass in ihrer Umwelt häufig Negativprognosen formuliert werden, die anscheinend aus der eigenen Erfahrung bspw. der Weltkriegsteilnehmer erwachsen, mit Prophezeiungen wie: „Wenn man alte Scheiße aufwühlt, leidet man selbst unter dem Gestank."

Fazit Die obigen Aussagen unterstreichen, dass Schikanen und Entwertungen durch die soziale Umwelt und insbesondere die täterbelasteten Herkunftsfamilien für unsere Traumaklienten auf der Tagesordnung stehen. Auch darauf muss in der Traumatherapie komplex eingegangen werden, damit Behandlungserfolge nicht schnell wieder wegkippen. Auch muss im Vorfeld der Therapie auf diese Einflüsse geachtet werden, damit Traumathemen überhaupt bearbeitbar werden. Wegen der übergroßen Bedeutung des sozialen Um- und Schädigungsfeldes begannen meine Frau und ich vor fast 20 Jahren mit der punktuellen Gruppenarbeit für Psychotraumapatienten in sogenannten Kontakt- und Netzwerkstrukturen zu arbeiten. Unsere Erfahrung ist, dass man Täternetzwerken eigene gesündere Solidarstrukturen entgegensetzen muss, damit sich ein neues Lebensmilieu entwicklungsorientiert durchsetzen kann.

Zusammenfassung

Die Pilotfragebogenerhebung mit viel Platz für individuelle qualitative Aussagen hat uns wichtige neue Rückmeldungen unserer Klienten als auch Bestätigungen für unser praktisches Vorgehen geliefert. Besonders interessant für uns und die Psychotherapeutenkollegen ist zunächst der Sachverhalt, dass dissoziative Psychotraumapatienten anfangs „ganz normal", d. h. im durchschnittlichen Alltagsverhalten, trotz allgemeiner Behandlungsmotivation große Abwehrphänomene und Widerstände zeigen. Traumaphobisches Verhalten ist ja als solches bekannt; dass aber die Ressentiments derart umfangreich und konkret auf soziale Konsequenzen ausgerichtet sind, hätten wir auch in der Breite und Tiefe nicht erwartet. Weiterhin ist die Bedeutung der körperlichen „Begleitsymptome" jetzt deutlicher hervorzuheben. Körperliche Erscheinungen, auch in jener riesigen Breite, wie oben rückgemeldet, sind Leitsymptome. Traumatherapeuten müssen sich mehr dem Körper widmen und Mediziner sollten sich mehr um seelische Vorgänge ihrer Patienten kümmern.

Alarmierend waren auch Rückmeldungen, dass Klienten in vorangegangenen Therapien kaum bis gar nicht nach Traumakontexten befragt wurden oder dass einige Kollegen gemäß dem traditionellen Zeitgeist die Traumabehandlungen weitestgehend ablehnen.

Klienten beschrieben offen ihre Abwehrmotive während einer Traumabehandlung, was besonders in der Ausbildung befindliche Psychotraumabehandler verstehen sollten. Die Supervision muss dann helfen, die Vielfalt der Abwehrmuster konkret zu identifizieren. Die kompetente Führung und die Begleitung bzw. soziale Rahmengebung ist durch die Therapeuten zu leisten, da sonst die Traumaklienten den schwierigen Behandlungsprozess nicht durchstehen.

Die Datenniveaus bei der Psychotraumaarbeit müssen in ihren Übergängen noch mehr untersucht werden. Fest steht offenbar, dass es faktische, symbolische und atmosphärische Datenqualitäten gibt, die anscheinend parallel in den therapeutischen Assoziationssequenzen auftreten. Große Traumaszeneneinfälle beginnen bei dissoziativen Klienten möglicherweise häufig mit psychosomatischen Körperattacken. Einmal verstandene Traumafakten aus Erinnerungssequenzen bleiben offenbar stabil, wenngleich das Öffnen tabuisierter Traumasachverhalte häufig einen Shitstorm von tätergeprägten Gegenstimmen (in Form von Täterintrojekten) nach sich zieht. Die schwierigsten Traumavorfälle für Klienten sind offensichtlich immer wieder sexuelle und körperliche Gewalttraumata. Die soziale Entwertung unserer Patienten, die in der Regel im Umfeld ihrer alten Herkunftsfamilien traumatisch geschädigt wurden, ist groß und weitreichend. Daher benötigen wir gegen Verleumdungs- und Verratsattacken aus diesen Täterstrukturen eine Konzeption für ein adäquates soziales Gegengewicht, wie es bspw. durch eine Gruppe eingerichtet werden kann.

Eine Bemerkung möchte ich aufgrund dieser interessanten Ergebnisse noch zur leidlichen False Memory Syndrom Foundation (FMSF) machen. Eines war immer klar: Die FMSF wurde von Tätern zur Verschleierung von Straftaten und Diffamierung von Opfern geschaffen. An dieser Tatsache hat sich nichts geändert. Eine neue Sicht erlaubt darüber hinaus, die breiten Abwehr- und Widerstandsphänomene unserer Traumapatienten in die Thematik einzubeziehen: Denn interessanterweise sind dort ähnliche Argumente für Ängste und Abwehr zu lesen, wie sie die FMSF verbreitet. Das lässt die Hypothese zu, dass sich vielleicht Leute hinter die „Sachaussagen" der FMSF stellen, die ihre eigenen Psychotraumata nicht erkannt und nicht bearbeitet haben. Unsere Patienten brauchen quasi die FMSF-Polemik gar nicht, weil sie ohnehin an diesen Selbstzweifeln in Form ihrer Täterointrojekte leiden. Die Hypothese wird dadurch gestützt, dass Frau Prof. Loftus aus den USA, die nachweislich zur ersten Generation der FMSF gehört, in einem Interview vor einigen Jahren zugegeben hat, dass sie selbst sexuell missbraucht wurde und es „völlig vergessen hatte". Drittens könnten auch forensische Aussagenpsychologen von diesen klinischen Erkenntnissen profitieren und nicht den unwissenschaftlichen Argumenten der FMSF weiter so stark huldigen. Das, was Julia Shaw aus London (2016) und Max Steller aus Berlin (2015) diskutieren, sind Vorgehensweisen, die bei Polizeiverhören von Bedeutung sein können, aber mit einer seriösen, fachlich adäquaten Psychotraumatherapie weder im Setting noch im Ergebnis etwas zu tun haben.

Kapitel 4

Neue Theoriebeiträge zum Behandlungsmodell SPIM 30

4.1 Hirnphysiologische und psychodynamische Regulationsstufen der Interaktion und Bindung sowie deren Behandlungsimplikationen für die therapeutische Beziehungs- und Erinnerungsarbeit oder: Wie die Polyvagaltheorie von Porges und die SPIM-30-Theorie traumatische Prozesse korrespondierend erklären

Ralf Vogt

Vorangestellt sei, dass die Polyvagaltheorie für uns klinische Behandler eine seit Jahren gewissermaßen herbeigesehnte neurophysiologische Bestätigung der von uns beobachteten qualitativen Störungsunterschiede bei den verschiedenen Gruppen von Traumapatienten darstellt, auf die wir in unseren stationären und ambulanten Behandlerjahren in Psychiatrie und Psychotherapie lange gewartet haben.

Die bisherige hirnphysiologische Theorie (vgl. Hüther, 1997 und Panksepp, 1998) hatte uns bereits bestätigen können, dass es zwei grundsätzliche abweichende Formen der Informationsverarbeitung bei normal belasteten Personen auf der einen Seite und traumatisch überformten Menschen auf der anderen Seite gibt. Es gab jedoch noch keine hirnphysiologisch korrespondierende Theorie, die die von uns erkannten quantitativen und qualitativen Stufen der zunehmenden traumatischen bzw. dissoziativen Störung der menschlichen ganzheitlichen Verhaltensregulationen erklären half. Diese hirnphysiologischen Unterschiede in der Informationsverarbeitung haben zweifelsohne auch ihre Auswirkungen auf die Speicherpozedur der szenarischen Traumainformationen sowie die jeweilige Psychodynamik der Behandlungsinteraktion.

Die klinisch-psychologische Schweregradtheorie des SPIM-30-Modells unterscheidet mittlerweile zwischen sieben Stufen von gesunden bis extrem gestörten Erlebens- und Verhaltensregulationszuständen, für die es hirnphysiologisch bis dahin (vgl. Porges, deutsch 2009) keine Äquivalente gab. Die Polyvagaltheorie von Stephen Porges gestattet uns Psychologen und Traumapsychotherapeuten nun erstmals, eine neurobiologisch fundierte parallele Modellierung kennenzulernen, die auf unsere langjährigen Berufserfahrungen eine neurobiologisch-wissenschaftliche Antwort darstellt. Die Dominanzprinzipien der neurophysiologischen Steuerung ändern sich gemäß der Polyvagaltheorie stufenweise in Abhängigkeit vom individuell erlebten Stresslevel des Menschen. Das heißt beispielsweise, dass bei subjektiv erlebter Heiterkeit einerseits oder etwa Angst und Todesgefahren andererseits verschiedene hirnphysiologische Dominanzprinzipien den verschiedenen Qualitäten des psychologischen Erlebens in einer gewissen Komplementarität zu entsprechen scheinen: Ein großer Durchbruch für unsere interdisziplinäre Forschung, der beide Wissenschaftsbereiche beflügelt. In diesem Kapitel werden einige dieser Brücken zwischen Hirnphysiologie und Psychologie aus psychotherapeutisch-phänomenologischer Sicht aufgezeigt.

Natürlich kann ich als Autor des 7-stufigen Schweregradmodells der interaktiven Selbstregulationszustände der SPIM-30-Konzeption mich nur fundiert auf meinen traumapsychologischen Fachbereich konzentrieren und einige Resultate der äußerst fruchtbaren Diskussion mit Professor Stephen Porges und Frau Professor Sue Carter vom Juni 2015 in Leipzig einbeziehen, so wie wir sie auf und neben der internationalen Traumakonferenz zur Täterbindung (vgl. Vogt, 2016) geführt haben.

Die Denkanstöße und praktischen Forschungshypothesen sind aber so inspirierend, dass sie auch in diesem relativ jungen Austausch eine interdisziplinäre Verbreitung finden sollten, da aus der Diskussion gezielte Forschungsfragen abgeleitet werden können, die dem jeweils anderen Fachbereich Motive und Bestätigung für die Ausweitung der begonnenen Untersuchungsaufgaben geben können und sollten.

Meine Frau und ich arbeiten seit über 30 Jahren im Feld der Psychotherapie und davon ca. 20 Jahre im Bereich der Psychotraumatologie. Wir haben nach umfangreichen Studien verschiedener analytischer, tiefenpsychologischer und verhaltenstherapeutischer Konzepte ab dem Jahr 2000 begonnen, ein eigenes Traumamodell zu entwickeln, welches wir zunächst SPIM 20 nannten. In der Langform bedeutet der Titel: Somatisch-Psychologisch-Interaktives Behandlungsmodell für Dissoziative Störungen in der Standardversion Nr. 20 (vgl. Vogt, 2004, 2007). In diesem Modell sind klassische Herangehensweisen der Psychotherapie wie etwa der Psychoanalyse (Freud, 1892-1939), dem Katathymen Bilderleben (Leuner et al., 1993), der Hypnotherapie (Erickson u. Rossi, 2007), der Familientherapie (Weiss und Weiss, 1988, de Shazer, 1989, Schwartz, R., 2008, Breitenbach u. Requardt, 2012) sowie neuere Ansätze der Psychotraumatologie wie die Ansätze von Kluft (1984, 2014), Putnam (2003), Watkins u. Watkins (2003), Hochauf (2007), Nijenhuis, Van der Hart und Steele (2008), Reddemann (2001, 2012), Breitenbach (2011), Schwartz, H.L., (2013) und vieler anderer Kollegen mit wichtigen Bestandteilen integriert, modifiziert und durch eigene Beiträge erweitert worden. Dazu haben wir im 2002 gegründeten Trauma-Institut-Leipzig neue Wege der Traumatherapie erforscht, methodisch ergründet und selbst kreiert, weil wir feststellten, dass in der fortgeschrittenen Psychotherapie eine Reihe von Kinder- oder Erwachsenen-Patienten nicht umfassend genug mit den bisherigen Therapiekonzepten bei von Menschen gemachten Psychotraumata behandelt werden konnten. Da unsere Institutsphilosophie lautet, ständig Konzeptbausteine in der Praxis zu überprüfen und die theoretischen Erkenntnisse möglichst zeitnah in praktische Methoden einfließen zu lassen, haben wir im Jahr 2013 mittlerweile das Modell SPIM 30 – die Standardversion Nr. 30 unseres SPIM-Verfahrens – weiterentwickelt und publiziert (vgl. Vogt, 2013).

Als neuartige Ergänzungen zu den o. g. bekannten Ansätzen zählen wir u. a. die Körper- und Handlungs- sowie die Bindungsorientierung unseres diagnostischen und Behandlungsansatzes. Gerade weil schwergradige Psychotraumata immer eng mit Körperreaktionen infolge der psychischen Existenz- und leiblichen Lebensbedrohung gekennzeichnet sind, was sich stets in konkreten Bindungen und Beziehungen abspielt, sahen wir hier dringenden Nachbesserungsbedarf. Was die moderne Integration und Erweiterung der Bindungstheorie angeht, so kann unser SPIM-30-Konzept diesbezüglich in Vogt (2016, Aspekte in 2014 a, b und c und 2015) ausführlich nachgelesen werden. Wichtig erscheint uns unter anderem, dass wir zum Beispiel die Psychotraumata nicht mehr bzgl. der Häufigkeit in Mono- und Polytraumata unterscheiden, sondern sie nach traumaspezifischen Bindungskriterien in 3 Kategorien der Opfer-Täter-Beziehung definieren. Der Typ I ist demnach ein Ereignistrauma, wo die Beziehung von Opfer und Täter keine wesentliche Rolle spielt (z. B. Erdbeben). Beim Typ II handeln Täter oder Täterin grob fahrlässig, was ihnen später unangenehm ist und auch leid tut (Gewalt im impulsiven Familienstreit bspw.). Den Typ III kennzeichnet dagegen ein absichtliches bösartiges Handeln der TäterInnen. Diese Kategorien können genauer im Reformansatzartikel von Vogt in diesem Band nachgelesen werden (s. dort).

Diesen bindungsspezifischen Traumatypen wiederum haben wir in der SPIM-30-Theorie auch psychodynamische interaktive Bindungsstilmuster zugeordnet (vgl. Vogt, 2016, S. 51-65), welche dort als Opfer-, Täter- und Oszillierender Opfer-Täter-Bindungsstil differenziert beschrieben werden. Diese Kategorien stellen eine traumapsychologische Ergänzung der bekannten Bindungsstiltypen von Bowlby (1969), Ainsworth (1977) sowie Main und Solomon (1986) dar (vgl. ebenfalls o.g. Reformartikel – Vogt, in diesem Band).

Gegenstand dieses Kapitels ist vorrangig die anschauliche Beschreibung des 7-stufigen kumulativen Schweregradmodells der interaktiven Selbstregulationsstufen des SPIM-30-Modells in Verbindung mit dem 3-stufigen Polyvagalmodell, da die Parallelität der psychodynamischen und klinischen Beobachtungen und Erfahrungen unserer Arbeit am Trauma-Institut-Leipzig mit den wissenschaftlichen Aussagen der neurobiologischen Polyvagal-Theorie von Porges (2009) derzeit der neue Fokus unserer komplementären Zusammenarbeit ist.

Zunächst werden aber ausschnitthaft einige Merkmale unserer erlebnisaktiven Therapiemethode beschrieben, damit man sich unter SPIM 30 überhaupt etwas vorstellen kann.

Im Modell SPIM 30 gibt es beispielsweise eine Fülle von körper- und interaktionsorientierten psychophysischen Stabilisierungsmethoden. Aber auch diagnostische Settings zur Erkundung und gegenseitigen Bewusstmachung von Beziehungsfurcht oder -aggression, Sehnsucht nach Halt und Geborgenheit oder Lust auf spielerisches Interagieren sowie kindorientiertes Kennenlernen gehören zu unserem SPIM-30-Reportiere. Daher war die Polyvagal-Theorie für die neurophysiologische Begründung unserer körperorientierten Settings für uns besonders aufschlussreich (vgl. Porges, 2009, Porges und Fuhrmann, 2011, Carter, 1998 sowie Porges und Carter in Vogt, 2016). Die genannten Autoren heben nämlich hervor, dass eine moderne Psychotraumatherapie immer körperbezogen sein muss, weil die Traumaprägung dort immer Fixationspunkte aufweist. Außerdem liefert die Polyvagal-Theorie auch Orientierungskriterien dafür, worauf man in der sensiblen Interaktion mit Traumapatienten achten kann. Wir wissen aus der Vielzahl unserer Fallbeispiele, die meine Frau und ich im Rahmen unserer gefüllten Praxiswoche sehen, dass gerade Traumapatienten bei durch menschliche Gewalt verursachten dissoziativen

Traumafolgestörungen sehr viel unbewusstes und bewusstes Beziehungsmisstrauen sowie Bindungsangst infolge dieser kumulativen Langzeitstörungen mit in die spätere Traumatherapie einbringen (müssen). Darauf sollten wir als Psychotherapeuten sehr praktische Antworten geben. Auch bei erwachsenen Patienten haben wir es als Folge der schockierenden frühkindlichen Entwicklungsabbrüche und -verzögerungen mit einer großen Zahl von oft noch unbewussten kindlichen Beziehungswünschen im heutigen Erwachsenen zu tun. Sehr oft kommunizieren unsere Traumapatienten mit kindlich analogen Begriffen oder sie erleben uns in analogen Wahrnehmungsmustern, weil sie traumabedingt noch nicht (gut) symbolisieren und abstrahieren können. Daher ist vieles in der therapeutischen Beziehungsgestaltung sehr wörtlich und konkret zu nehmen. Beispielsweise organisieren wir im SPIM 30 in der ersten Therapiephase mit dissoziativen Traumapatienten immer interaktive Bewegungssettings zum Spüren von Bedürfnissen nach Kontakt, Halt, Vertrauen und Trost, um den Klienten erlebnisaktiv Beispiele aus ihrer unbewussteren Handlungsregulation zu geben (vgl. Kontaktstäbe-, Halteseil-, Rückenmatten-, Nestsack- u.a. Settings in Vogt, 2004 und 2007).

Laut SPIM 30 und Polyvagaltheorie (PVT) besteht bei einer positiven Beziehungsatmosphäre die Chance auf einen prosozialen Kontakt, weil laut PVT eine ventrale Vagussteuerung dominiert. Sehr häufig haben schwertraumatisierte Menschen aber schnell hohen Stress und wählen unbewusst aggressivere oder vermeidendere Strategien aus. Da es im Rahmen der Settings auch um die gewünschte Zone der nächsten Entwicklung geht (Wygotski, 1986), besteht aber eine gute Chance, dass die jeweiligen Kinder- oder Erwachsenpatienten festlegen, welche Interaktionsform sie im Augenblick mit den Therapeuten für machbar halten und welches Interaktionssetting sie lieber später ausprobieren möchten, es sich heute aber noch nicht zutrauen. Diese Ergebnisse sind oft sehr richtungsweisend und für beide Seiten hochinteressant. Ob Kinderpatient oder (kindlich gebliebener) Erwachsenenpatient: Im SPIM-30-Modell entscheidet der Patient mit seinen Anmutungen, welche Methode der interaktiven Annäherung im Augenblick machbar ist und was weiter erforscht werden darf. Natürlich müssen wir therapeutisch dazu auch kreative Angebote machen, so wie es auch gute Eltern für ihre leiblichen Kinder tun usw.

Die Spannung der Traumapatienten verhindert häufig in den Anfangssettings der SPIM-30-Kontaktphase kooperative Feinabstimmungen in der körperorientierten Interaktion. Die Patienten möchten aus Furcht kontrollieren und kommen dadurch nicht in die ventrale Vagussteuerung – laut Polyvagalmodell. Die feinsinnigen Übungen mit den SPIM-30-Settings ermöglichen aber deswegen auch eine positive und manchmal lustige Beziehungserfahrung, was diese ventrale Vagusdominanz wiederum fördert. Ein solches Erlebnis ist bei schwertraumatisierten Patienten aller Altersgruppen wiederum nur durch praktische körperliche Verfügbarkeit mit einer therapeutischen Probierperson echt spürbar und mit weniger Scham annehmbar. Das gilt bei Groß und Klein. Worte allein helfen da nicht – gerade die gemeinsame Aktion kann schrittweise Beziehungsvertrauen aufbauen.

Eine Rückenmatte stellt beispielsweise eine an sich genussvolle, aber für Traumapatienten deutlich schwierigere Settingvariante der Vertrauensgestaltung dar, weil man jetzt nicht mehr den so wichtigen visuellen Kanal als Kontrollmedium nutzen kann (vgl. Vogt, 2007). Das ist also wieder eine neue echte Herausforderung im Rahmen der enttraumatisierenden Neuerfahrung, sofern es möglich ist. Das Fallenlassen am Rücken eines anderen (Eltern-) Körpers ist, wenn es gelingt, äußerst wohltuend. Diese und andere Settings der ersten Therapiephase belegen also im SPIM-30-Modell das Anstreben einer ventralen Vagusregulation als einer wichtigen Teilzielstellung. Aus einer vormals dauerhaft gespannten Angsthaltung soll nach und nach eine vertrauensvolle Beziehung werden.

Am Ende der ersten Traumatherapiephase im Modell SPIM 30 erfolgt für Kinder- als auch Erwachsenenpatienten eine weitere umfassende Psychoedukation, um die Psychodynamik von Täterübertragungen und Täterintrojekten (vgl. Vogt, 2012, 2013) möglichst gering zu halten. Durch Edukationsmaterialien und Gespräche wird unserer Erfahrung nach ein Teil vom sogenannten Beziehungswiderstand oder den ängstlichen Vermeidungshaltungen, wie es bspw. ein traditioneller Psychoanalytiker bezeichnen könnte, herausgefiltert. Dieser Widerstand entspringt nach unserem SPIM-30-Modell auch einem Wissensdefizit unserer oft entwicklungsblockierten chronifizierten Traumapatienten bei von Menschen gemachten Psychotraumata. Durch die körperorientierten Übungen haben die Patienten praktisch erlebt, dass wir die psychotherapeutisch förderliche Beziehungsgestaltung als zweiseitiges – d. h. gegenseitiges und gemeinsames – Problem betrachten und uns aktiv einbringen, um einen gemeinsamen Erfahrungsraum zu schaffen. Dadurch sind wir für Traumapatienten besser kontrollierbar und in den gutherzigen Emotionen aktiv überprüfbar, da man unsere Mimik und Körperbewegungen mit Ruhe und ausreichender (Schutz-) Distanz intuitiv und bewusst studieren kann.

Ein wichtiger Teil der notwendigen therapeutischen psychagogischen Laienausbildung für unsere Patienten ist die altersadaptierte Erklärung der hirnphysiologischen Traumakurve der interaktionsunterlegenen Person und der dazu gehörigen Schweregrade der psychischen Störungen im siebenstufigen SPIM-Modell der interaktiven kumulativen Regulationskategorien (vgl. Vogt, 2012, 2013). Bei der hirnphysiologischen Edukation erläutern wir seit einiger Zeit das Konzept der Polyvagaltheorie auch jedem Traumapatienten in einfachen Worten, weil es nach unserer Ansicht am genauesten die klinischen Veränderungen der neurobiologischen Störungsqualitäten abbildet. Wir beginnen zunächst, kleinen und großen Patienten die Traumaspannungskurve der Interaktion zu erklären (vgl. auch Abbildung 4.1 u. 4.2 aus Vogt, 2013, S. 61-62).

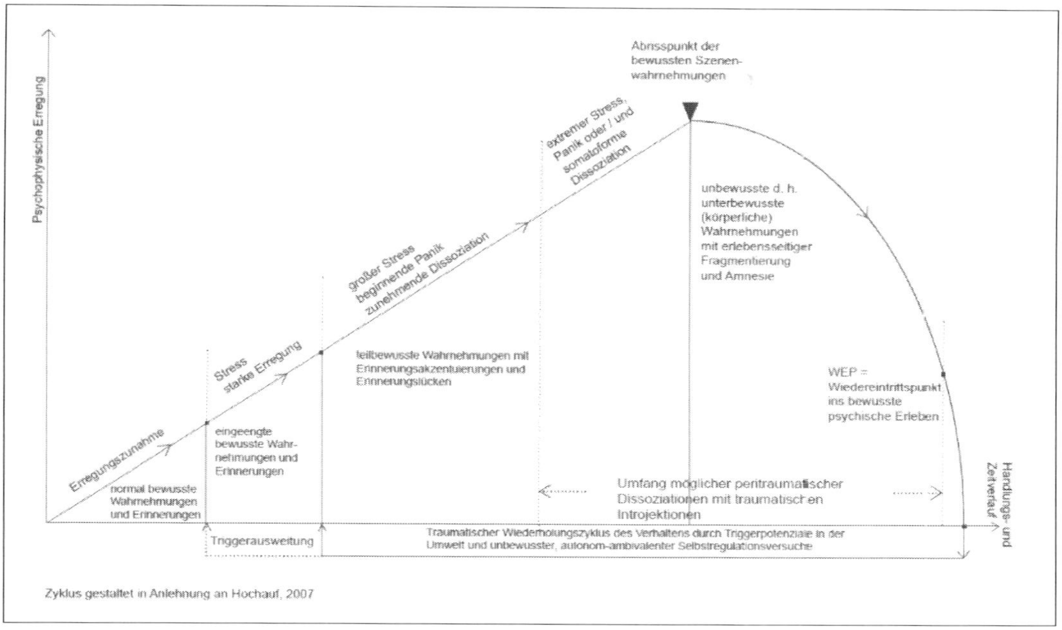

Abbildung 4.1: Psychophysischer Erlebenszyklus der Traumaszene aus der Perspektive des Traumaopfers

Aus dieser Kurve leiten wir auch für den jüngsten Patienten (natürlich mit bunteren, kindgemäßen bildlichen Metaphern) ab, dass im SPIM-30-Traumamodell jeder Mensch ab einem bestimmten Spannungspegel seine psychischen und körperlichen Grenzen nicht mehr verteidigen kann. Die traumatische Grenzüberschreitung des Täters ist somit der tiefere Hintergrund für die Traumaentstehung bei einer zwischenmenschlichen Traumatisierung. Durch dieses traumatische Überrolltwerden durch eine andere rücksichtslose oder bösartige Person verändert sich die Wahrnehmung zugunsten des Überlebens und wird immer eingeengter und fokussierter auf die Täterfigur. Durch die unerträgliche Bedrohung sowie mentale Überforderung ist die unterlegene Person gezwungen zu dissoziieren. Aufgrund der ansteigenden riesigen Schmerz- und Panikzustände ist die unterlegene Person schließlich handlungsunfähig. Sie gerät in eine Schockstarre und schaltet schließlich ohnmächtig ab, wenn eine todesnahe Furcht im subjektiven Angsterleben und unerträglicher körperlicher Schmerz eintreten. Der posttraumatische Wiederholungszwang von Gedanken und Handlungen ergibt sich oft aus der fragmentierten Szenenaufzeichnung im Gedächtnis und dem amnestischen Informationsdefizit nach dem Abschaltpunkt. Psychodynamisch arbeiten alle Gehirnareale komplex im Sinne fortwährender Rekonstruktions-Abwehrzirkel zusammen (vgl. Janet, 1901), weil sie sich ausreichend orientieren und erfolgreich gegenüber zukünftigen Katastrophen ausrichten wollen. Diese Suche nach Sinn und Umweltkontrolle gerät beim Psychotrauma aus den Fugen als nicht normale, psychotraumatische Erlebnisverarbeitung (vgl. Vogt, 2012). Der Wiederholungszwang ist psychophysiologisch also ab einem bestimmten Schweregrad nicht auflösbar und chronifiziert die Angst des Opfers in Form einer späteren unbewussten traumatischen Reinszenierungstendenz. Wir haben aus diesem Theorieansatz des SPIM 30 im erweiterten Modell der Selbstregulation die Traumakurve als eine Art Blaupause benutzt und in ein kumulatives Scheibenmodell zerlegt, um ein anschauliches Gleichnis für die Schweregradtheorie der psychischen Störungen zu entwerfen. Das Scheibenmodell der Regulationsstates geht nämlich von der empirischen Annahme aus, dass sich im Laufe der kumulativen Langzeiterfahrung bestimmte psychodynamische Steuerungsmuster herausbilden, wenn man sehr oft an bestimmte Spannungspunkte der Interaktion herankommt. Das heißt ein Regulationszustand eines Individuums wird später durch das Wiedererleben von interaktiver Spannung angetriggert und der Mensch erlebt und reagiert in der wahrgenommenen Situation nach bspw. traumatisch geprägten Inter- und Aktionsmustern. Für diese Regulation gibt es nach unserer klinischen Erfahrung sieben verschiedenen Qualitätsstufen.

Meine Frau und ich haben nämlich bemerkt, dass sowohl nicht traumatisierte als auch traumatisierte Menschen in ganz verschiedene Zustände einer Erlebens- und Verhaltensregulation schalten können, die im Gehirn offenbar nebeneinander existieren. Diese unterschiedlichen Selbstregulationskategorien heißen in der Polyvagaltheorie offensichtlich neurobiologische Dominanzprinzipien (vgl. Porges, 2009). Das entsprach außerdem unseren Praxiserfahrungen aus den Fallstudien, dass gesundes Verhalten, Neurosen und Psychosen gemeinsame Details aufweisen und dass bestimmte Handlungsregulationskomponenten als parallele mentale Regulationsanteile im Rahmen von psychischen Repräsentationen nebeneinander vorliegen. Psychotraumata können bei jedem Menschen vorkommen. Es gab diesbezüglich bisher aber kein ganzheitliches Störungsmodell und wir erlebten beispielsweise in den Jahren unserer Psychiatriearbeit, dass Kollegen glaubten, dass Traumapatienten und Neurose- oder Psychosepatienten ganz verschiedene Klientel für verschiedene Behandlerberufe wären. Unsere langjährigen klinischen Fallbeispiele zeigten uns, dass es bei den Patienten je nach der Schwere der Lebensgeschichte und individuellen Chance zur Bewältigung nicht nur ähnliche und unterschiedliche Störungsmuster im Erleben und Verhalten gibt, sondern auch unterschiedliche Gedächtnisspeicher und Kommunikationsfähigkeiten. Klassisch analytische Theorien von Sigmund und Anna Freud (1892-1939, 1936) sowie Abraham und Torok (1976) gehen davon aus, dass Menschen mit schwerwiegenden Erlebnissen ihre Erfahrungen nicht verdauen können und daher halb- oder unverdaute Objekte, d. h. *Introjekte oder Inkorporate,* als Produkte dieser Verarbeitungsstörung in sich tragen. Ich habe diese traditionellen Ansätze im Rahmen der Grenzüberschreitungstheorie dialektisch integriert. Das klassische Verdauungskonzept orientiert auf symptomatische Ergebnisse im Patienten und ist auf die zerstörte Abgrenzungs- und Schutzfähigkeit des Opfers fokussiert, was ich in unsere Rahmenvorstellungen einfließen ließ. Darüber hinaus habe ich jedoch ganzheitliche Modellableitungen sowohl für gesunde und neurotische als auch für traumatisierende und krankmachende Zustandsbilder entworfen (vgl. Vogt, 2012, 2013). Das SPIM-Modell orientiert schließlich mehr auf den *Prozess* der psychophysischen Verarbeitungsstörung – nämlich den Prozess der unterschiedlichen Schweregrade der beim unterlegenen Individuum erlebten *interaktiven Grenzüberschreitung* und dessen Bindungsabhängigkeit. Das Opfer erlebt dabei eine sich verändernde *Ausrichtung auf bzw. notgedrungene Öffnung für die Täterperson* im Rahmen seiner hirnphysiologischen Kapazitätsveränderungen. Gerade die Beschreibung dieses Gewaltprozesses kann uns die verschiedenen Kategorien psychischer Störungen gut erklären.

Dieser Theoriebaustein von SPIM 30 passt, wie gesagt, hervorragend in die Qualitätsstufen der hierarchischen Informationsverarbeitung der Polyvagaltheorie von Porges (2009). In der Abbildung 4.2 wurden beide Theoriebausteine in das Modell der Traumakurve zur Veranschaulichung gedanklich eingefügt – entsprechend der aktuellen Theoriediskussion mit Steven Porges vom Juni 2015 in Leipzig:

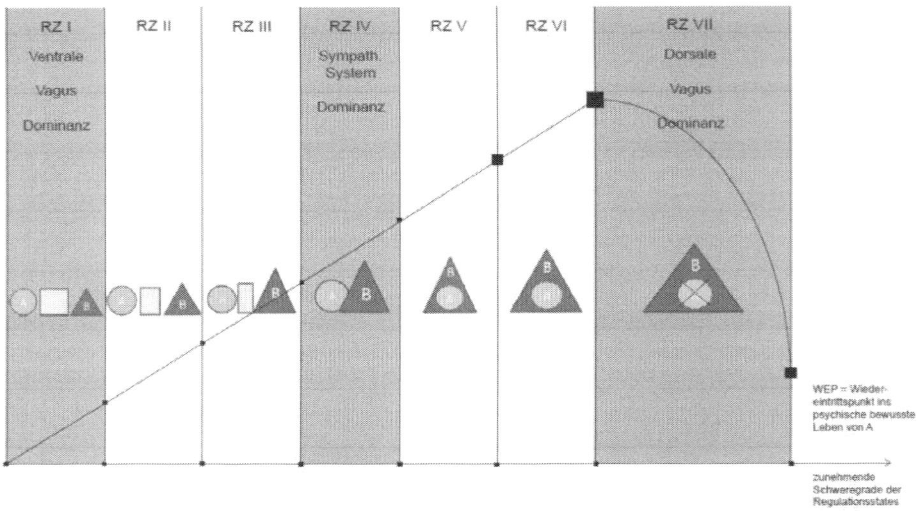

Legende:

= graue Farbbalken entsprechen den 3 Dominanzstufen der Polyvagal-Theorie

(A) = Interaktionspartner A bzw. unterlegenes Individuum (potenzielles Opfer)

(A) = A in Auflösung

(A) = A zerfallen

(G) = Grenze von A bzw. Interaktionsfilter von A (Dicke von G = Abgrenzungsstärke von A)

(B) = Interaktionspartner B bzw. überlegenes Individuum (potenzieller Täter)

Dreiecksgröße = Dominanz der Überlegenheit des Interaktionspartners B (d. h. die Größe entspricht der Beeinflusserkraft sowie dem gewaltsamen Willen und der energischen Zielstrebigkeit von B. Die Größe kennzeichnet auch die Bedeutung von B für A in der Interaktion in Richtung von Bindung und Beziehung

RZ = Regulationszustand

Abbildung 4.2: Schema der 7 Schweregrade von Regulationsstates nach SPIM 30 in Kombination mit den 3 Dominanzstufen der Polyvagaltheorie

Die interaktiven Antwortreaktionen des Opferindividuums berücksichtigend, haben wir in Leipzig 2015 mit Stephen Porges die Hierarchie der jeweiligen Traumastressreaktionen diskutiert. Hier muss in der Forschung nach weiteren empirischen Belegen gesucht werden. Im Augenblick möchte ich in Auswertung der Diskussion die folgende tabellarische Übersicht anbieten, wo die 7 psychologischen Stufen der kumulativen, interaktiven Regulationsstates der SPIM-30-Theorie mit den 3 Stufen der neurobiologischen Polyvagaltheorie auch in Zusammenhang mit den psychophysiologischen Abwehrphänomenen gebracht werden. Die Einbeziehung einer allgemeinen Gesichtsschematik (symbolisch für das Erleben des Opfers) soll helfen die Anschaulichkeit zu erhöhen:

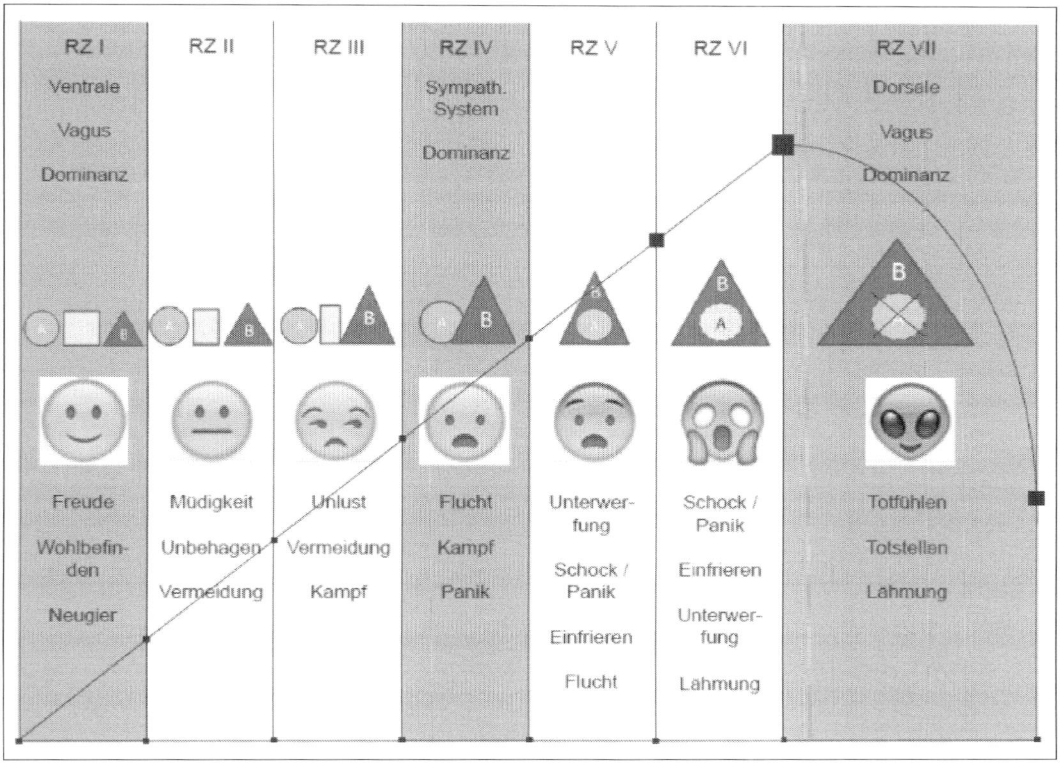

Abbildung 4.3: Stufen des Traumaopfererlebens bezogen auf die Polyvagaltheorie und die SPIM-30-Schweregrade der kumulativen interaktiven Regulationsstates im Zusammenhang mit dem psychophysiologischen Abwehrphänomen und vorrangigen Antwortreaktionen

Die Abbildungen 4.2 und 4.3 zeigen nun schematisch, dass eine interaktiv unterlegene oder machtseitig abhängige Person A (z. B. ein Kind als bindungsabhängiges Opfer) von den sozialen Interaktionsangeboten oder dem konkreten Macht-/ Gewaltpotenzial einer Person B, also dem überlegenen Individuum bzw. Gewalttäter oder der bindungsmissbrauchenden Machtperson, geprägt wird.

Im Regulationszustand Nr. I (RZ I) beachtet B jedoch die Grenzen von A im vollen Umfang und zwischen beiden kann sich eine gutherzige Interaktion entfalten, da das überlegene Individuum seine potenzielle Macht nicht negativ missbraucht, sondern sich im interaktiv gleichwertigen Stil einbringt. Es könnte sich hier bspw. um das freudvolle Spiel von Eltern mit ihrem Kind handeln. Die schönen, lebensfrohen Abbilder dieser Lebenserfahrung stellen im Gedächtnis von A eine positive Regulationserfahrung in der Zustandsform Nr. I (situationsflexibler State) dar. Nach dieser Erfahrung können auch zukünftige Interaktionen gestaltet werden, wenn harmonisch echte und gewaltfrei-vertrauensvolle Beziehungspartner zur Verfügung stehen. In der Polyvagaltheorie wird diese SPIM-Kategorie I als eine durch den ventralen Vagus dominant gesteuerte hirnphysiologische Struktur beschrieben.

Die Abbildung 4.4 beinhaltet die charakteristischen Merkmale des psychophysischen Regulationszustandes Nr. I bezüglich verschiedener innerpsychischer Verarbeitungsdimensionen.

RZ I – Thema der Interaktion bei A: liebenswertes Miteinander

Empathisches Beachten von Grenzen durch B (optimale Lernerfahrungen sind möglich)

Erleben von A:
- **positive Übertragung**

→ in Therapie nützlich

Verinnerlichungen von B in A:
- **positive Internalisation**

→ in Therapie nützlich – gesunde, freiwillige Identifikation

natürliche gesunde Bindung und gute soziale Verbundenheit

Dissoziationstyp: keine interaktionsbedingte Dissoziation ggf. nur in Form von Ermüdung

Abbildung 4.4: Definitionskriterien des SPIM-30-Regulationszustandes Nr. I

Im Regulationsstateerleben der Kategorie Nr. II (RZ II) ist für A prinzipiell noch die Welt in Ordnung, aber nicht mehr so lustvoll, friedlich, harmonisch, wie in der Kategorie I. Ursache der kleinen Verschlechterung ist, dass B sich nicht so respektvoll gegenüber den Grenzen von A verhält und etwas zu seinen eigenen Gunsten dominieren möchte oder einfach die Empathie für A nicht richtig bewerkstelligen kann. Im Alltagsleben könnte hier bspw. ein etwas rigider Großvater mit einem Enkel spielen oder mit dem Kind im alten Stil Hausaufgaben für die Schule anleiten. Es läuft an sich freundlich, aber auch langweilig oder für Interaktionspartner A etwas stupide ab. Formal sind beide Interaktionsteilnehmer noch meist subjektiv zufrieden. Abbildung 4.5 zeigt die wichtigsten Veränderungen des SPIM-30- Regulationszustandes Nr. II gegenüber dem mehr durch den ventralen Vagus gesteuerten Regulationszustand Nr. I. Nach Porges (s. o. – aktuelle Diskussion) existiert hier eine Mischdominanz, in welcher ventraler Vagus, aber auch das Sympathikus-Parasympathikus-System etwas anspringt.

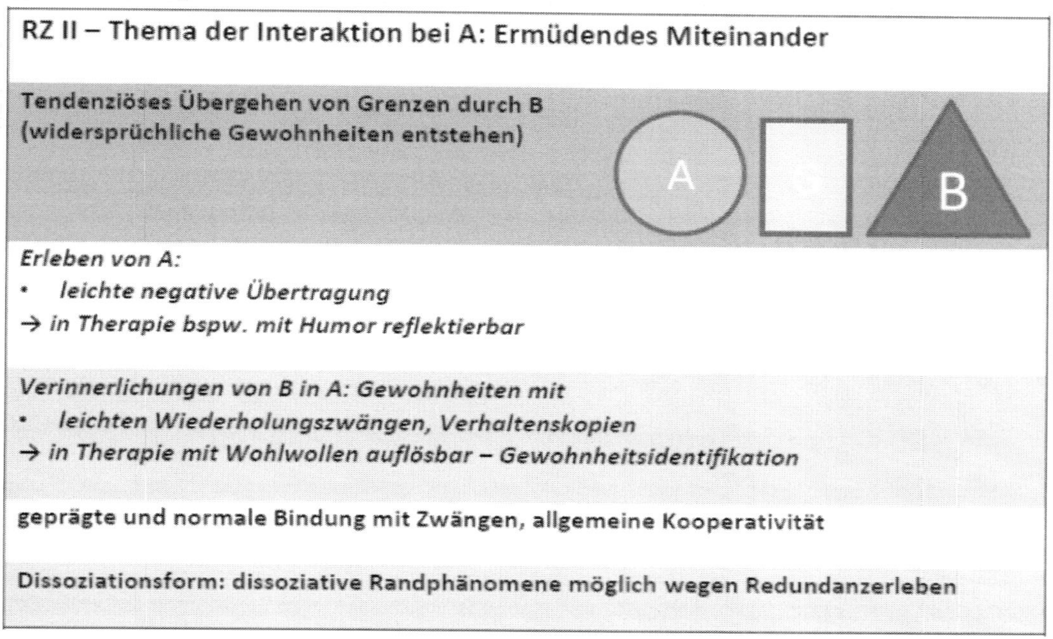

Abbildung 4.5: Definitionskriterien des SPIM-30-Regulationszustandes Nr. II

In der nächsten Interaktionskategorie Nr. III ändert sich die Beziehungsgestaltung deutlicher zuungunsten von A, weil B klar im egozentrischen Sinne dominiert (in der Abbildung 4.6 ist B deutlich größer als A). Die Grenzen werden von B gegenüber A aber noch mehr oder weniger beachtet und Gewalt wird als Steuerungsmittel gegenüber A in der Regel nicht in großem Maße eingesetzt. So bleiben die Grenzen formal meistens gewahrt. Interaktionsteilnehmer A hat aber häufig das Gefühl und Erleben, sich einseitig auf die Forderungen von B einstellen zu müssen und in den eigenen Bedürfnissen nicht berücksichtigt zu werden. Aus dem Klima dieser belastenden, sich häufig wiederholenden negativen Lebenserfahrungen entwickeln sich vielfältige negative psychodynamische Übertragungen, die im späteren Interaktionsverhalten das Individuum A in seinen interpersonellen Erwartungen, Verhaltensantworten und Interaktionsbewertungen prägen. Das wurde in der klassischen Analyse begrifflich oft als neurotische Übertragung definiert (Freud, 1892-1939). In der SPIM-30-Theorie vertreten wir wie Putnam (2003) und andere Autoren einen quantitativen und qualitativen Dissoziationsbegriff, den man in den Publikationen zum Schweregradmodell genauer nachlesen kann (vgl. Vogt, 2012 a, S. 26-82 und Vogt, 2013, S. 61-68). Wichtig für die besagte Regulationskategorie Nr. III ist, dass hier dissoziative Symptome bereits im bemerkenswerten Umfang für das geschwächte Individuum A auftreten können. Wir sprechen insgesamt aber noch nicht von einer traumatischen bzw. qualitativ dissoziativen Störung. Das wird in der Abbildung 4.6 schematisch wie folgt zusammengefasst.

RZ III – Thema der Interaktion bei A: Beginnendes Gegeneinander

Unempathisches Übertreten von Grenzen durch B
(negative Übertragungserfahrungen entstehen)

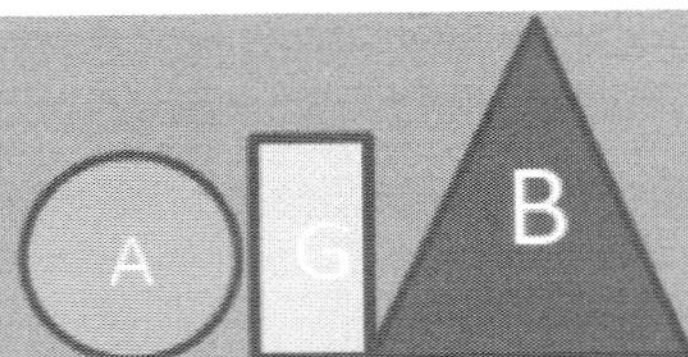

Erleben von A:
- ***negative Übertragung***

→ in Therapie bspw. ansprechbar mit positivem Einsichtseffekt

Verinnerlichungen von B in A: irrationale Wiederholungsmuster und
- ***leichte negative Introjekte als Kopien zu spüren***

→ in Therapie aufdeckbar - schwankende Identifikation mit dem Aggressor

Neurotische Bindungsschwankungen mit Aspekten von Opferbindung und gewisser Täterbindung im Wechsel je nach Situation

Dissoziationstyp: primäre Dissoziation möglich (Van der Hart, Nijenhuis, Steele)
z.B. im Rahmen von PTBS, DESNOS - Diagnosen

Abbildung 4.6: Definitionskriterien des SPIM-30-Regulationszustandes Nr. III

Kommen wir jetzt zu den traumatischen – d.h. dissoziativen – Störungen im engeren Sinne.

Die für das unterlegene Individuum A kritischen interaktiven Regulationsabbilder entstehen durch kumulative Negativerfahrungen ab dem Regulationsprägungszustand Nr. IV. Hier werden die psychophysischen Grenzen von A sehr häufig erlebenswirksam überrollt. Psychische Gewalt wird regelhaft – körperliche Gewalt häufig als Dominanzmittel von B gegenüber A eingesetzt. A wird in seinem Sicherheitserleben in der zwischenmenschlichen Beziehung häufig labilisiert und gedemütigt. Ab diesem Stadium der kumulativ prägenden Negativerfahrungen sprechen wir von psychodynamischen – häufig bereits von dissoziativen – Introjektabbildern im Gedächtnis und Erleben des Opfers. Das heißt, Individuum A hat aufgrund der häufigen Grenzverletzungen und damit einhergehenden Dissoziationsphänomene leichter bis mittlerer Ordnung nicht mehr die ausreichende Kontrolle über die psychodynamische Verinnerlichung von an sich fremden, ICH-dystonen Erlebens- und Handlungsinformationen. Was stammt wirklich von mir? Was ist in meiner bewussten Reflexion ICH-synton und was ist nicht mein entwicklungsgerechter Erfahrungs- und Wertesystemhintergrund und somit in meiner bewussten Reflexion ICH-dyston? In der Abbildung 4.7 werden diese Charakteristika übersichtlich für Regulationszustand Nr. IV und analog zu den Kriterien der obigen SPIM-30-Regulationszustände zusammengefasst.

In der Interaktion gibt es bei A Kampf- und Fluchtverhalten ohne ein echtes Gefühl von Sicherheit oder einer wirklich berechenbaren positiven Beziehung. Um die psychodynamische Interaktionsverwirrung, die ein unterlegenes Individuum A (z. B. ein Kind) in den Regulationsmustern Nr. III und IV erlebt, bewusst zu machen, gestalten wir im SPIM-30-Ansatz häufig beseelte Therapiesettings mit Stofftieren oder speziell für die Therapie hergestellten Symbolisierungsmedien (Vogt, 2004, 2007).

Durch diese SPIM-30-Settings mit beseelbaren Medien können auch kindliche bzw. unbewusste atmosphärische Übertragungserlebnisse emotional genauer durch unsere Traumapatienten abgebildet werden. Bei von Menschen gemachten Traumaprägungen haben wir es in Form des mächtigen Interaktionsbestimmers B oft mit einer Person zu tun, die ihren Machtmissbrauch auf keinen Fall transparent werden lassen will und so die kindlichen Ohnmachtszustände von A auch zu späteren Zeiten nicht auflösen hilft. Für diese nachträgliche Herleitung der traumatischen Beziehungserfahrung sind daher präverbale intuitive Anmutungsmedien mit beseelbaren Eigenschaften wertvoll, bis die Entwicklungsdefizite der Kommunikation aufgeholt sind und unsere Traumaklienten durch die beseelte Objektsprache

Gefühle begrifflich besser erspüren und ihre Übertragungsabhängigkeit zunächst im therapeutischen Raum erfassen können.

RZ IV – Thema der Interaktion bei A: Kämpfendes Gegeneinander

Bewusstes überschreiten von Grenzen durch B
(Introjekte bei A entstehen)

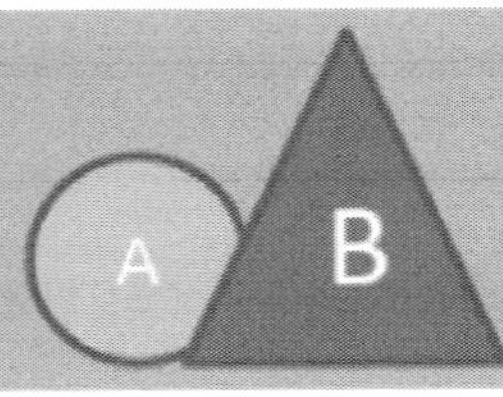

Erleben von A:

- ***negative Übertragung wird durch A oft ausagiert anstatt reflektiert***

→ in Therapie nur mit Mühe und Schamerleben aufdeckbar auch weil eine zunehmende Furcht vor Manipulation der Therapeuten einsetzt (Aufdecken schafft Distanz)

Verinnerlichungen von B in A: Entstehen von Ego-States bzw. stärkeren Introjekten

- ***viele negative Introjekte sind als unbewusste Lenker schwer wahrzunehmen***

→ in Therapie begrenzt/dosiert aufdeckbar , weil Dissoziation und Scham eintreten

- ***nachträgliche Identifikation mit dem Aggressor mit Mühe durch A reflektierbar***

dissoziativ belastende Bindungsaspekte mit teilweiser Opfer- als auch tendenziöser Täterbindung

Dissoziationstyp: primäre / sekundäre Dissoziation (Van der Hart, Nijenhuis, Steele)
z.B. im Rahmen von DESNOS, DDNOS - Diagnosen

Abbildung 4.7: Definitionskriterien des SPIM-30-Regulationszustandes Nr. IV

In der nächsten kumulativen Interaktionsprägungsstufe Nr. V (vgl. Abb. 4.8 RZ V) bildet sich das chronifizierte Frustrations- und Ohnmachtserleben des Individuums A noch dramatischer ab. Dessen Grenzen werden regelhaft gewaltsam überrollt. B ist der alleinige Bestimmer und regiert mit verbaler, körperlicher oder eben mit sexueller Gewalt.

Als aktive verbale Gewalt gelten beispielsweise das vernichtende Anbrüllen oder zynisch-sadistische Erniedrigungen. Im SPIM 30 haben wir aber auch die passiven Formen der emotionalen Erpressung dem Schweregradcharakter Nr. V zugeordnet. Das heißt bspw., dass Kinder sich aufgrund ihrer natürlichen Bindungsbedürfnisse oft auch in die psychisch labile Struktur ihrer Betreuungspersonen – z. B. suchtkranker Vater oder depressive Mutter – einfühlen müssen. So lernen sie notgedrungen, ihre gesünderen Abgrenzungsbedürfnisse aufzugeben und, analytisch gesehen, schädigende Emotionen und Handlungsanweisungen im Sinne der für sie notwendigen Bindungsstabilisierung aufzunehmen. Das kann sowohl in Form eines sich chronifizierenden teildiossoziativen Introjekts als auch häufig in Form eines dissoziativen Implantates geschehen. Abbildung 4.8 zeigt die definitorischen Charakteristika analog zu den obigen SPIM-30-Regulationszuständen I bis IV.

RZ V – Thema der Interaktion bei A: Einseitiger psychischer Existenzkampf

Bewusstes Ignorieren und Zerstören von psychophysischen Grenzen durch B (Implantate entstehen)

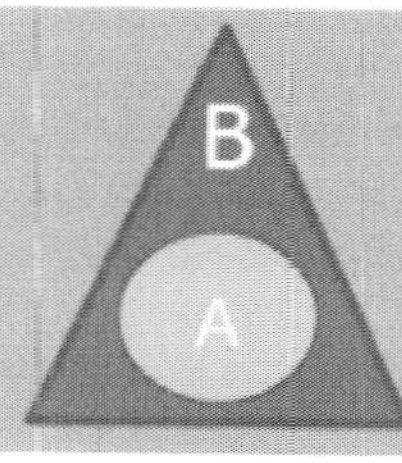

Erleben von A:
- ***negative Täterübertragung wird nahezu immer ausagiert und ist kaum reflektierbar***

→ Aufdecken in der Therapie bewirkt meistens Verschlechterung und Abstand, paranoides Misstrauen, positiv-zerstörerische Verteidigungsangriffe

Verinnerlichungen von B in A: Alteregostates sind ausgeformt (Kluft, Putnam)
- ***negative Implantate regieren, weil starke Dissoziationsbarrieren***

→ in Therapie starkes Agieren gegen Therapeut und Traumaarbeit
- ***Dissoziative Notidentifikation mit dem Aggressor wird im Implantatstate ausagiert***

Dissoziative Täterbindung dominiert plus teilweise oszillierender Opfer-Täter-Bindungstyp

Dissoziationstyp: sekundäre / tertiäre Dissoziation (Van der Hart, Nijenhuis, Steele)
alterego-States (Kluft, Putnam)
z.B. im Rahmen von DDNOS, DIS - Diagnosen

Abbildung 4.8: Definitionskriterien des SPIM-30-Regulationszustandes Nr. V

Den größeren Teil der Implantatsregulationsprägungen stellen klinisch gesehen aber aktive Gewalterfahrungen aller Art (s. o.) dar. In der amerikanischen Traumafachliteratur werden diese dissoziativen Regulationsimplantate (vgl. Kluft, 1984, 2014; Putnam, 2003) alterego-States genannt. Nijenhuis, Van der Hart und Steele sprechen von dissoziativen Emotionalen Persönlichkeitsanteilen (vgl. Nijenhuis, Van der Hart, Steele, 2008). In unserer SPIM-30-Theorie bzgl. der von Menschen gemachten Psychotraumata unterscheiden wir bei den dissoziativen Implantaten Traumaopfer- und Täterintrojektstates, weil diese behandlungsseitig sehr verschiedener Settings bedürfen (vgl. Vogt, 2007, 2012, 2013). Nach einigen Fachdiskussionen zwischen uns und unseren europäischen Kollegen sprechen Nijenhuis, Van der Hart und Steele ebenfalls seit ca. 2012 von täterimitierenden Anteilen, wenn Nijenhuis den EP-control definiert (vgl. Nijenhuis, 2012, S. 124-131). Kluft (1984) und Putnam (2003) bezeichnen Opferstates häufig als Traumakindalters und Täterstates als Täteralters (alternative ego states). Insofern scheint es in diesem Punkt eine genügende Übereinstimmung der verschiedenen Theoriegebäude mit unserem Regulationsstate Nr. V zu geben. Meine Frau und ich haben jetzt in Fortführung unseres erlebnisaktiven Vorgehens im SPIM-30-Therapiemodell nach schweregradadäquaten interaktiven körper- und handlungsorientierten Behandlungssettings gesucht und diese empirisch experimentell entwickelt. Diese Settings sollen die dissoziative Hauptsymptomatik von Opferspeicher- und Täterimplantatstates abbauen helfen, weil die interaktive Beziehungsfurcht der davon betroffenen Patienten wie auch deren Selbst- oder Fremdaggressivitätssymptomatik beträchtlich ist. An dieser Stelle können wir natürlich nur kleine Ausschnitte unseres Repertoires andeuten. Für ängstliche Opfer- bzw. Opferkindstates scheinen unsere o. g. Kontakt-, Vertrauens- und Haltsettings sowie besonders eine Reihe von Nachnährungssettings eine sehr förderliche Bedeutung zu haben. Die emotionalen Nachnährungsobjekte des SPIM-30-Inventars erlauben unseren chronisch sehr ängstlichen Patienten eine Form friedlicher, wohltuender, kleinkindgemäßer Tiefenentspannung. In Worten der Polyvagaltheorie von Porges und Carter (in Vogt, 2016) bedeutet dieses positive Settingerleben, dass es hirnphysiologisch eine Art friedfertiger Immobilisation gibt, die eine heilsame Tiefenentspannung ermöglicht. Dazu kann man die Settings Mutterbauchtonne, Klammerpferd, Paradiesisches Riesenei, Hängematte, Nestsack und ähnliche Gestaltungsformen mit beseelbaren Therapieobjekten in Vogt (2007, 2012, 2013) heranziehen und vielfältig nutzen.

Gemeinsam ist den von uns eigens selbst gebauten körperlich-lebensgroßen Therapieobjekten, dass sie eine mütterliche Ersatzkörperfunktion haben, sodass unsere Patienten sehr kleinkindhaft – zum Teil embryonal – in die positive Entspannung gleiten. Dabei ist unsere therapeutische Begleitung immer durch Sichtkontakt oder vorher abgestimmte Handberührungen etc. gekennzeichnet, um die Orientierung stabil zu halten.

Natürlich ist im Vorfeld durch die Behandler zu erkunden, ob eventuell einzelne Therapieobjekte psychotraumatisch negativ besetzt sind und individuell erst später zum Einsatz kommen können. Die biografische Vorgeschichte sowie die aktuelle Schutz-Angst-Intuition der Patienten zeigen uns im Vorfeld, was zum friedlichen Fallenlassen mit diesem Patienten, in dieser Therapieetappe, mit dieser Therapeutenperson heute möglich ist oder derzeit eben nicht. Gelingt jedoch eines oder gelingen mehrere unserer psychophysisch entlastenden Nachnährungssettings, so hat dies in der Regel eine sehr nachhaltig positive Wirkung auf die gesamte Traumatherapie. Einerseits erlebt der Klient, dass der Körper tatsächlich noch die Fähigkeit zu einer positiven Tiefenentspannung besitzt, was positive Selbstregulationshoffnungen aktiviert. Manchmal glauben traumageschädigte Patienten an nichts mehr und sehen ihren Traumastresskörper nur noch als biologischen Feind. Andererseits beschleunigen die erlebnisaktiven Nachnährungssettings auch die positive Beziehungsgestaltung zwischen Patienten und Psychotherapeuten. Worte allein können das leider nicht, weil vieles vom Störungsbegriff noch ein präsymbolisches Niveau hat und die wichtigen Beziehungsinformationen eher auf implizitem interaktiven Prüfungsniveau wahrgenommen werden. In den Worten der Polyvagaltheorie könnte man hypothetisch formulieren, dass wir mit den SPIM-30-Nachnährungssettings versuchen, von der sympatisch-parasympatischen Regulationsdominanz aus mehr zur ventral-vagalen Steuerungsebene voranzuarbeiten. Die Ringe- und KSHP-Settings (KSHP = Konzentriert Strukturierte Handlungsstrukturen zur Psychotraumaexposition) aus dem SPIM-30-Programm stellen außerdem auf der bewussteren heutigen Innenregulationsbühne eine aktivitätsorientierte Chance dar, psychophysische Spannungsspiralen zu objektivieren, zu verlangsamen und Entwicklungslösungen zu erarbeiten (vgl. Vogt, 2007, 2013, 2016).

Bei dissoziativen Traumanachfolgestörungen bestehen verschiedene Regulationsstates nebeneinander und werden von geübten Patienten auch nach und nach in der komplexen Wechselwirkung wahrgenommen. Das SPIM-30-Ringesetting ermöglicht bspw., dass ein Klient seine komplexen Wahrnehmungen trainiert und sich zielgerichtet – und nicht wie sonst impulsiv chaotisch – in die separaten Traumaopfer- oder Täterintrojektzustände, d.h. Stateanteile begibt. Durch das SPIM-30-Ringesetting kann der Patient seine körperliche Stresssituation, sein dazugehöriges Fühlen und Denken in einem Regulationsstate mit den anderen Zustandsformen vergleichen. Dadurch werden dissoziative Zustände im kontrollierten Ansatz erspürbar und bewusster. Hirnphysiologisch bedeutet dieses Vorgehen nach unserer Hypothese, dass bestimmte Nervenbahnen parallel erregt werden. Das würde nach Porges Polyvagaltheorie bedeuten, dass beispielsweise das dorsale Vagussystem, je nach dem individuellen Angst- und Stresserleben des angetriggerten Patienten, im Ansatz gemeinsam mit den Sympathikus/Parasympathikus sowie dem ventralen Vagussystem – im schnellen Wechsel oder zum Teil zugleich – erregt wird, um negativ gebahnte Dominanzhierarchien zu lockern. Auch beim SPIM-30-KSHP-Setting sollen psychotraumatische Erinnerungsspeicher dosiert mit aktuellen bewussten Steuerungsqualitäten (Alltagsmanageranteilen) parallel aktiviert werden, um panikartige Hyperarousalstates (beispielsweiseTraumaopfer- und Täterintrojektanteile) abzumildern und neue Handlungsinitiativen zu entwickeln. Dadurch sollen Phänomene von Körperstarre oder Körperparalyse im Zusammenhang mit Todesfurcht reduziert werden. Man könnte als Brückenhypothese zur Polyvagaltheorie vermuten, dass die dorsale Vagusregulation an die hirnphysiologische Tür klopft und mit den therapeutisch geleiteten SPIM-30-Settings zugunsten der parallelen sympathisch/parasympathischen Steuerungsqualität abgewendet werden kann. Hierzu hoffen wir durch Steven Porges und Sue Carter auf weitere fruchtbare Forschungsergebnisse, um unsere klinischen Beobachtungen zu stützen.

Im Regulationsstate Nr. VI bewegen wir uns von der Kategorie des vorrangig psychischen Existenzkampfes hin zum Erleben von nahezu dauerhafter psychophysischer Lebensbedrohung. Während einer ansteigenden Lebensgefahr oder plötzlicher Todesnähe hat jeder Mensch irgendwann seinen Abschaltpunkt im bewussten Erleben. In diesen Minuten oder Sekunden des Höchststresses richtet sich die Psyche des Unterlegenen nahezu voll auf den Einfluss, d. h. die Gewalt, Affektlage, Handlung, Botschaft usw. des Überlegenen aus. Peritraumatisch befindet sich das Opfer in extremen dissoziativen Zuständen. Dem inzwischen zumeist willenlosen Opfer können im Rahmen der letztendlichen Unterwerfung – ungefiltert durch den Zusammenbruch aller psychischen Grenzen – viele Verhaltensinstruktionen von Seiten der Täter verabreicht werden. Bei starker sich wiederholender Gewaltanwendung bezeichnen wir den Beeinflussungsprozess des Opfers als Konditionierung – bei Steigerung der Gewaltprozedur zur Folter sprechen wir von Programmierung des Opfers.

Klienten können nach dem Überleben solcher Psychotraumata in der Beziehung zu nachfolgenden Menschen quasi gar nicht mehr richtig Vertrauen ausbilden. Sie befinden sich in einer Dauerspannung und leiden an oszillierenden Panik- und Unterwerfungsgefühlen – auch wenn sie dies nach außen nicht zeigen (wollen). Diese latente Daueranspannung ist aber hirnphysiologisch nachweisbar (Porges, 2009). Zur Illustration soll Abb. 4.9 dienen.

Der Regulationsstate Nr. VII ist danach praktisch das seelische Leben nach dem Abschaltpunkt. Während bei RZ VI noch fragmentierte Aufzeichnungen der Gewaltszenen in Gedächtnis oder Sinnesspeichern vorhanden waren und später in einer therapeutisch sicheren Atmosphäre mühsam verknüpft werden können, gibt es im psychischen Abbildungsniveau von RZ VII keine Bewusstseinssplitter mehr, bis im Falle des Überlebens das Bewusstsein wieder eintritt (vgl. Traumakurve oben).

RZ VI – Thema der Interaktion bei A: Einseitiger psychophysischer Überlebenskampf

Bewusstes totales Ausradieren jeglicher psychophysischer Grenzen durch B (Programme entstehen in A)

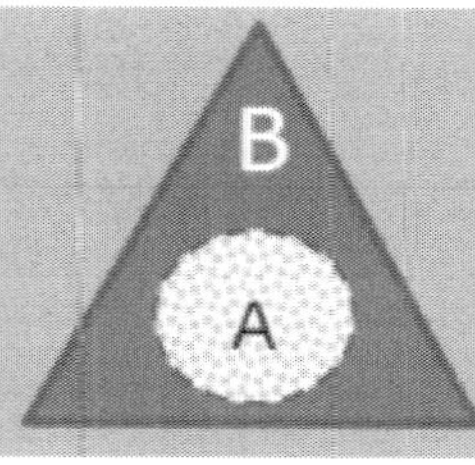

Erleben von A: in Form komplexer z.T. diffuser Trigger – Ängste oder Eingebungsimpulse
- ***extreme negative Täterübertragung ist nur aus agierte Reinszenierung erschließbar***

→ in Therapie zunächst gar nicht ansprechbar, weil riesiger Kontrollverlust und paranoide Vernichtungsfurcht Interaktionsangebote zerstören müssen

Verinnerlichungen von B in A: Konditionierte Muster lenken Interaktionen
- ***Programme steuern zirkulär Denken, Fühlen, Verhalten des Opfers***

→ in Therapie nur zu schlussfolgern durch Versuch und Irrtum oder gemeinsames Agieren
- ***Konditionierte / programmierte Identifikation mit den Folterern /Herrscherfiguren***

viel oszillierende dissoziative Täter-Opfer-Bindung bei permanenter panischer Bindungsangst

Dissoziationstyp: tertiäre / quaternäre Dissoziation (Van der Hart, Nijenhuis, Steele bzw. Sinason) z.B. im Rahmen von DID - Diagnosen

Abbildung 4.9: Definitionskriterien des SPIM-30-Regulationszustandes Nr. VI

Es herrscht nach dem Abschaltpunkt dissoziative Traumaamnesie. Das bedeutet in unserer SPIM-30-Traumaarbeit, dass wir im o. g. Falle eines RZ VI vergleichsweise noch mit KSHP neben anderen Methoden arbeiten können – im Falle eines RZ VII aber sehr auf die regressivsten Assoziationsmethoden wie die SPIM-30-Fußbodenmatte angewiesen sind, damit implizite Körperassoziationsfragmente unseren Traumaklienten helfen, Fragmente aus den Sinnesspeichern mühsam zusammenzupuzzeln. Hier finden diese Patienten in unterbewussten verzweigten Informationsspeichern der Psyche nur eine Mischung von diffusen allgemeinen todesnahen Informationen des körperlichen Zerfalls, Resten von täterorientierten Gewalteindrücken oder psychischen Abschaltfantasien der Dissoziation vor, die man fachlich schwer ordnen kann, weil es nur analoge und atmosphärische Daten sind. Da diese Datenkonstellationen quasi auf der Festplatte der Psyche nach dem psychisch erlebten Abschaltpunkt in einer Art Parallelwelt weiterlaufen und dem Überlebenden in der Regel nicht zugänglich sind, haben wir Abbilder des RZ VII als dualen State, quasi als State der unbewussten Parallelwelt, klassifiziert, um den Unterschied zum RZ VI-State hervorzuheben. Gerade dieser duale Regulationsstate läuft häufig später auch parallel im Rahmen der Aktivität der anderen States wie RZ V oder VI unbewusst weiter. Wir nehmen entsprechend der Polyvagal-Theorie von Porges (2009) an, dass der dorsale Vagus dementsprechend in den RZ V und VI graduell abgestuft mit dem sympathischen System parallel erregt sein dürfte und weiter Bedrohungsängste stimuliert.

Zur Illustration der besonderen psychophysischen Gegebenheiten soll die nachfolgende Abb. 4.10 dienen.

RZ VII – Thema der Interaktion bei A: unbewusster physischer Überlebenskampf des Körpers

Kollaps – totales Auflösen aller Grenzen von A ggf. bis in den Tod
(diffuse Prägungen auf der Körperebene entstehen und wirken später dual unbewusst im Untergrund der Psyche-Körper-Kopplung)

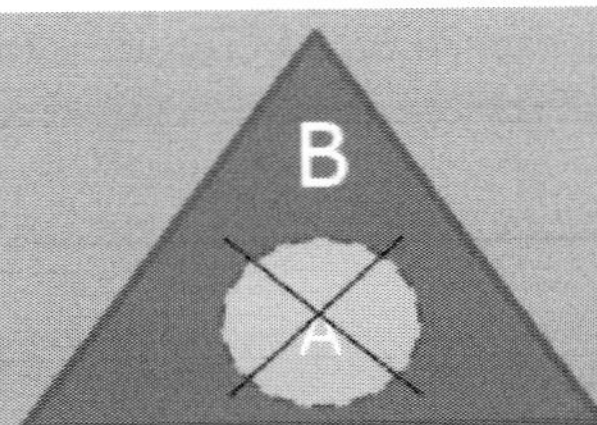

Erleben von A:

- ***nur als Körperpanik später erschließbar, duale Wahrnehmungssplitter***

→ in Therapie nur durch analoge Bild- und Sinnesfragmente erschließbar

Verinnerlichungen von B in A:

- ***Dissoziatives und diffuses Anspringen auf alle Körpertrigger oder Traumaenergie des Täters zunächst ohne Einsichtschance***

diffuse andauernde Furcht vor Außen- und Innenkräften – diffuse Bindungspanik

Dissoziationstyp: quatanäre Dissoziation (Sinason) z.B. im Rahmen von DIS - Diagnosen

Abbildung 4.10: Definitionskriterien des SPIM-30-Regulationszustandes Nr. VII

Behandlungsziel ist, psychotraumatische Erlebnisse bei diesen Klienten bei extremer Kollapsneigung in abgeschwächter psychophysischer Erregung durchzuarbeiten, sodass das parallele Wiedererleben mit diesem Traumastoff noch ausreichend evident ist, um wieder erkannt zu werden. Dabei sollen sie in Ort, Raum und Zeit verknüpft werden und psychophysiologisch mit ruhigerer Überlebensgewissheit im Gegensatz zur früheren Abschalterfahrung ertragen werden. Gelingt das, so ist das eine große therapeutische Kunst der schwierigen Traumabewältigungsarbeit unserer Patienten. In der SPIM-30-Integrationsphase benötigen wir dazu immer wieder entlastende spielerische Settings, um positive zwischenmenschliche wie auch psychophysische Energie aufzutanken. Ein Dialogspiel mit Stofftieren in der Einzeltherapie oder ein Gruppenfloß mit allerlei Spielobjekten können hier eine willkommene Entlastung sowohl für Kinder- als auch erwachsenen Traumapatienten sein (vgl. Vogt, 2013, 2016).

In Begriffen der Polyvagaltheorie ausgedrückt, suchen wir mit dem friedlichen interaktiven Ressourcensettings im SPIM-30-Ansatz offenbar entlastende Therapieszenen mit kalkulierter ventraler Vagussteuerung, weil hierdurch am stärksten zwischenmenschlich positive Energie hergestellt und aufgetankt werden kann. Durch diese gemeinsamen Spielerfahrungen entsteht zugleich eine authentische Bindung zu oft zurückgebliebenen Kindanteilen unserer Traumapatienten, wie wir sie mit rationalen Beteuerungen allein nicht ausreichend hätten herbeiführen können.

Ausblick

Durch die obigen Ausführungen sind die engen Verflechtungen zwischen der Polyvagaltheorie und der SPIM-30-Konzeption sowie ansatzweise Ableitungen für die operationalen Schlussfolgerungen im Therapiemodell sichtbar geworden. In einem nächsten Schritt wäre zu wünschen, dass im Rahmen der Polyvagaltheorie die genauen Zwischenschritte der hirnpsychologischen Umschaltprozesse deutlicher erklärbar werden. Hier könnten die dissoziativen Switchprozesse klarer hervortreten. Gegenstand der psychotherapeutischen Theorie wäre es, die erlebbaren Trigger und begleitenden Gefühle präziser zu beschreiben. Außerdem benötigen wir Psychotherapeuten mehr allgemeingültige methodische Ableitungsregeln für Interventionen. Die Mehrzahl unserer Settings ist anhand kreativer Such- und Irrtumsprozesse sehr pragmatisch auf dem Wege der Einfühlung in kindlich analoges Denken und Fühlen in den letzten 20 Jahren stufenweise entstanden. Meine Frau und ich arbeiten ständig an weiteren Updates zu Theorie und Settinggestaltung unseres Behandlungsmodells und wissen, dass weitere Fortschritte nur mit interdisziplinärer Kooperation unserer Fachgebiete möglich sein dürften. Insofern hat die Polyvagaltheorie einen großen Ansporn für die weitere wissenschaftliche Verknüpfung der Genres gegeben.

4.2 Bindungsorientierte Reformansätze für die Psychotraumatologie

Ralf Vogt

Diese kurze Zusammenstellung von Begriffsbestimmungen zur bindungsorientierten Psychotraumatherapie ist eine Aktualisierung des Artikels von Vogt (2016, S. 51-65). Die Reformidee dieses Beitrages knüpft auch an die Forderung Liottis (2013) an, dass die moderne Bindungsforschung nicht mehr – quasi extra – eine Bindungstheorie mit separaten Therapieempfehlungen sein sollte, sondern mehr und mehr integrativ in allen möglichen Feldern der Psychotherapie berücksichtigt zu werden verdient. Insofern habe ich die nachfolgenden Schlussfolgerungen für den mir bekannten Bereich der Psychotraumatologie bindungsorientiert abgeleitet.

Beginnen möchte ich dieser Logik folgend bei der grundsätzlichen traditionellen Psychotraumaklassifikation, wie sie in den Lehrbüchern von Fischer und Riedesser (2009) oder Maercker (2009) und vielen anderen nachgelesen werden kann.

Kennzeichnend ist hier traditionell die Unterscheidung von Typ I, dem Monotrauma, und Typ II, dem Polytrauma bzw. den Polytraumata. Diese Klassifikation ist mehr auf die Häufigkeit der Traumaerlebnisse ausgerichtet und nicht so stark inhaltsgeleitet. Allgemein sind Monotraumata eher als Posttraumatische Belastungsstörungen im klinischen Bild zu finden und Polytraumata umfassen mehr die zwischenmenschlichen Traumatisierungen – wie bspw. die dissoziativen Traumanachfolgestörungen, welche auch als Chronifizierte Komplextraumatisierungen bezeichnet werden.

Diese Typologie soll nun durch konsequente bindungsorientierte Begriffe reformiert werden, da gerade die Besonderheit der Beziehung und Bindung zwischen Opfer und Täter zu interaktiven Regulationsstörungen beim traumatisierten Patienten führt, welche deshalb störungsdifferenziert auch verschiedener Behandlungssettings bedürfen. Im SPIM-30- Behandlungsmodell für dissoziative Psychotraumastörungen gilt seit 2015 die nachfolgende 3er Typologie:

Typ I - Ereignistrauma:

- oft Monotrauma (PTBS)
- häufig unvorhersehbarer, einmaliger zufälliger traumatisierender Vorfall, der durch äußere Umstände verursacht wurde (Erdbeben, Wetterkatastrophe, Verkehrsunfälle jeder Art, Massenpanik u.v.a.)

→ Beziehung zwischen etwaigem Täter und dem Opfer spielt keine wesentliche Rolle

- auch als sekundäre Traumatisierungen durch Beobachtungen, Hilfeleistungen u.ä. möglich

Typ II - Fahrlässige Traumatisierung:

- meist Wiederholungstraumata (chronifizierte PTBS, DESNOS, z.T. DDNOS)
- häufig mehrmaliger Vorfall durch Gewalt oder gewaltsame Nötigung (bekannter) gestörter Personen fahrlässig herbeigeführt (Familie, Bezugsgruppen, Umwelt)

→ Beziehung zwischen Opfer und Täter spielt eine wichtige Rolle, weil das Opfer kaum den TäterInnen ausweichen kann.

→ Die traumatisierende psychische, körperliche oder Handlungsgewalt einer Täterperson stellt ein Spektrum von stressbezogen fahrlässig (für Täter dyston, empfindet später Scham und Schuld etc.) bis intendiert grob fahrlässig dar (für Täter eher synton, z. B. regel- und ideologiegeleitet u. ä.; Täter empfindet später eventuell Unbehagen, aber dennoch subjektiv Gerechtigkeit u. ä.).

- auch sekundäre Traumatisierungen durch intensives Mitempfinden mit den Opfern ist im Rahmen von Typ II möglich

Typ III - Vorsätzliche Traumatisierung:

- kumulatives Wiederholungstrauma (stark chronifizierte PTBS, chronifizierte DESNOS, viele DDNOS, alle DIS)
- Dissoziative Traumastörungen durch vorsätzliche von Menschen gemachter Gewalt
- Regelhafte seelische Existenzbedrohung oder psychophysische Lebensbedrohung durch Täter mit hoher Identifikation (ICH-syntoner Sadismus/Psychopathologie)

→ Beziehung zwischen Opfer und Täter spielt eine zentrale Rolle, weil das Opfer an die Täterperson gebunden und ein Ausweichen in der Regel nicht möglich oder unter Strafe gestellt ist.

→ Die traumatisierende psychische, körperliche und Handlungsgewalt der TäterInnen stellt eine Allmacht für das Opfer dar. Die TäterInnen handeln in der Störung ICH-synton, empfinden oft sadistische Kontrollfreude in den Taten und erleben auch später keine Skrupel. Sie handeln absichtlich, willentlich, geplant und egozentrisch-abgespalten von jeglichen divergenten Gefühlen (z. B. Familientyrannei, Sekten, Terror, Folter, rituelle Kulte, Mafia-Strukturen u.v.a.).

- Sekundäre Traumatisierungen durch gespaltenes Einbezogensein in absichtliche Traumatisierungen von Tätergruppen sind ebenfalls möglich.

Anhand dieser bindungsorientierten Definitionen können Behandlungsorientierungen abgeleitet werden, die den jahrelangen Diskurs der Psychotherapeuten bzgl. der Konkurrenz zwischen Traumatherapieverfahren beenden könnten. Es gibt im Rahmen dieser Typologie nämlich kein rundum taugliches Behandlungsverfahren in der Psychotraumatologie, sondern spezifische Konstellationen, indem jedem der bekannten Therapieverfahren ein besonderer Stellenwert indikationsgerecht zukommt.

In Vogt (2014 a, S. 220-228) sowie in Vogt (in: Trautmann-Voigt u. Voigt, 2017, S. 206) kann eine Indikationsmatrix als Indikationsmodell erschlossen werden, welche neben den 3 o.g. Traumatypen auch die jeweils unterschiedliche Gewichtung der Einbeziehung des Körpers, des sozialen Umfeldes sowie die konstatierte differenzierte Bedeutung der jeweiligen Traumaexpositionsarbeit bzgl. der Verursachungsszene ins vierdimensionale Indikationsverhältnis setzt. Auch diese Reform dürfte wohlwollendere Fachdiskussionen in der jungen Disziplin der Traumapsychotherapie ermöglichen.

Eine weitere Grundlage für eine fachbezogene Veränderung unserer Begrifflichkeiten ergibt sich aus Definitionsvorschlägen für die traumabezogenen Steigerungsformen der bekannten Analysebegriffe Übertragung, Introjekt und Bindung in Vogt (2016, S. 51-65). Hier werden Begriffserweiterungen zum Phänomen der Täterübertragung, zum Täterintrojekt sowie zur thematisierten Täterbindung angeboten. Kennzeichen dieser erweiterten Schweregradstufen ist jeweils die besondere Berücksichtigung der gesteigerten grenzüberschreitenden Interaktionsgewalt, die das Traumaopfer ertragen und überleben musste. Aus dieser Komplikation ergibt sich nämlich eine jeweils schwerwiegendere Beziehungsstörung zu den Psychotraumabehandlern, die viel mehr Misstrauen, Angst, Verweigerung, agierte Aggressivität und persönlichkeitspsychologische Brüchigkeit hinterlässt. Insofern kann bspw. mit einer einfachen aufdeckenden Neurosepsychotherapie nicht gearbeitet werden. Ebenso kann bspw. nicht einfach eine – bei anderen Typ-I-Patienten hoch effiziente

– EMDR-Sitzung bei einem Typ-III-Patienten mit anderen Beziehungsindikationen mit demselben Ziel und Erfolg angewendet werden. Dazu brauchen wir noch mehr Indikationsbeispiele und empirisch erprobte Behandlungsrichtlinien.

Im SPIM-30-Schweregradmodell werden bis zu sieben Stufen einer Erlebens- und Verhaltensregulation unterschieden, für welche teilweise bereits heute unterschiedliche Settingangebote für die therapeutische Alltagsarbeit existieren. Hervorheben möchte ich abschließend noch die neuen Vorschläge zur fachlichen Erweiterung des klassischen Bindungsstilmodells von Bowlby (1969), Ainsworth (1977), Main und Solomon (1986) sowie Liotti (2004). In Vogt (2016, S. 51-65) ist würdigend auf den großen analytischen Fortschritt der klassischen Bindungstheorie verwiesen worden, der bei Strauß, Buchheim und Kächele (2002) sowie Strauß (2014) und anderen Bindungsforschern der heutigen Zeit sehr ausführlich erschlossen wird.

Mein Akzent liegt auf der Modifikation der Bindungstheorie für die alltägliche Psychotraumatologie. Hier sind meines Erachtens Phänomene der Beziehungsgestaltung zwischen Therapeut und Traumapatient und der Gehalt der Traumaszenenreinszenierung entscheidend. Diese Aspekte beflügeln oder bremsen die Zusammenarbeit von Behandlern und Klienten im alltäglichen Prozess der therapeutischen Arbeitsbeziehung.

In Vogt (2016, S. 51-59) sind die Bindungsstile wie folgt aufgelistet:

Der Opferbindungsstil (OB)

(mehr oder weniger)

- klammern, abhängig sein, unselbstständig bleiben
- gehorchen Stärkeren; folgen Tätern gehorsam
- erleben masochistische Eigenschuld oder projizieren Schuld zumindest indirekt einseitig in die Außenwelt im Rahmen ihrer Opferinszenierung
- idealisieren Therapeuten und entwerten die Therapie mit schweigender Stagnation
- versuchen Verantwortung an Retter abzutreten
- Selbstmitleid ist oft ausgeprägt

→ Psychodynamisches Kernproblem:
- KlientInnen haben **Schwierigkeiten stabil zu sein** und fordern Helfer dadurch heraus
- sind leicht kränkbar bei Kritik und Zurückweisung

! Achtung: Geringe Arbeit an Täteranteilen dieser Opferbindungsstil-Klienten fördert Inkompetenz, chronische Opferhaltung und Abhängigkeit

Verwandte Oberflächendiagnosen: Angstneurose, Depression, psychotische Syndrome, Konversationsstörung, asthenische Persönlichkeitsstörung

→ Dissoziative Störungsdiagnosetypen: viele DESNOS, labile DIS im Alltag, gekippte DDNOS

Der Täterbindungsstil (TB)

(mehr oder weniger)

- treten distanziert, autark, aggressiv abweisend auf
- erheben sich über Schwächere, stark sein wird idealisiert
- misstrauisch, stur, (latent) feindselig
- (aggressive) Außenschulddarstellung bzw. Abwehr von Eigenschuld ist Prinzip der Inszenierungen
- entwerten Therapeuten direkt oder lassen auflaufen

→ Psychodynamisches Kernproblem:
- KlientInnen haben **große Furcht vor Labilisierungen** und kämpfen dagegen an
- aufschaukelnde Angriffe bei Kritik, zerstörerische Attacken bei Gefährdung der Fassade

! Achtung: Geringe Arbeit an den Opferanteilen bei diesen Täterbindungsstil-Klienten fördert Täterintrojektchronifizierung sowie Bindungs- und Beziehungsabwehr

Verwandte Oberflächendiagnose: zwanghaft-schizoide Persönlichkeitsstörung, phobische Anpassungsstörung, dissoziale Persönlichkeitsstörung (Psychopathie), Somatisierungsstörung, Borderline

→ Dissoziative Störungsdiagnosetypen: viele DDNOS, aber auch DIS unter Belastung, gekippte DESNOS (Abwehrmodus)

Der Oszillierende Opfer-Täter Bindungsstil (OzB)

(mehr oder weniger)

- schnelle Wechsel zwischen klammernd-devot versus aggressiv-abweisend
- Idealisieren und Schmeicheln versus Verachten und Demütigen; sie üben gnadenlose Kritik mit meist totaler Logik (Missionar vs. Inquisitor)
- histrionisches, dissoziatives Ausblenden entweder der Eigen- oder Außenschuld (Verantwortung)
- taktische Kontrolle der Therapeuten durch Beziehungsmanöver

→ Psychodynamisches Kernproblem: -**große Unberechenbarkeit und Kippprozesse** in der therapeutischen Beziehung bspw. maligne Regression, vorwurfsvolle Suizidalität versus zerstörerische Rufmordkampagnen, administrative Attacken (Verleumdung und Verrat) durch Anklage bei Institutionen

! Achtung: Geringe Therapiearbeit an den Opfer-Täter- bzw. Täter-Opfer-Kippstellen der o.g. Bindungsstilklienten fördert therapeutische Beziehungskatastrophen (ungeklärte Unfälle, Therapieabbrüche, Gerichtsprozesse)

Verwandte Oberflächendiagnose: bspw. extrem verschiedene klinische Diagnosen in den Behandlungsberichten wie: histrionisch-zwanghafte Persönlichkeitsstörung, Borderline, narzisstisch-dissoziative Persönlichkeitsstörung

→ Dissoziative Störungsdiagnosetypen: viele DIS bei akuter Innenbelastung z. B. aufgrund äußeren Täterkontaktes, aber auch andere dissoziative Störungen während labilisierender Traumaexpositionsarbeit im oszillierenden Abwehrmodus

Die Verknüpfung mit den klassischen Bindungsstilen ist meiner klinischen Erfahrung nach wie folgt schematisch realisierbar (vgl. Abb. 4.11 – eine Auffassung, die derzeit auch Prof. Liotti für interessant hält):

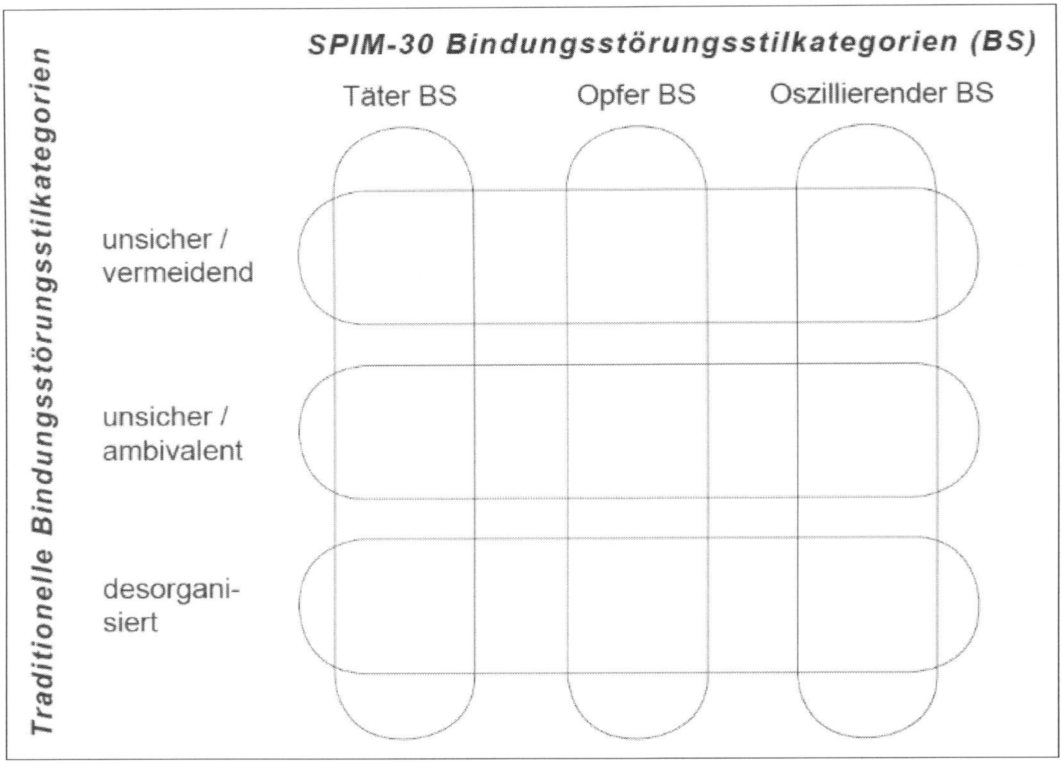

Abbildung 4.11: Kombination von traditionellen und SPIM-30-Bindungsstörungsstilkategorien

Da jedoch die klassischen und psychotraumatologischen Bindungsstile nicht gleich verteilt vorkommen, ist nach den Fallstudien in unserem Institut im Allgemeinen die folgende Schwergewichtsverteilung empirisch gerundet klinisch ambulant durch uns beobachtet worden (vgl. Abb. 4.12):

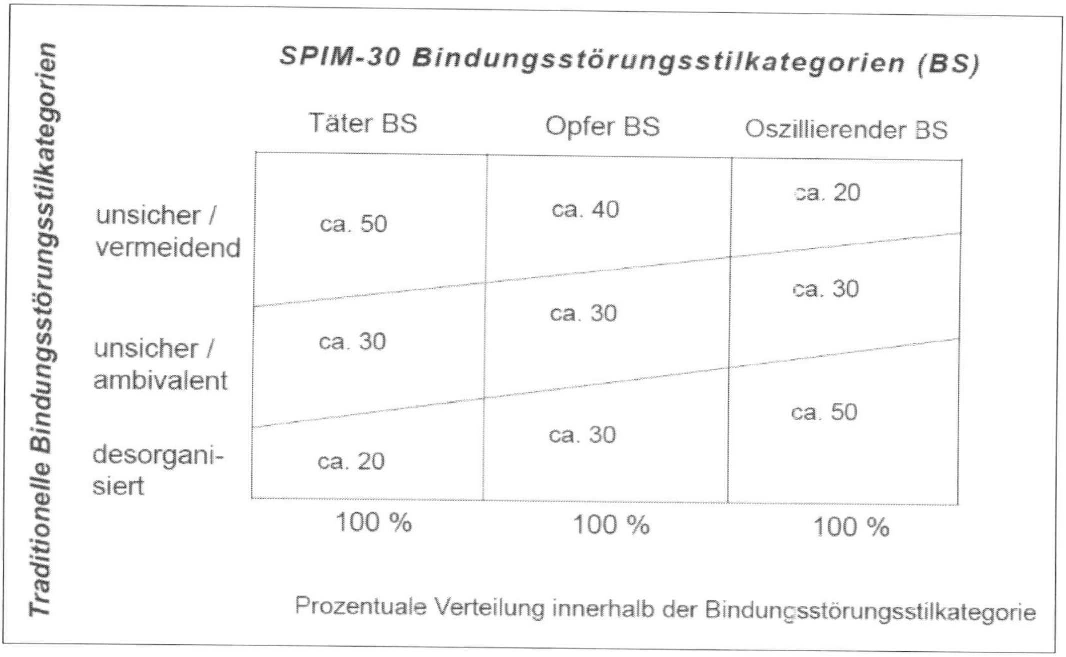

Abbildung 4.12: Kombination von traditionellen und SPIM-30-Bindungsstörungsstilkategorien als prozentuale Verteilung innerhalb der Bindungsstilkategorie

Diese Reformvorschläge befinden sich bei uns im Trauma-Institut-Leipzig in der aktuellen Diskussion. Mein fachlicher Wunsch wäre es, dass auch andere Kollegen aus dem Psychotraumabereich, besonders auf dem Gebiet der dissoziativen Psychotraumanachfolgestörungen, diese Diskussionsangebote aufnehmen, kommentieren, prüfen und ggf. verbessern helfen. Wir benötigen als klinische Praktiker im stationären und ambulanten Bereich weitere Innovationen, die sich im Alltag unserer Behandlungstätigkeit bewähren und unsere Arbeit schrittweise effektiver machen. In der relativ jungen Disziplin der Psychotraumatologie gibt es meines Erachtens noch mehr zu erforschen, als in den bisherigen 30-40 Jahren möglich war, um das traumatische Leid durch neue Therapieansätze zu verringern.

Kapitel 5

Anhang

5.1 Fotoauswahl zu SPIM-30-Settings

In dieser Zusammenstellung sind wichtige SPIM-30-Settings von meiner Frau und mir sowie mit Stofftieren nachgestellt worden. Alle Fragen zur Indikation bzgl. Therapiephase, Therapiesituation und Behandlungsvoraussetzungen kann man in Vogt (2004, 2007, 2013, 2016) nachschlagen sowie durch Fortbildungsseminare erschließen. Nur unter Berücksichtigung dieser adäquaten Indikationskriterien sind diese Settings sinnvoll und für Klienten nützlich einzusetzen.

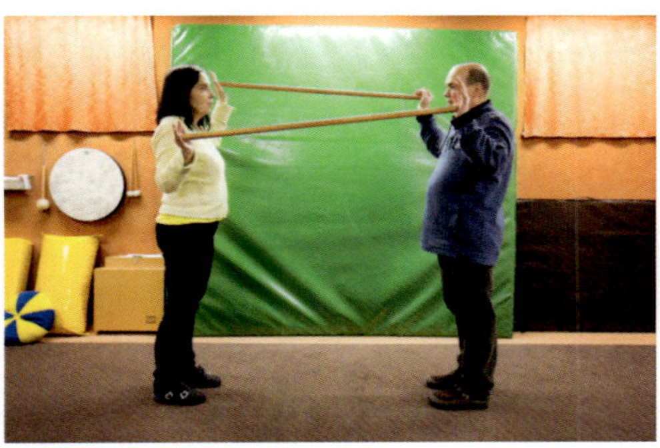

Abb. 1: Kontaktstäbesetting (in der Regel mit drei verschiedenen Instruktionen zur Stäbeführung)

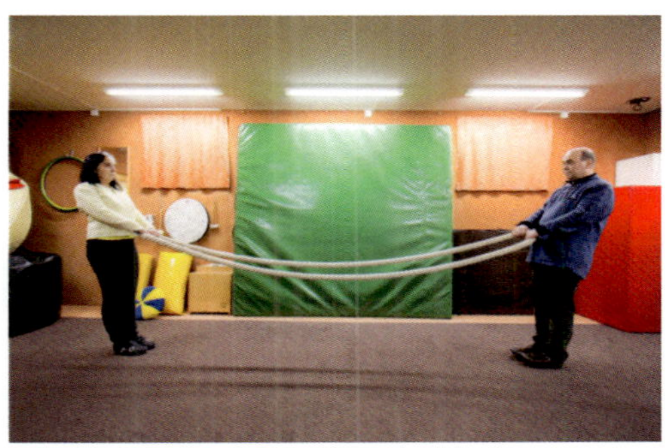

Abb. 2: Vertrauensseilsetting mit der Instruktion: Außenhandkontrolle

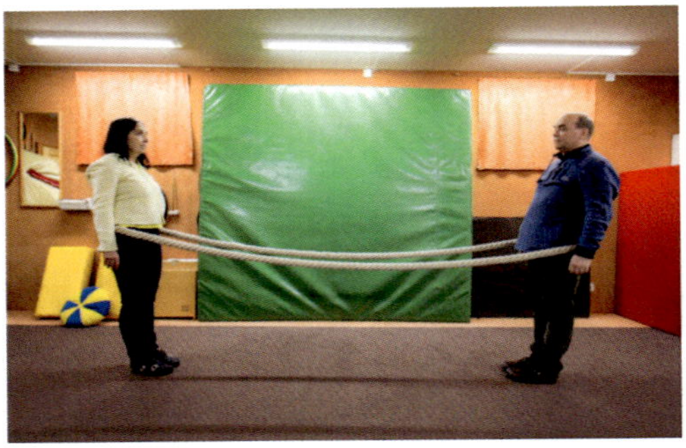

Abb. 3: Vertrauensseil mit der Instruktion: Hüftseilwippe

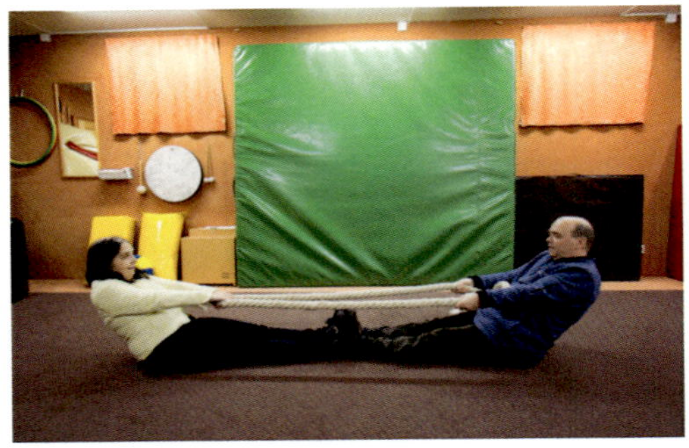

Abb. 4: Vertrauensseil mit der Instruktion: Fußbodenwippe

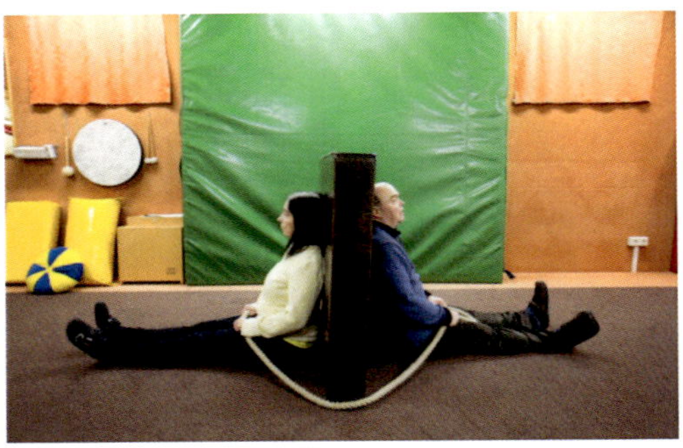

Abb. 5: Rückenhaltmatte mit Handseil Instruktion: 50:50

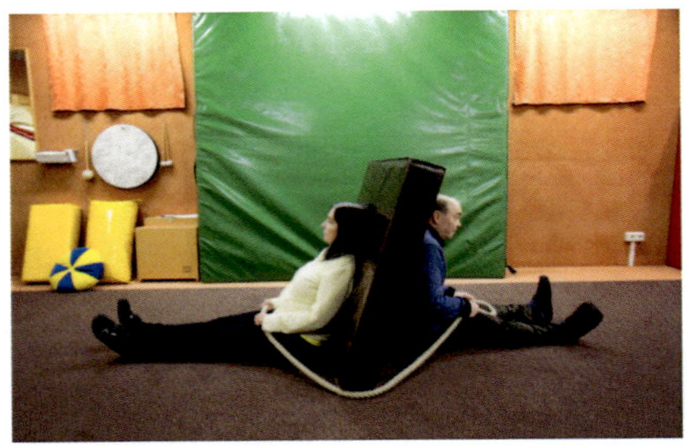

Abb. 6: Rückenanlehnmatte mit der Instruktion: Klientenanlehnwunsch

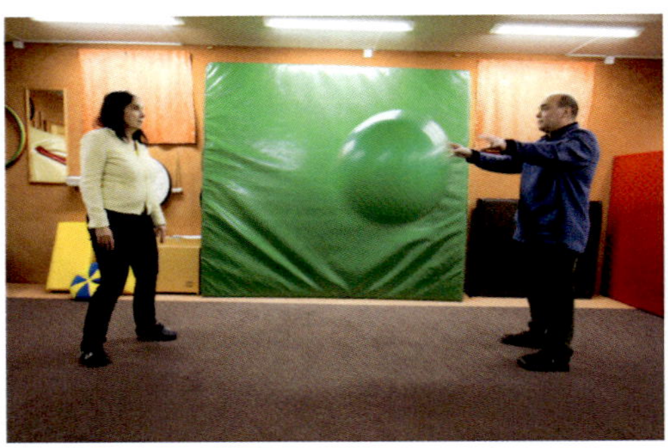

Abb. 7: Regressionskontaktballsetting mit Zuspielinstruktion

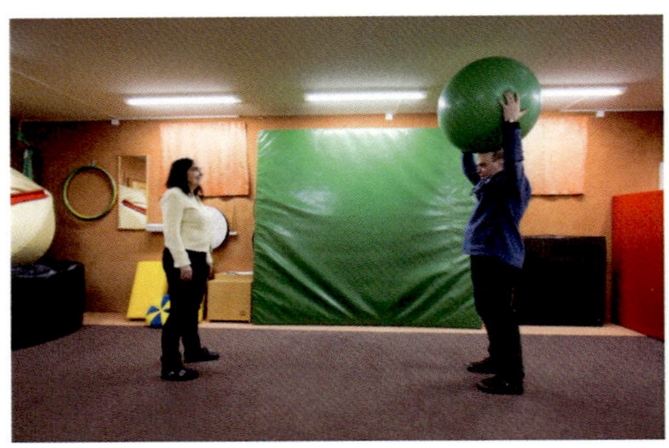

Abb. 8: Regressionsballsetting mit Vormach-Nachmach-Instruktion

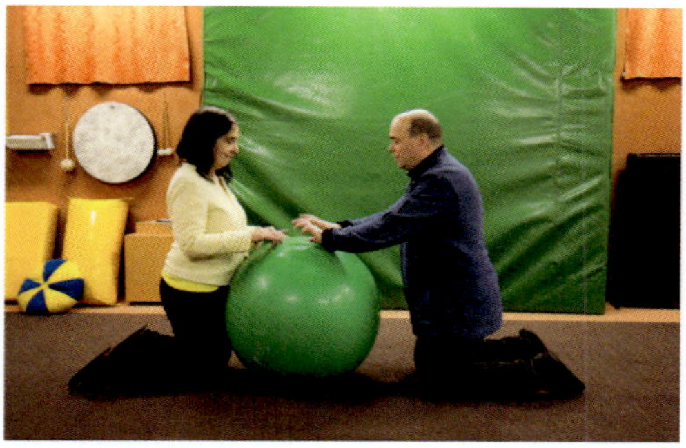

Abb. 9: Regressionsballsetting mit Fingerballinstruktion

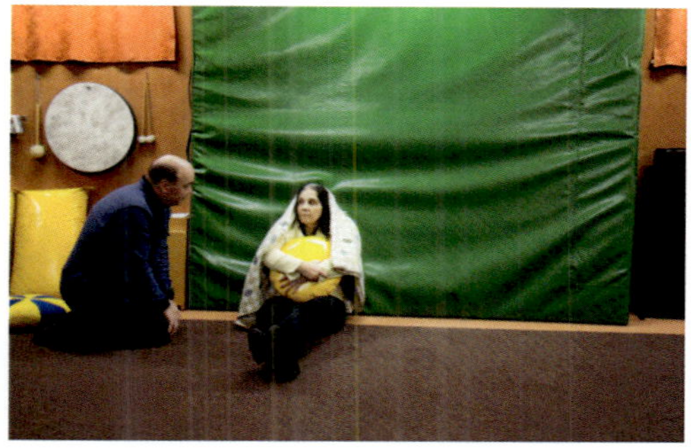

Abb. 10: Sicherer-Ort-Setting mit Bauchkissen und Schutzdecke und Blickkontakt

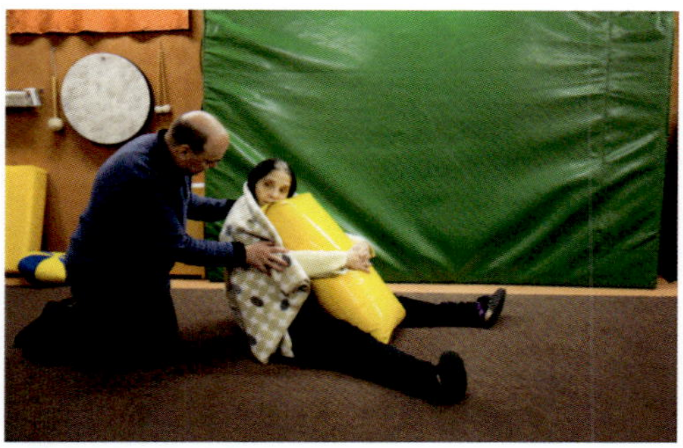

Abb. 11: Sicherer-Ort-Setting mit Klammersack, Schutzdecke und Handkontakt

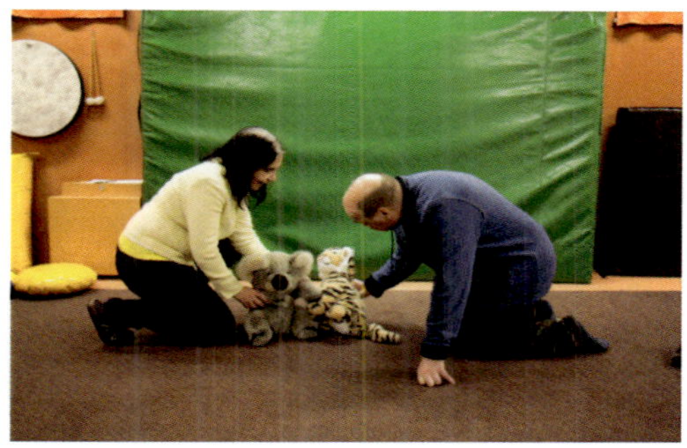

Abb. 12: Kontaktsetting mit Stofftieren als Spontanspiel und Kummerexploration

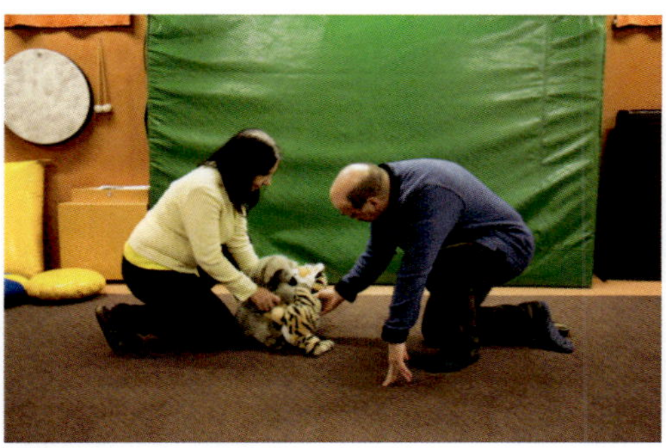

Abb. 13: Kontaktstofftiersetting mit vorsichtigen Pfotenberührungen der Stofftiere

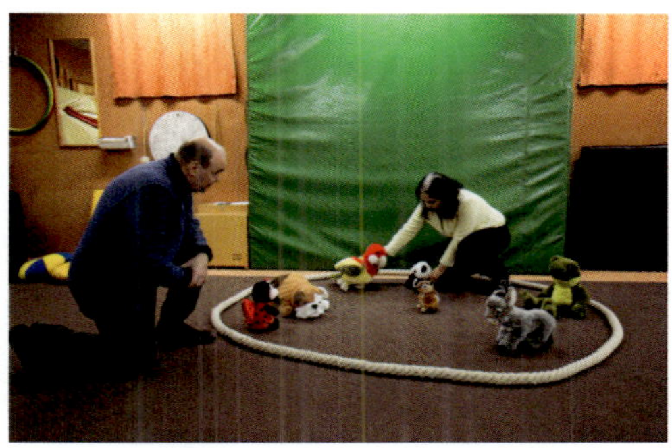

Abb. 14: Äußere Familienaufstellung oder innere Anteileaufstellung mit Stofftieren

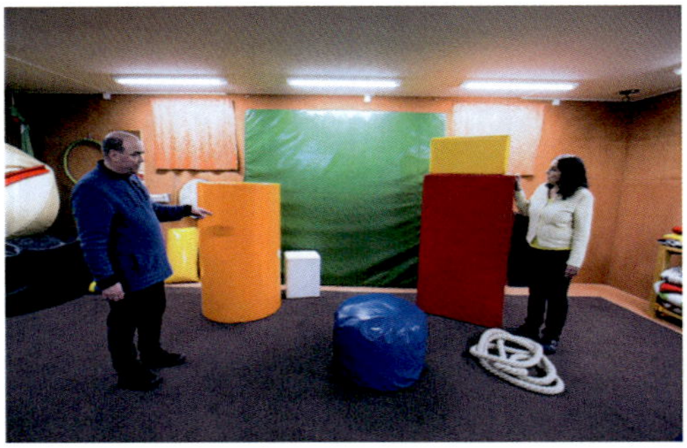

Abb. 15: Äußere Familienaufstellung oder Innere Anteileaufstellung mit beseelbaren Therapieobjekten

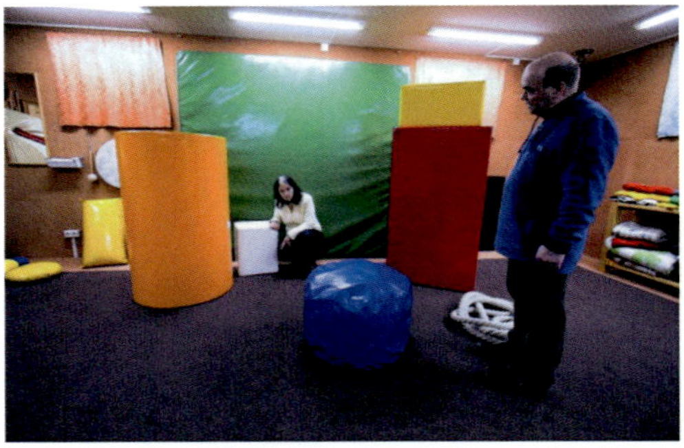

Abb. 16: Fokussierte Aufstellungs- oder Anteileinszenierung mit beseelbaren Therapieobjekten zur Exploration

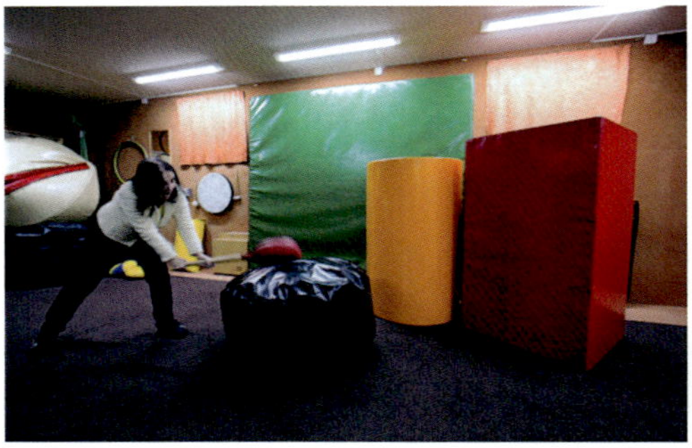

Abb. 17: Anklagesetting mit Sack- und Keulenverstärkung gegenüber zwei Beseelbaren Therapieobjekten als Außenfiguren

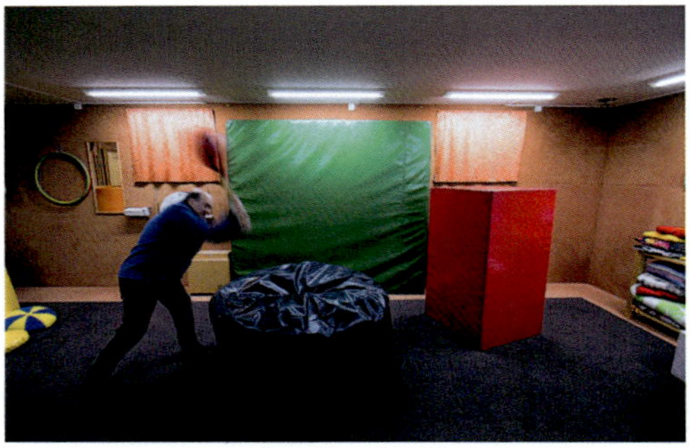

Abb. 18: Anklagesetting mit Sack- und Keulenverstärkung gegenüber einem beseelten Tätersymbolobjekt

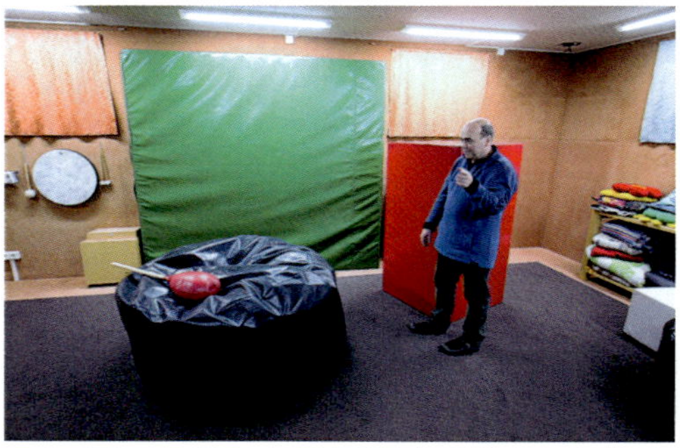

Abb. 19: Anklagesetting mit Sack- und Keulenverstärkung mit Echostatements der Außenfigur

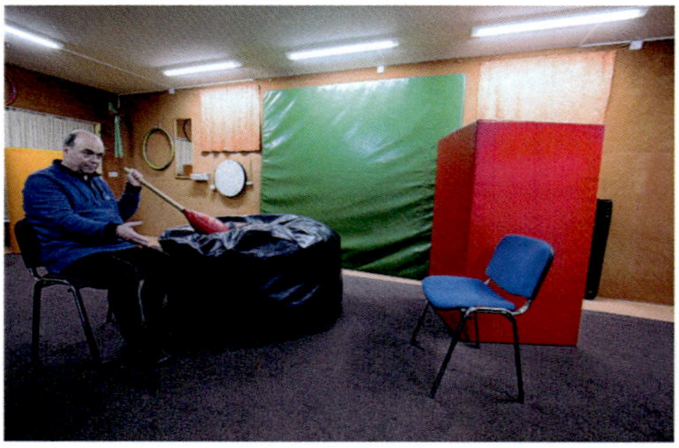

Abb. 20: Kombiniertes Anklage- und Echosetting zur Affektverwörterung

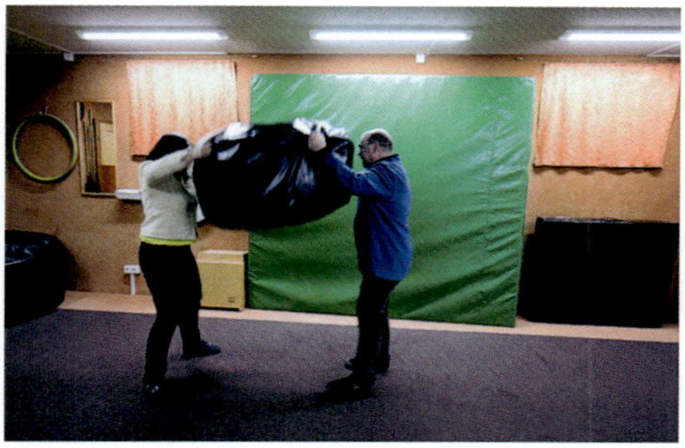

Abb. 21: Gemeinsames Wutsackwerfen (Sack als Ausdrucksverstärkungsmedium)

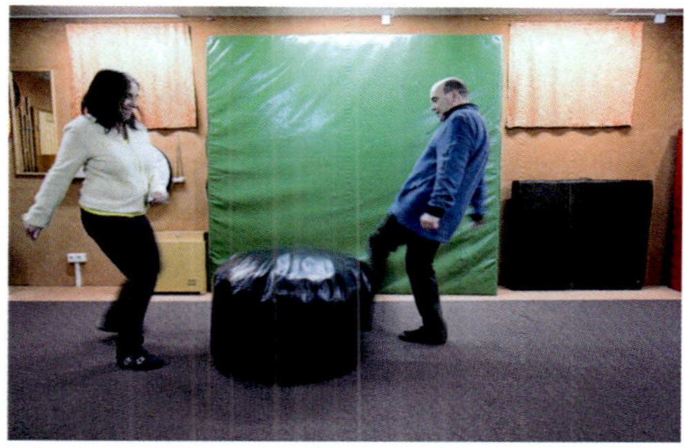

Abb. 22: Gemeinsames Wutsacktreten (Sack als Ausdrucksmittelauffangmedium)

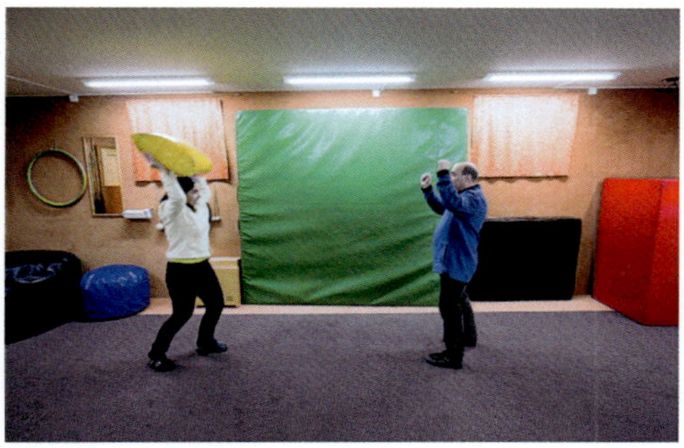

Abb. 23: Aggressionstraining mit gegenseitigem Sackwerfen

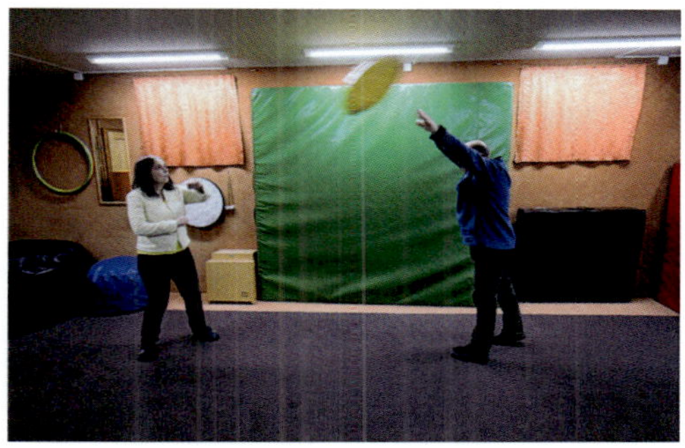

Abb. 24: Sackwerfen als gegenseitiges Aggressionsabwehrtraining

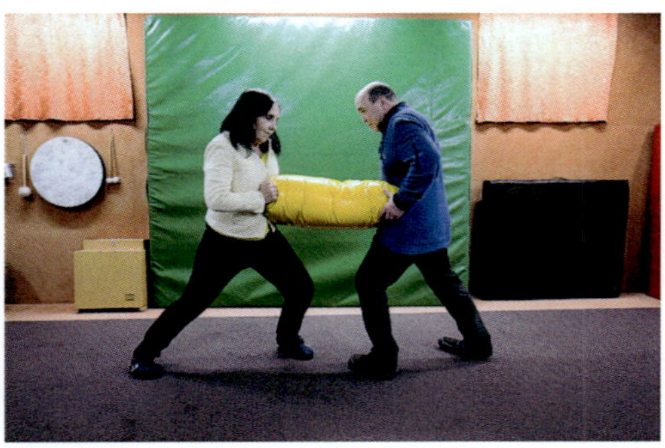

Abb. 25: Aggressionstraining: gegeneinander Sackschieben

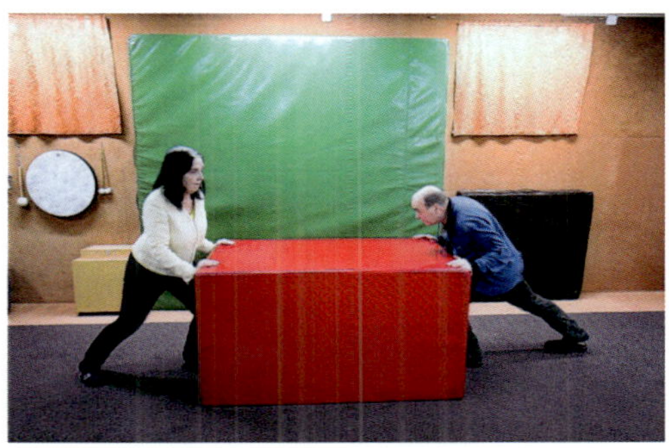

Abb. 26: Aggressionstraining: gegeneinander Klotzschieben

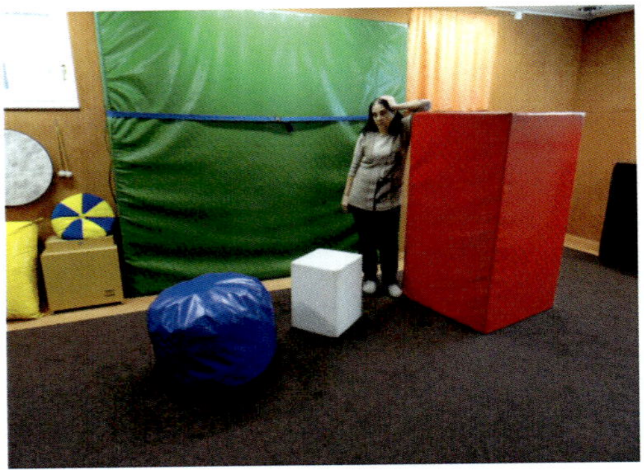

Abb. 27: Szenarische Traumaexpositionstatements aus der Täterintrojektionsposition

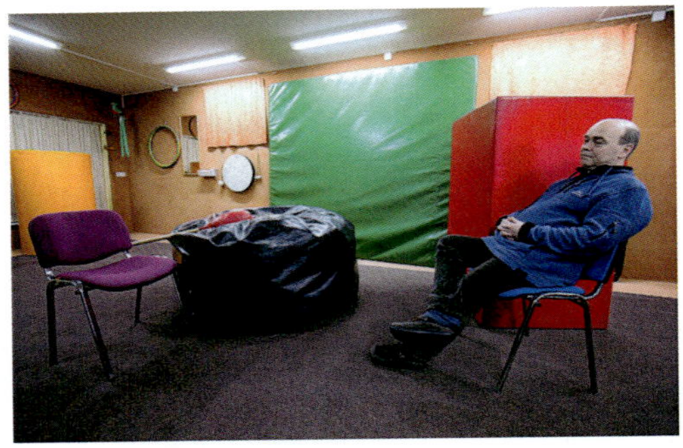

Abb. 28: Szenarische Traumaexpositions-Erinnerungen aus Alltagsmanager-, Opfer- und Täterperspektive

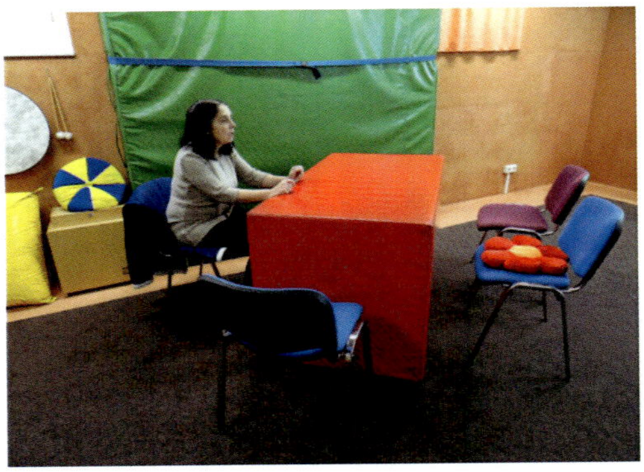

Abb. 29: Fokussierte Handlungsinszenierung zur Assoziationsexposition (Szene: Früher am Küchentisch in der Familie)

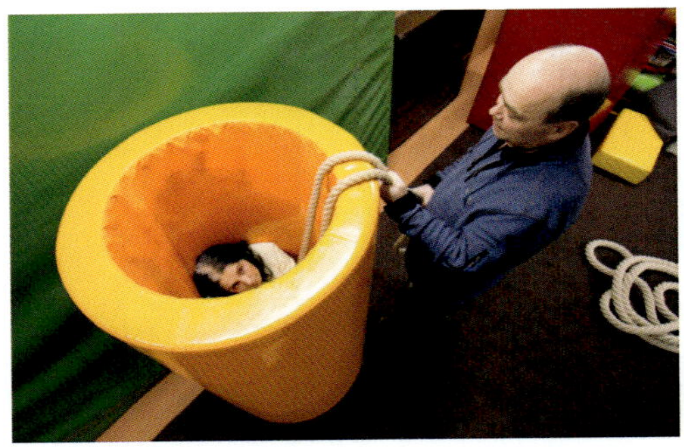

Abb. 30: Fokussierte beseelte Traumaexpositionsinszenierung mit Seilkontakt (Szene: Im depressiven Loch stecken)

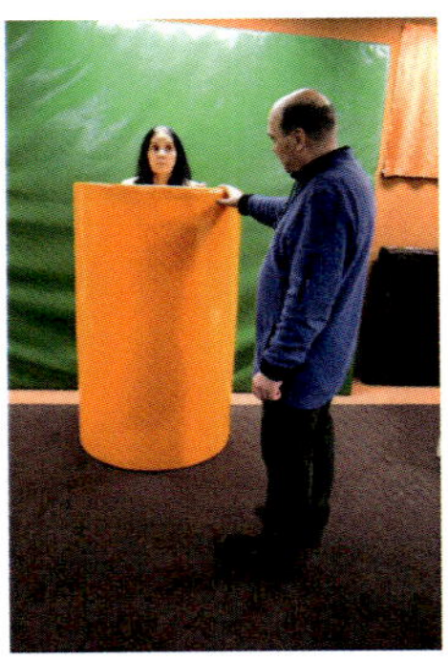

Abb. 31: Fokussierte beseelte Traumaexpositionsinszenierung mit Stabilisierungshand (Szene: Sich eingemauert – eingefroren fühlen)

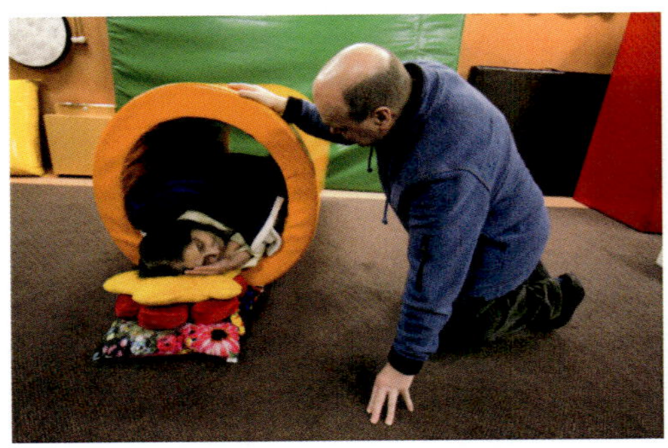

Abb. 32: Krankenbett-Tonne

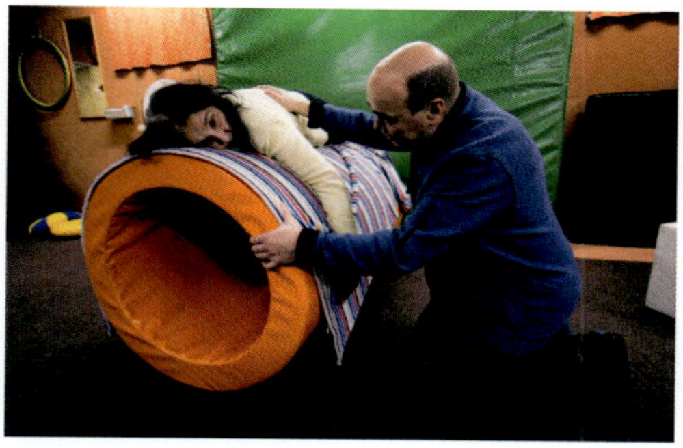

Abb. 33: Mutterbauch-Tonne mit Kontakthand zur Tiefenentspannung / Nachnährung des Kleinkindes

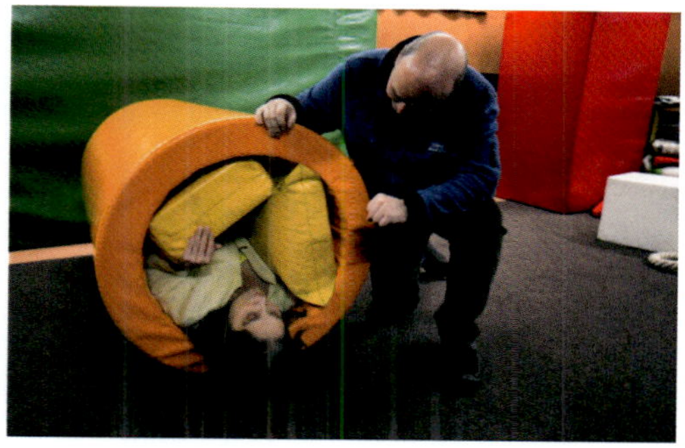

Abb. 34: Geburtskanal-Tonne zur Psychotraumaexposition (Szene: Steckenbleiben des Babys)

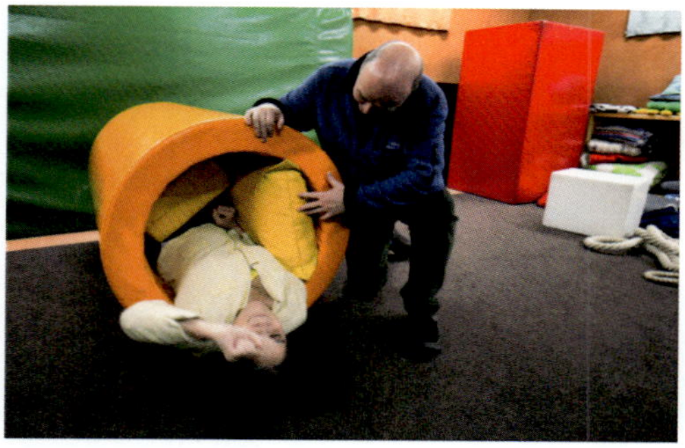

Abb. 35: Geburtskanal-Tonne zur Psychotraumaexposition (Szene: Durchkämpfen des Babys)

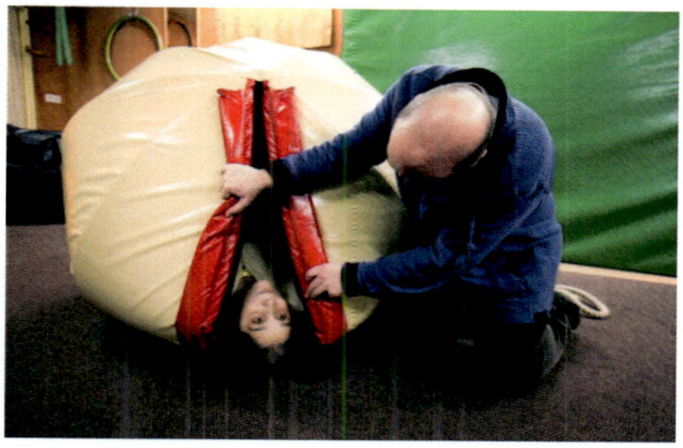

Abb. 36: Geburtsei-Inszenierung zur Psychotraumaexposition (z. B. Glocken-, Zangen-, oder Kaiserschnittgeburt) oder Veränderungsszene: Psychische Neugeburt

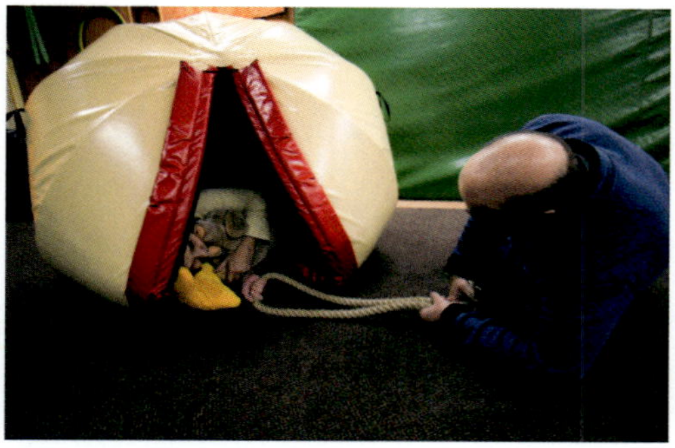

Abb. 37: Uterusinszenierung mit Kontaktseil, Stofftieren u. ä. als Paradiesische Höhle zur Nachnährung

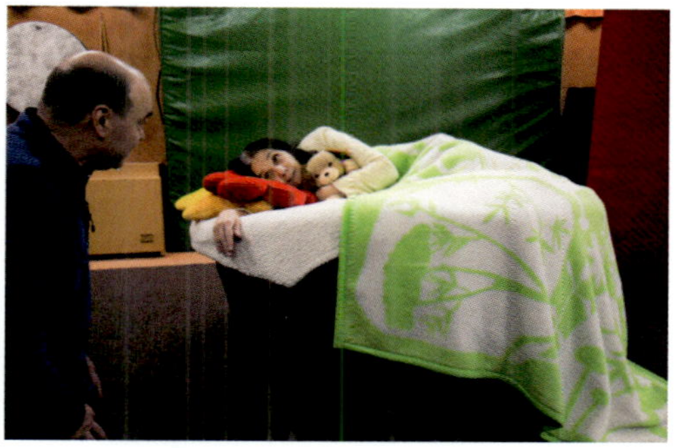

Abb. 38: Nestsack mit Stofftieren und Kuscheldecke. Blickkontakt zur Tiefenentspannung / Nachnährung

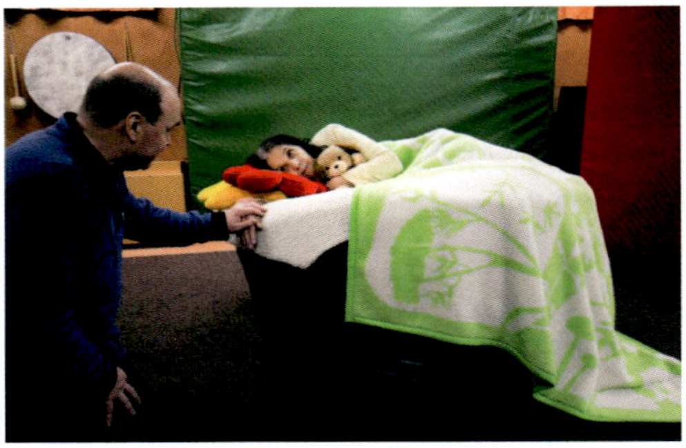

Abb. 39: Nestsack mit Stofftieren und Kuscheldecke und Handkontakt zur Tiefenentspannung / Nachnährung

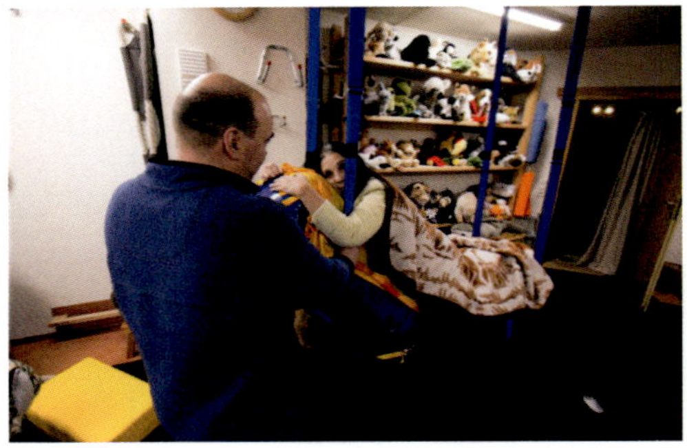

Abb. 40: Klammerpferd mit Schutzdecke und Blickkontakt zur Tiefenentspannung / Nachnährung des Kleinkindes

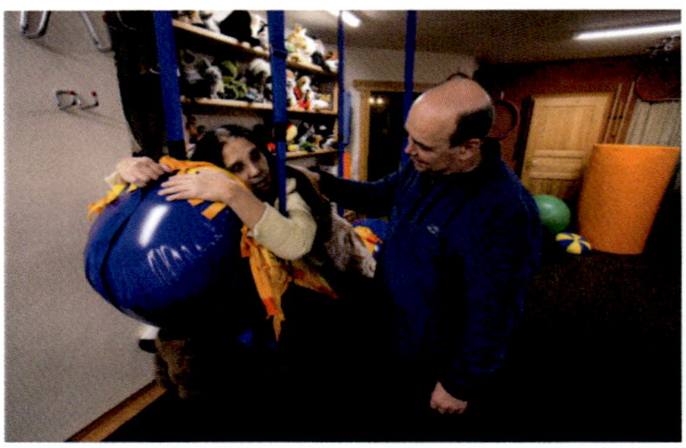

Abb. 41: Klammerpferd mit Schutzdecke und Kontakthand zur Tiefenentspannung / Nachnährung des Kleinkindes

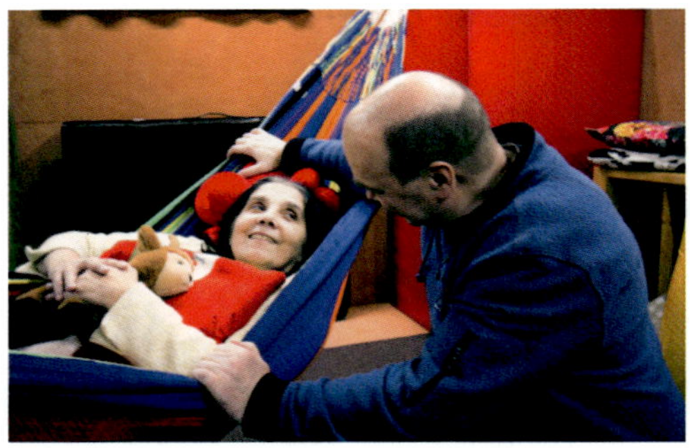

Abb. 42: Hängematte mit Stofftier und Kuscheldecke und Handkontakt zur Nachnährung (z. B. Babywiege als Tiefenregression)

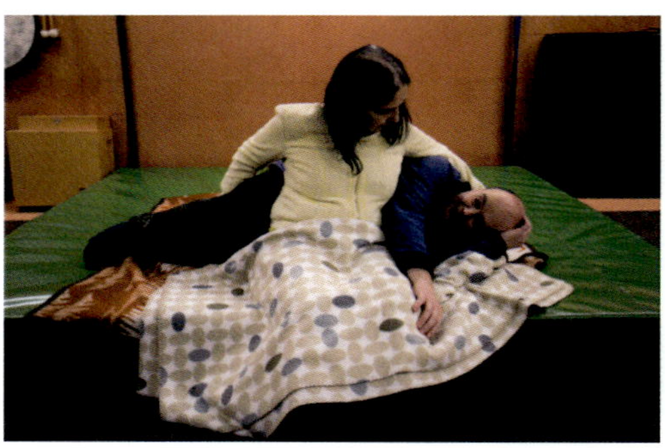

Abb. 43: Schlingpflanzensetting als Babykörperkontakt zur Nachnährung

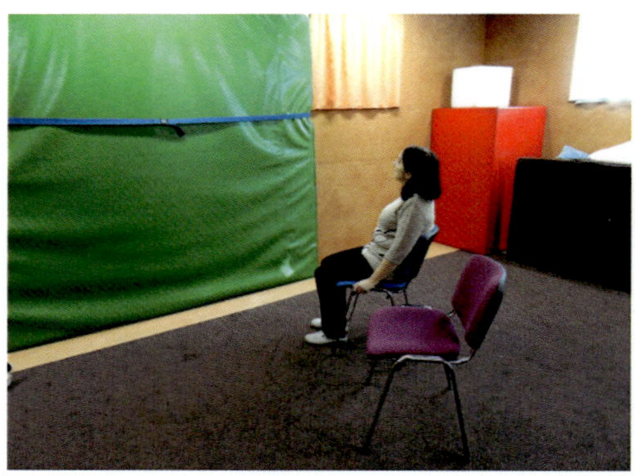

Abb. 44: Traumaexpositionssetting - Screentechnik mit Mattenleinwand

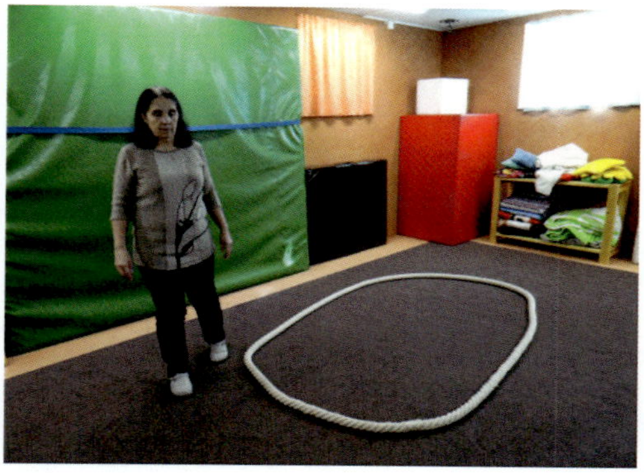

Abb. 45: Traumaexpositionssetting - SPIM-30-LMDR-Technik mit Laufkreis (Leg-Movement-Desenzitation-Reprocessing)

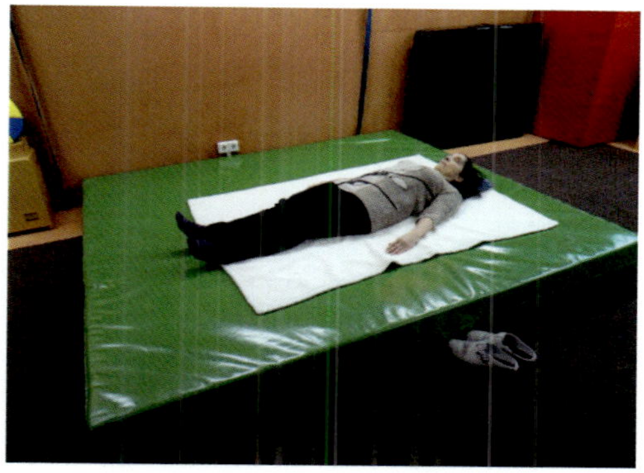

Abb. 46: Traumaexpositionssetting - Fußbodenmatten-Technik mit Riesenmatte zur Regressionsförderung

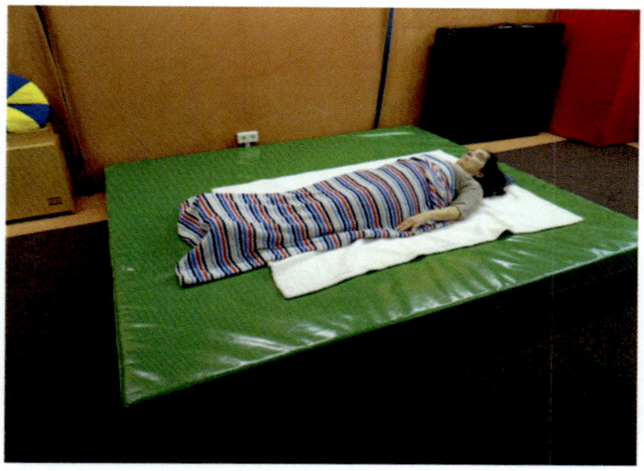

Abb. 47: Traumaexpositionssetting mit Fußbodenmatten-Technik (w. o.) mit Schutzdecke

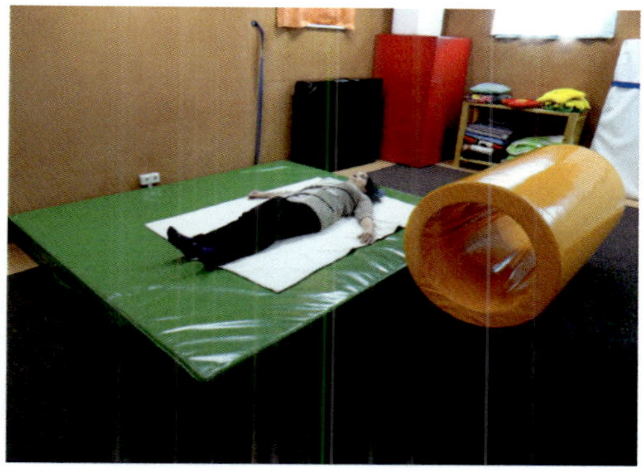

Abb. 48: Traumaexpositionssetting mit Fußbodenmatte (w. o.) und beseelter Geburtskanalassoziationshilfe

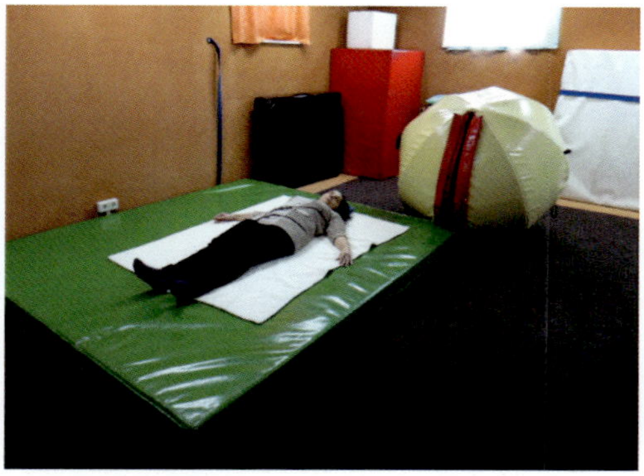

Abb. 49: Traumaexpositionssetting mit Fußbodenmatte und beseelter Uterusassoziationshilfe

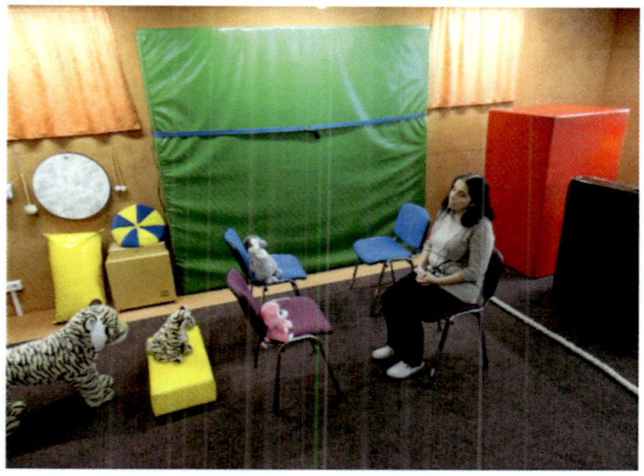

Abb. 50: Inneres Anteilerollenschema zur diagnostischen Dialogführung (Introjekt-Übertragungs-Schema)

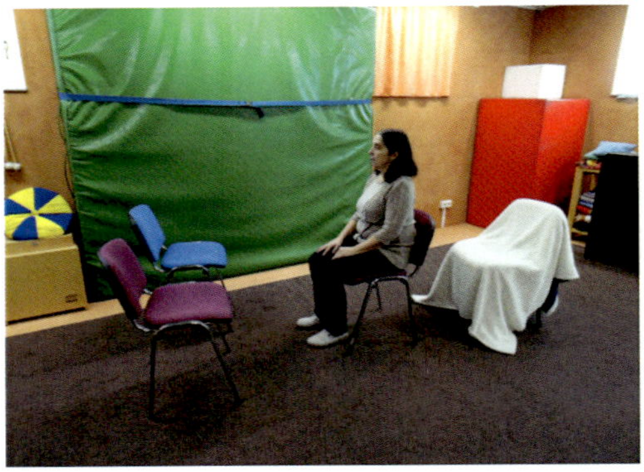

Abb. 51: Transgenerationales Introjektrollenschema zur Dialogführung des gesünderen Stellvertreters

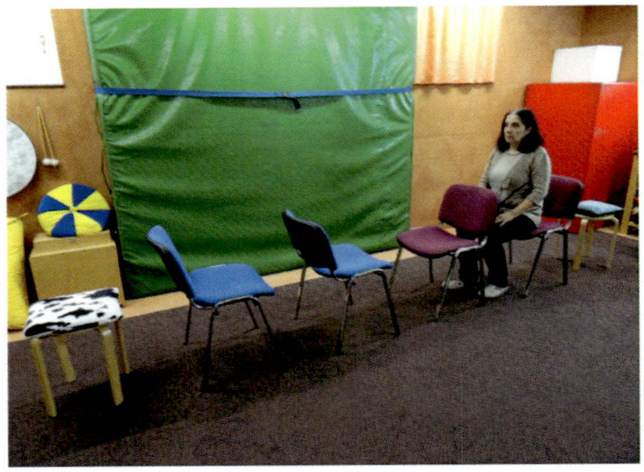

Abb. 52: Inneres Introjektrollenschema zur Stufendeklination der Zustandsdifferenzen und Assoziationsarbeit

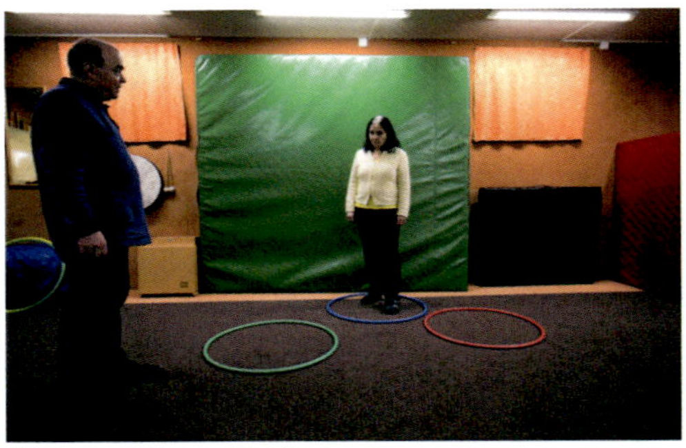

Abb. 53: Anteilearbeit im Ringesetting: Stateposition (zentrale Gedanken)

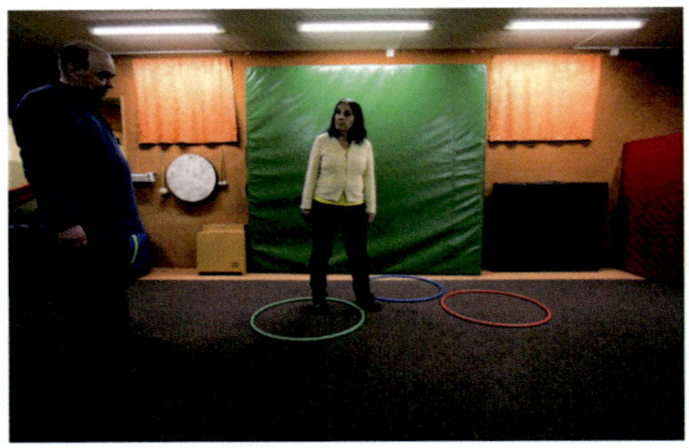

Abb. 54: Anteilearbeit im Ringesetting: Stegposition (heimliche Gedanken)

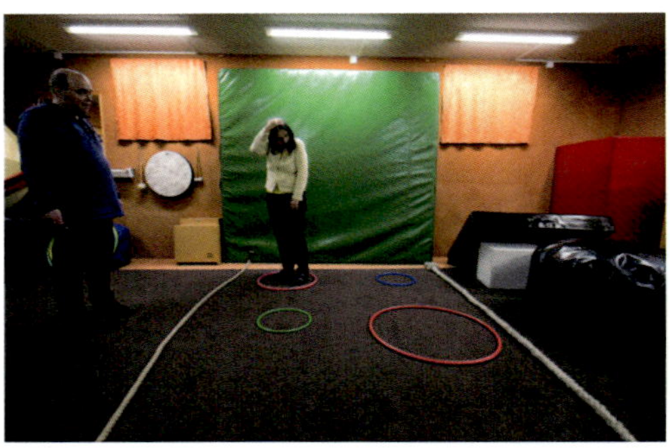

Abb. 55: Anteilearbeit im Ringesetting: Herkunftsableitung (beseelte Objekte hinter der Zeitlinie)

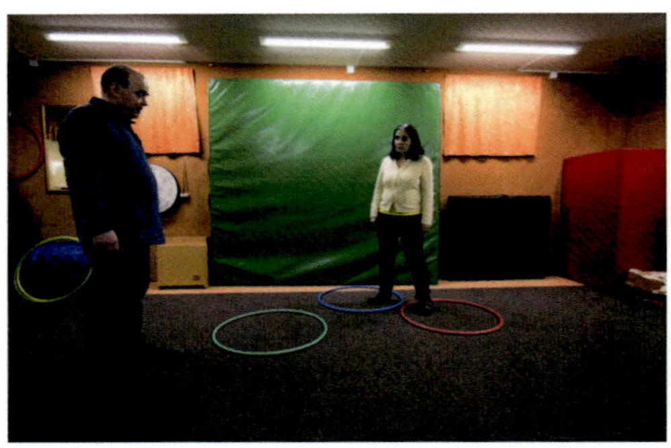

Abb. 56: Ringestrukturarbeit mit Brückenposition (schwankende / parallele Kippaussagen)

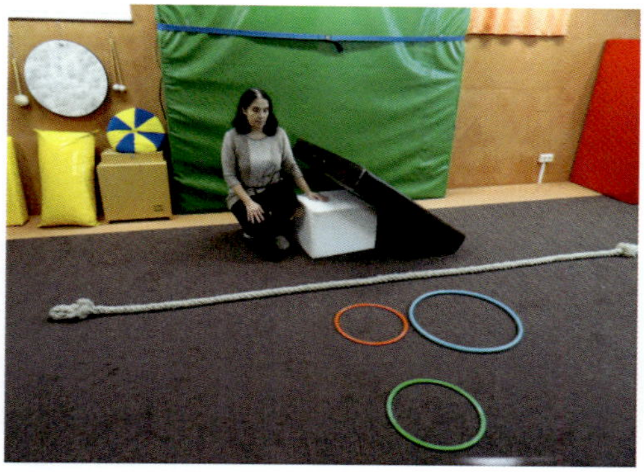

Abb. 57: Ringestrukturarbeit mit beseelten Herkunftsobjekten und Außenreflexionsassoziationen

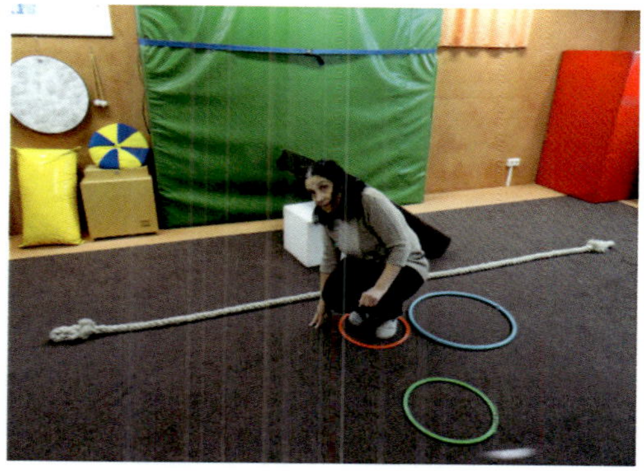

Abb. 58: Ringestrukturarbeit mit Herkunftsassoziationen eines Kindanteils im State

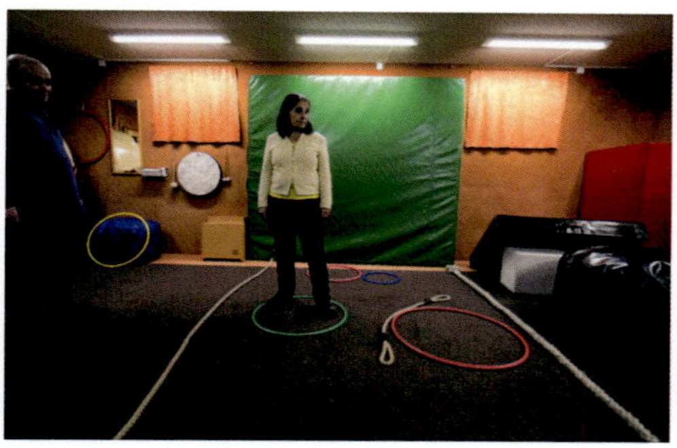

Abb. 59: Ringestrukturarbeit mit beseelten Herkunftssymbolen (hier: Innendialog mit einem abgegrenzten Täteranteil)

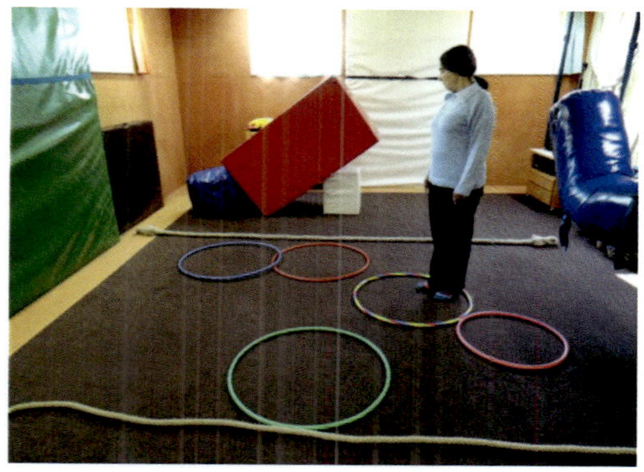

Abb. 60: Ringestrukturarbeit mit nachgestellter Gewaltszene durch beseelte Therapieobjekte zur Anteileentstehung

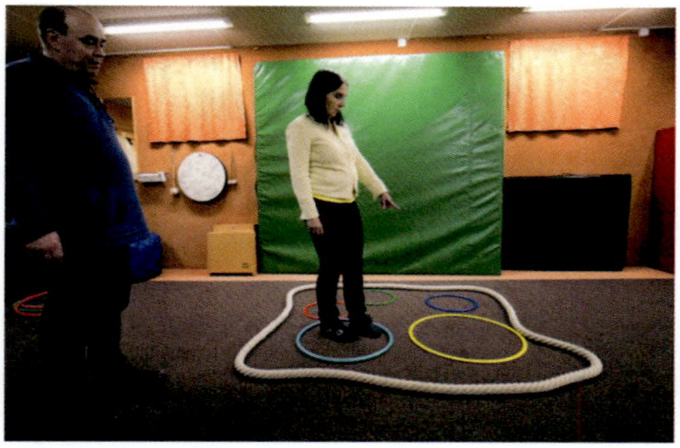

Abb. 61: Ringestrukturarbeit zur Externalisierung von inneren Dialogen der wahrgenommenen Innenanteile

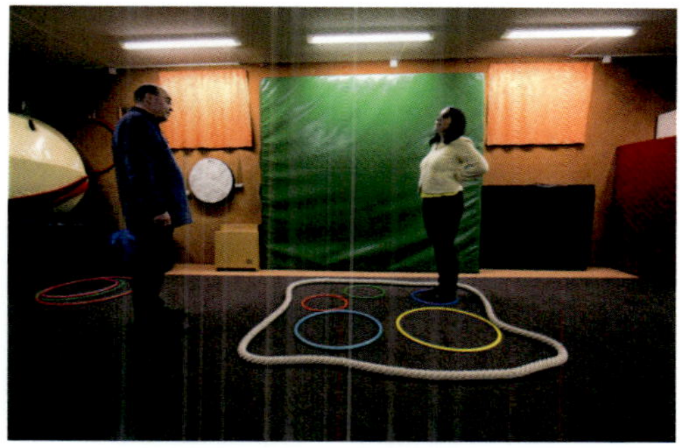

Abb. 62: Ringestrukturarbeit zur Externalisierung von Täterintrojektdialogen mit dem Therapeuten

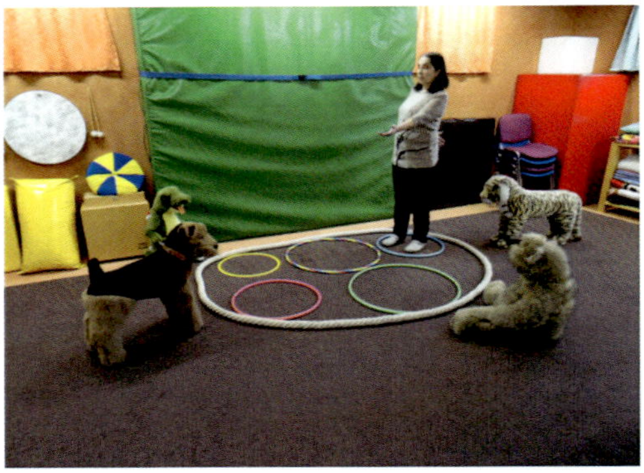

Abb. 63: Ringestrukturarbeit als Anteilekaleidoskop in der Gruppentherapie (hier Gruppe als Tiersymbole)

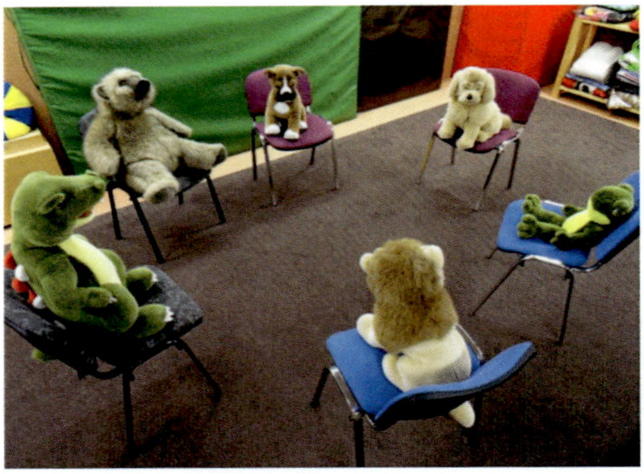

Abb. 64: Gruppensitzung (als Tiersymbole) oder: Innere Konferenz der Anteile in Symbolform

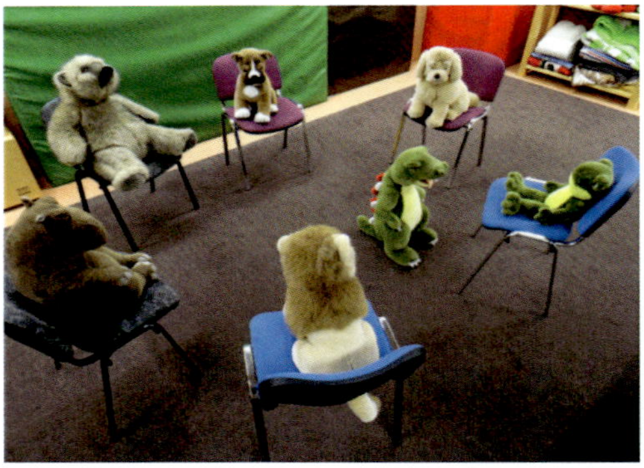

Abb. 65: Introjektkäfig in der Gruppentherapie (Gruppe als Tiersymbole, wobei der Dino für Instrojektinszenierung steht und spricht)

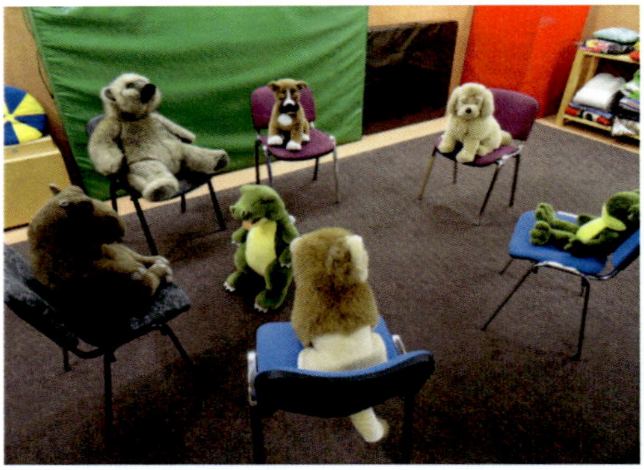

Abb. 66: Introjektkäfig in der Gruppentherapie (wie oben, wobei der Introjektdino jetzt den Therapeuten verbal angreift)

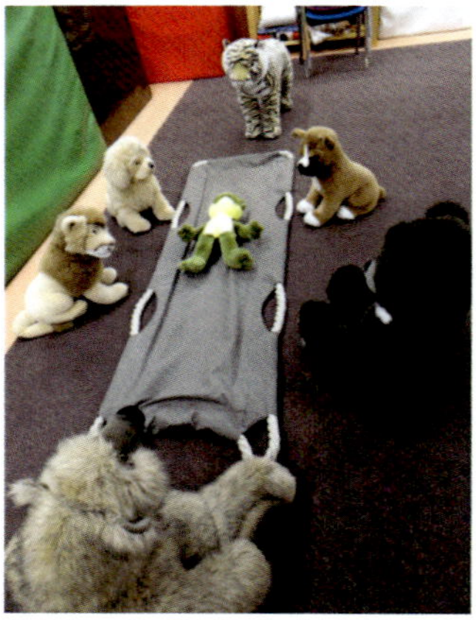

Abb. 67: Gruppentrage (Träger als Tiersymbole; Klient als Frosch)

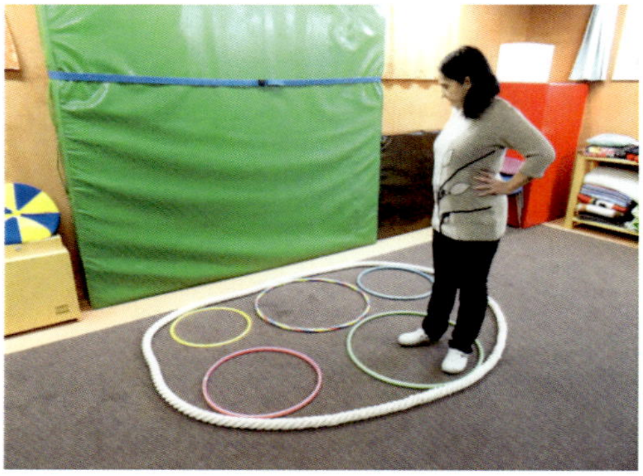

Abb. 68: Diagnostisches Anteilekaleidoskop: Stufe 1 – Funktion bennenen

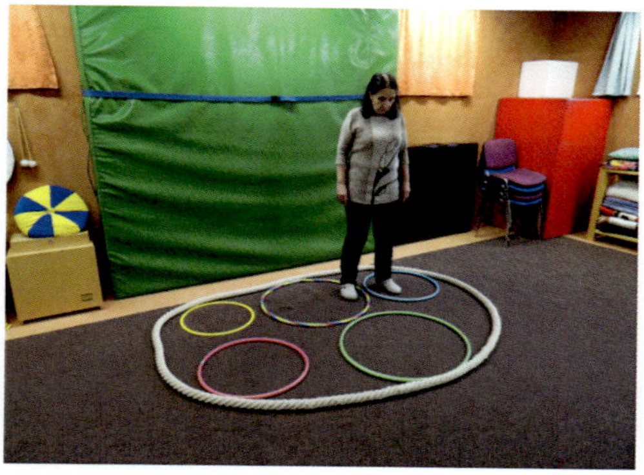

Abb. 69: Diagnostisches Anteilekaleidoskop: Stufe 2 – Innendialoge spontan zeigen und assoziativ verfolgen

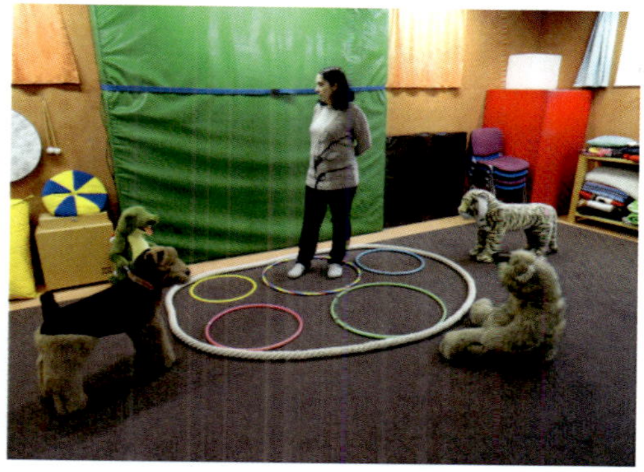

Abb. 70: Diagnostisches Anteilekaleidoskop: Stufe 3: mit Gruppenteilnehmern (Tiersymbole) am Außenkreis (stumm zuhörend)

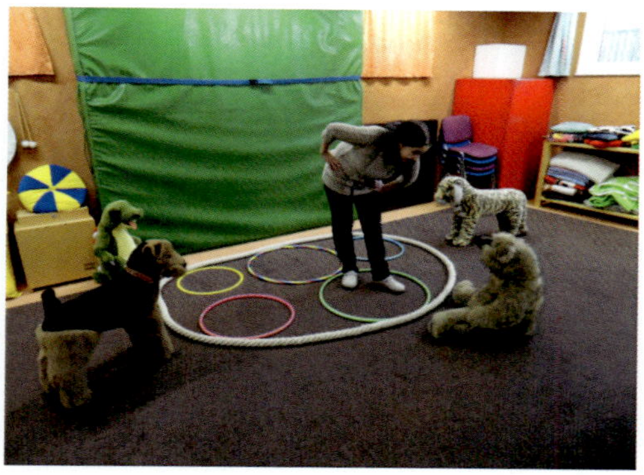

Abb. 71: Diagnostisches Anteilekaleidoskop (w. o.) – mit Angriff eines Täteranteils nach außen (Gruppe abwartend)

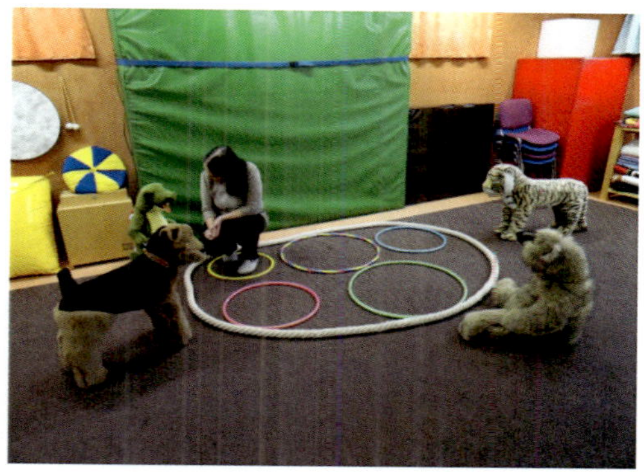

Abb. 72: Diagnostisches Anteilekaleidoskop (w. o.) – mit Zuwendung für einen Kindanteil von außen (Gruppe antwortend)

5.2 Abkürzungsverzeichnis

AM	Alltagsmanageranteil
BO	Beseelbares Therapieobjekt. Bestandteil des Therapiemethodeninventars des Behandlungsmodells SPIM 30
DDNOS	Dissociative Disorder Not Otherwise Specified (sh. DSM-IV)
DESNOS	Disorder of Extreme Stress Not Otherwise Specified (sh. DSM-IV)
DID	Dissociative Identity Disorder (sh. DSM-IV)
DIS	Dissoziative Identitätsstörung (sh. ICD 10)
DSM-IV	4. Version des Diagnostic and Statistical Manual of Mental Disorders (Diagnostisches und Statistisches Handbuch Psychischer Störungen)
ESTD	European Society of Trauma and Dissociation
ICD 10	10. Version Internationale statistische Klassifikation der Krankheiten und verwandter Gesundheitsprobleme (International Statistical Classification of Diseases and Related Health Problems)
ISSTD	International Society for the Study of Trauma and Dissociation
KPM-Gruppe	Kontakt-Psychoedukations- und Modifikations-Gruppe
KSHP	**K**onzentriert-**S**trukturierte **H**andlungsinszenierung durch **P**sychotraumaexposition – Das ist der Name einer Traumaexpositionsmethode, welche von Vogt (2004) als assoziative Traumaszenenerforschung und –durcharbeitung entwickelt wurde. Klienten gestalten hier in groben Andeutungen, um nicht durch Intrusionen und Flashbacks abzurutschen, wichtige Aspekte der Traumaszene mit beseelten Therapieobjekten oder anderen Symbolisierungsmedien nach.
LAGP	Leipziger Akademie für Ganzheitliche Psychotherapie
LMDR	**L**eg-**M**ovement-**D**esensitization-**R**eprocessing – Das ist der Name einer Traumaexpositionsmethode, welche von Vogt ca. 2010 als assoziative Traumaszenenerforschung und -durcharbeitung entwickelt wurde. Klienten gehen hier langsam mit offenen Augen während eines Erinnerungs- bzw. Suchprozesses langsam im Kreis und teilen ihre Assoziationen mit (vgl. Vogt, 2013).
NVM-Gruppe	Netzwerk-Verhaltens-Modifikations-Gruppe

PTBS/PTSD	Posttraumatische Belastungsstörung (Posttraumatic Stress Disorder)
PTZ	Psychotraumazentrum Leipzig e.V. – Vereinigung für psychologische Traumafachberatung sowie für Fortbildungen und Öffentlichkeitsarbeit im Bereich Psychotrauma
PVT	Polyvagaltheorie nach Porges (2009)
RZ	Regulationszustand im Schweregradmodell SPIM 30. Das gesamte Modell unterscheidet 7 Stufen/Qualitäten der Erlebens- und Verhaltensregulation (RZ I bis RZ VII)
SPIM-20-KT	Somatisch-Psychologisch-Interaktives Modell zur psychotherapeutischen Behandlung von Komplextraumatisierten in der Standardversion 20 (Vorläufer des Behandlungsmodells SPIM 30 von 2000 bis 2010)
SPIM 30	**S**omatisch-**P**sychologisch-**I**nteraktives-**M**odell zur Behandlung von komplextraumatisierten/dissoziativen Psychotraumastörungen in der Standardversion **30** nach Vogt (2004, 2013 u.v.a)
TI	Täterintrojektanteil
TIL	Trauma-Institut-Leipzig
TO	Traumaopferanteil

Nähere Erklärungen zu den Abkürzungen finden sich auch in Vogt (2013 und 2016)

5.3 Autorenverzeichnis

Dipl.-Psych. Wiebke Bruns

Wiebke Bruns ist tätig als Körperpsychotherapeutin, Analytikerin, Tiefenpsychologin und Traumatherapeutin (SPIM 30 sowie imaginative Verfahren). Psychologische Psychotherapeutin in eigener Praxis in Altenburg/Thüringen.

Kontakt: wiebke.bruns@web.de

Dipl.-Geografin Salina Magdalena Centgraf

Salina Centgraf ist Geographin, Mediatorin, Traumafachberaterin (SPIM 30) und seit 2015 Vorsitzende des Psychotraumazentrum Leipzig e.V. Sie ist außerdem ausgebildete Yogalehrerin und bietet traumasensible Yogakurse für Betroffene an.

Kontakt: salinacentgraf@posteo.de

Dipl.-Kunsttherapeutin Sabine Hampf

Sabine Hampf ist Diplom-Kunsttherapeutin, tiefenpsychologische Kinder- und Jugendlichenpsychotherapeutin und Traumapsychotherapeutin (SPIM 30). Seit 2014 ist sie Mitarbeiterin im Psychotraumazentrum Leipzig e.V. und bietet u.a. Traumafachberatungen für Erwachsene sowie Einzel- und Gruppensupervision für Flüchtlingshelfer an.
Kontakt: sabinehampf@posteo.de

Dipl.-Psych. Thomas Haudel

Thomas Haudel ist Psychologischer Psychotherapeut. Studium für Klinische Psychologie in Leipzig, Ausbildungen in Tiefenpsychologisch fundierter und Biodynamischer Psychotherapie, Traumapsychotherapeut (SPIM 30), Psychotherapeut in freier Praxis für Kinder, Jugendliche und Erwachsene in Berlin Prenzlauer Berg und Psychologe in der Erziehungs- und Familienberatungsstelle Berlin Friedrichshain/Kreuzberg.

Kontakt: haudel@biopsych.de

Dipl.-Psych. Amrei Kluge

Psychologische Psychotherapeutin in eigener Praxis seit 2014, Tiefenpsychologin (Erwachsene; Kinder i. A.), Traumapsychotherapeutin (SPIM 30 sowie Imaginative Verfahren), 10-jährige Tätigkeit in der Sozialpädiatrie. Weiterbildungen in Psychodrama, Katathymem Bilderleben, Körperpsychotherapie, Eltern-Kind-Therapie.

Kontakt: info@psychotherapie-kluge.de

M.Sc. Psychologin Winja Lutz

Frau Lutz ist M.Sc. Psychologin, Lehrtrainerin nach DeGPT, Traumapsychotherapeutin (SPIM 30), Erzieherin und Diplom-Bildende Künstlerin.

Sie arbeitet in freier Praxis als Psychotherapeutin, Supervisorin, Privatdozentin und Dolmetscherin im traumatherapeutischen Fachbereich. 2013 hat sie den Student Award der ISSTD verliehen bekommen.

Kontakt: w.lutz@posteo.de

PhD. Renée P. Marks

Renée Marks ist leitende Psychotherapeutin am Institut BICTD in Huddersfield, Großbritannien. Das BICTD ist ein Behandlungs- und Fortbildungszentrum für Kinder und Jugendliche mit Komplextrauma und Dissoziation. Renée Marks ist Spezialistin und Trainerin für Bindungsproblematiken, Affektregulationsstörungen sowie andere komplexe Traumatisierungen bei Adoptivkindern und Adoptiv-/Pflegeeltern. Sie ist ebenso Vorsitzende im Komitee für Kinder und Jugendliche in der ESTD sowie Expertin für Gerichtsexpertisen.

Kontakt: renee@bictd.org

Dipl.-Psych. Irina Vogt

Frau Irina Vogt ist Psychotraumatologin und Tiefenpsychologin in freier Praxis. Außerdem Körperpsychotherapeutin und kreative Mal- und Spieltherapeutin seit über 20 Jahre im Bereich von komplextraumatisierten/dissoziativen Patienten. Seit ca. 2000 arbeitet sie mit ihrem Ehemann am Behandlungsprogramm SPIM 30 für dissoziative Störungen. Beide haben das Trauma-Institut-Leipzig als Fortbildungs- und Forschungsstätte 2002 gegründet. Irina Vogt wirkt ebenfalls als Traumafachdozentin für andere nationale und internationale Institute mit. 2011 Fellow-Award der ISSTD für herausragende Leistungen im Fachbereich.

Kontakt: info@irirna-vogt.com

Dr. rer. nat., Dipl.-Psych. Ralf Vogt

Dr. Vogt ist Psychotraumatologe und Psychoanalytiker in freier Praxis. Außerdem auch analytischer Körperpsychotherapeut, Familientherapeut sowie Behandler für imaginative Psychotherapie. Im Bereich von komplextraumatisierten Patienten arbeitet er seit ca. 20 Jahren und hat seit dem Jahr 2000 das eigene Behandlungsprogramm SPIM 30 für dissoziative Störungen zusammen mit seiner Frau entwickelt. Beide haben das Trauma-Institut-Leipzig als Fortbildungs- und Forschungsstätte 2002 gegründet. Dr. Vogt ist Past-Board Member des internationalen Vorstands der ISSTD, hat 2011 den Fellow-Award sowie 2017 den Cornelia B. Wilbur Award für besondere Leistungen im Fachbereich erhalten und ist Autor zahlreicher Fachbücher.

Kontakt: info@ralf-vogt.com

5.4 Literaturverzeichnis

1. 3sat. (2017). Das getäuschte Gedächtnis [Video]. http://www.3sat.de/mediathek/?mode=play&obj=61427 [30. März].

2. Abraham, N. & Torok, M. (1976). Kryptonymie. Das Verbarium des Wolfsmannes. Berlin: Ullstein.

3. Ainsworth, M.D.S. (1977). Feinfühligkeit versus Unempfindlichkeit gegenüber Signalen des Babys. In K.E. Grossmann (Hrsg.). Entwicklung der Lernfähigkeit in der sozialen Umwelt, 98–107. München: Kindler.

4. Bernstein, R., & Freyd, J. (2014). Trauma at home: How betrayal trauma and attachment theories understand the human response to abuse by an attachment figure. *Attachment*, 8 (1), 18-41.

5. Bowlby, J. (1969). Attachment and Loss. New York: Basic Books.

6. Bowlby, J. (1979). On knowing what you are supposed not to know and feeling what you are not supposed to feel. *Canadian Journal of Psychiatry*, 24, pp. 403-408.

7. Boyesen, G. (1987). Über den Körper die Seele heilen. München: Kösel.

8. Breitenbach, G. (2011). Innenansichten dissoziierter Welten extremer Gewalt. Kröning: Asanger.

9. Breitenbach, G. & Requardt, H. (2012). Komplex-systemische Traumatherapie und Traumapädagogik. Kröning: Asanger.

10. Brewin, C.R. & Andrews, B. (2016). Creating memories for false autobiographical events in childhood: A systematic review. *Applied Cognitive Psychology*.

11. Bruns, W. & Hoppe, U. (2012). Zum Umgang mit Täterintrojekten im Rahmen eines Elterntrainings. In R. Vogt. Täterintrojekte. Diagnostik und Behandlungsmodelle dissoziativer Strukturen. Kröning: Asanger.

12. Carter, C.S. (1998). Neuroendocrine perspectives on social attachment and love. Psychoneuroendocrinology 23: 779-818.

13. Chefetz, R. (2018). Somatic Entry Points in the Treatment of Adults with Complex PTSD and Dissociation. Unveröffentlichter Vortrag. ISSTD 35th Anniversary Conference, USA, Chicago.

14. Cheit, R. (2016). "False memory syndrome" is politics, not jargon. http://blogs.brown.edu/recoveredmemory?s=Julia+shaw [16. Februar].

15. Clarke, G. (2012). Failures of the moral defence in the films shutter island, inception and memento; narcissism or schizoid person disorder? Journal psychoanal, 93, pp 205-18.

16. Coan, J.A. (1997). Lost in a shopping mall: An experience with controversial research. *Ethics & behavior, 7* (3), 271-284.

17. Constantine, A. (1996). The False Memory Hoax. http://educate-yourself.org/mc/falsememoryhoax1996.shtml

18. Conway, M.A. (2013). On being a memory expert witness: Three cases. Memory, 21, 566–575. DOI:10.1080/09658211.2013.794241.

19. Craft, N. (o.D.): Paidika interview: Hollida Wakefield and Ralph Underwager. http://www.nostatusquo.com/ACLU/NudistHallofShame/Underwager2.html

20. Crook, L.S. & Dean, M.C. (1999). "Lost in a Shopping Mall"- A Breach of Professional Ethics. *Ethics & behavior*, *9* (1), 39-50.

21. Crook, L.S. (in Vorb.). Backstage at the false memory campaign. DePrince, A.P., Brown, L.S., Cheit, R.E., Freyd, J.J., Gold, S.N., Pezdek, K. & Quina, K. (2012). Motivated forgetting and misremembering: Perspectives from Betrayal Trauma Theory. In R.F. Belli (Ed.),*True and False Recovered Memories: Toward a Reconciliation of the Debate (Nebraska Symposium on Motivation 58)*(pp 193-243). New York: Springer.

22. De Shazer, S. (1989). Wege der erfolgreichen Kurztherapie. Stuttgart: Klett-Cotta.

23. Delgado, J. (1974). Congressional record No 262E, Vol. 1178.

24. Desjardins, T. & Scoboria, A. (2007). "You and your best friend Suzy put Slime in Ms. Smollett's desk": Producing false memories with self- relevant details. Psychonomic Bulletin & Review, 14, 1090–1095. DOI:10.3758/bf03193096.

25. Dieckmann, H. (1978). Träume als Sprache der Seele. Einführung in die Traumadeutung der analytischen Psychologie C.G. Jungs. Waiblingen-Hohenacker: Bonz.

26. Doe, J. (1991). How could this happen? Coping with a false accusation of incest and rape. Issues in Child Abuse Accusations, 3, 154-165.

27. Doll, A., Hölzel, B.K., Mulej Bratec, S., Boucard, C., Xie, X., Wohlschläger, A. & Sorg, C. (2016). Mindful attention to breath regulates emotions via increased amygdala-prefrontal cortex connectivity; NeuroImage.

28. Downing, G. (1996). Körper und Wort in der Psychotherapie. München: Kösel. Edwards, V.J., Freyd, J.J., Dube, S.R., Anda, R.F. & Felitti, V.J. (2012). Health outcomes by closeness of sexual abuse perpetrator: A test of Betrayal Trauma Theory. *Journal of Aggression, Maltreatment & Trauma*, 21, 133-148.

29. Emerson, D. & Hopper, E. (2014). Trauma-Yoga. Heilung durch sorgsame Körperarbeit. Lichtenau: Probst.

30. Erickson, M.H. & Rossi, E.L. (2007). Hypnotherapie. Aufbau, Beispiele, Forschungen. (Leben Lernen 49). Stuttgart: Klett-Cotta.

31. Fairbairn, W.R.D. (1952). Psychoanalytic Studies of the Personality. London: Routledge & Kegan Paul.

32. Fisher, J. (2016). The Timothy Hennis Triple-Murder Case. `http://jimfishertruecrime.blogspot.de/2014/09/timothy-hennis-search-for-clues-and.html` [2. Dezember].

33. Fischer, G. & Riedesser, P. (2009). Lehrbuch der Psychotraumatologie (3. Aufl.). München: Reinhardt.

34. Fonagy, P. & Target, M. (1995). Dissociation and trauma. Current Opinions in Psychiatry, 8, *161-16.*

35. Freud, A. (1936a). Das ICH und seine Abwehrmechanismen. Wien: Internationaler Psychoanalytischer Verlag.

36. Freud, A. (1936b). The Ego and the Mechanisms of Defense. London: Hogarth.

37. Freud, S. (1895). Studien über Hysterie GW I: 75-312.

38. Freud, S. (1910). Über Psychoanalyse GW VIII: 9, 17, 43.

39. Freud, S. (1923). Psychoanalyse und Libidotherorie GW XIII: 212.

40. Freud, S. (1938). Die Ichspaltung im Abwehrvorgang GW XVII: 59.

41. Freud, S. (1950). Die Traumadeutung. Wien: Deuticke.

42. Freud, S. (1956). Gesammelte Werke. Bd. I bis XVIII. Frankfurt/Main: Fischer.

43. Freud, S. (1969). Zur Ätiologie der Hysterie. In Gesammelte Werke Bd I – XVIII. S. 423-459. Frankfurt/Main: Fischer.

44. Freud, S. (1892 – 1939). Gesammelte Werke. Bd. I bis XVIII, Frankfurt/Main: Fischer.

45. Freyd, J.J. (1991). Memory repression, dissociative states, and other cognitive control processes involved in adult sequelae of childhood trauma. Invited paper given at the Second Annual Conference on A Psychodynamics - Cognitive Science Interface, Langley Porter Psychiatric Institute, University of California, San Francisco, August 21-22.

46. Freyd, J.J. (1993). Controversies around recovered memories of incest and ritual abuse. Nonpublished. Presentation at The Center for Mental Health at Foote Hospital's Continuing Education Conference, Ann Arbor, Michigan.

47. Freyd, J.J. (1994). Betrayal-trauma: Traumatic amnesia as an adaptive response to Childhood abuse. Ethics & Behavior, 4, 307-329.

48. Freyd, J.J. (1996). *Betrayal Trauma: The Logic of forgetting childhood abuse*. Cambridge: Harvard University Press.

49. Freyd, J.J. (1997). Violations of power, adaptive blindness, and betrayal trauma theory. *Feminism & Psychology*, 7, 22-32.

50. Freyd, J.J. (2017). *What is DARVO?* http://pages.uoregon.edu/dynamic/jjf/defineDARVO.html

51. Geraci, J. (1993). Interview: Hollida Wakefield and Ralph Unterwager. *Paidika: The Journal of Paedophilia*, 3 (1), 2-12.

52. Geuter, U. (2015). Körperpsychotherapie. Berlin-Heidelberg: Springer.

53. Goldsmith, R., Freyd, J.J. & DePrince, A.P. (2012). Betrayal trauma: Associations with psychological and physical symptoms in young adults. *Journal of Interpersonal Violence*, 27, 547-567.

54. Goleman, D. (1992). Childhood trauma: Memory or invention? *New York Times*. [July 21].

55. Goleman, D. (1994). Miscoding Is Seen as the Root of False Memories. http://www.nytimes.com/1994/05/31/science/miscoding-is-seen-as-the-root-of-false-memories.html?pagewanted=all [31. Mai.].

56. Gómez, J. M., Smith, C.P. & Freyd, J. J. (2014). Zwischenmenschlicher und institutioneller Verrat. In R. Vogt (Hrsg.). Verleumdung und Verrat: Dissoziative Störungen bei schwer traumatisierten Menschen als Folge von Vertrauensbrüchen. Kröning: Asanger.

57. Haudel, T. (2013). Biodynamik als Selbsthilfemethode. In M. Thielen (Hrsg.). Körper – Gruppe - Gesellschaft. Gießen: Psychosozial.

58. Haudel, T. (2014). Zum Verhältnis von Körper- und Beziehungsarbeit in der Biodynamik. In: Lebendige Beziehungen. Beiträge zur 16. GBP-Fachtagung BoD, Norderstedt.

59. Hirsch, M. (2004). Psychoanalytische Traumatologie. Das Trauma in der Familie. Stuttgart: Schattauer.

60. Hochauf, R. (2006). Zur Spezifik pränataler Traumatisierungen und deren Bearbeitung in der Therapie erwachsener Patienten. In Krens, I. & Krens, H. Risikofaktor Mutterleib. Göttingen: Vandenhoeck & Ruprecht.

61. Hochauf, R. (2007). Frühes Trauma und Strukturdefizit. Kröning.

62. Hüther, G. (1997). Biologie der Angst. Göttingen: Vandenhoek & Ruprecht.

63. Hunt, J. (1991). Just memories – Psychologist states the case against 'infallible' witnesses. *Seattle Post-Intelligencer*. [May 2].

64. Janet, P. (1901). The Mental State of Hysterical. New York: Putnam & Sons.

65. Jung, C.G. (1967). Die Dynamik des Unbewussten (5. Aufl. 1987). Ges. Werke. Bd. 8. Olten: Walter.

66. Kahr, B. (2007). The infanticidal attachment. In Attachment, New Directions in Psychotherapy and Relational psychoanalysis, Vol. 1 No. 2 July 2007 pp 117-132. London: Karnac Books.

67. Kast, V. (2007). Die Dynamik der Symbole: Grundlagen der Jung'schen Psychotherapie. Düsseldorf: Patmos.

68. Kelley, L.P., Weathers, F.W., Mason, E.A. & Pruneau, G.M. (2012). Association of Life Threat and Betrayal With Posttraumatic Stress Disorder Symptom Severity. *Journal of Traumatic Stress*, 25, 408–415.

69. Kippenberger, S. & Rosen, B. (2016). Ich misstraue meinen eigenen Erinnerungen. https://www.tagesspiegel.de/weltspiegel/sonntag/gedaechtnisforschung-ich-misstraue- meinen-eigenen-erinnerungen/14658386-all.html [10. Oktober].

70. Klein, R.B. (1995). The nature of memory: An interview with Prof. Elizabeth F. & Loftus Ph.D. *Verdicts, Settlements & Tactics, 15*(6), 191-195. [June].

71. Kluft, R. (1984). An introduction to multiple personality disorder. In: Psychiatric Annuals, 14, 19-24.

72. Kluft, R.P. (2014). Pacing in der Traumatherapie. Lichtenau: Probst.

73. Krens, I. & Krens, H. (2006). Risikofaktor Mutterleib. Gießen: Vandenhoeck & Ruprecht.

74. Kurtis, D. (2006). Little Boy Wild. Victoria: Trafford Publishing.

75. Leuner, H., Hennig, H. & Fikentscher, E. (1993). Katathymes Bilderleben in der therapeutischen Praxis. Stuttgart: Schattauer.

76. Lichtenberg, J.D. (1991). Psychoanalyse und Säuglingsforschung. Berlin: Springer.

77. Lichtenberg, J., Lachmann, F. & Fosshage, J. (2000). Das Selbst und die Motivationalen Systeme. Frankfurt/Main: Brandes & Aspel.

78. Lichtenberg, J., Lachmann, F.M. & Fosshage, J.L. (2011). *Psychoanalysis and motivational systems: A new look*. New York: Routledge.

79. Liotti, G. (2004). Trauma, dissociation and disorganized attachment: Three strands of a single braid. Psychotherapy: Theory, research, practice, training, 41, 472-486.

80. Liotti, G. (2013 a). Von der Bindungstheorie geprägte Psychotherapie: Eine auf der Evolutionstheorie motivationaler Systeme basierende Perspektive. Unveröffentlichte Übersetzung aus dem Italienischen des Trauma-Institut-Leipzig. (Originaltitel: Psicoterapia ispirata dalla teoria dell'attaccamento: Una prospettiva basata sulla teoria evoluzionista dei sistemi motivazionali).

81. Liotti, G. (2013 b). Overcoming powerlessness in the clinical exchange with traumatized patients. `www.researchgate.net/profile/Giovanni_Liotti/publications`

82. Loftus, E.F. (1992). *The reality of repressed memories.* Speech presented at the annual conference of the American Psychological Association. (Cassette Recording No. 92-013). Washington DC: American Psychological Association. [August 14-18].

83. Loftus, E. F. & Ketcham, K. (1991). The Accused, The Eyewitness, and the Expert Who Puts Memory on Trial, S149-152. St. Martin's Press.

84. Loftus, E.F. & Ketcham, K. (1994). The myth of repressed memory. New York: St. Martin's Press.

85. Maaz, H.-J. (1997a). Psychodynamische Einzeltherapie. Lengerich: Pabst.

86. Maaz, H.-J., Hennig, H. & Fikentscher, E. (Hrsg.). (1997b). Analytische Psychotherapie im multimodalen Ansatz. Lengerich: Papst.

87. MacDonald, A. (2012). Gaslighting: what it isn't. `https://alfredmacdonald.com/2012/11/07/gaslighting-what-it-isnt/` [November 7].

88. Maercker, A. (2009). Posttraumatische Belastungsstörungen (3. Aufl.). Heidelberg: Springer.

89. Main, M. & Solomon, J. (1986). Discovery of an insecure-disorganized/disoriented Attachment pattern. In T.B. Brazelton & M.W. Yogman (Eds.). Affective Development in Infancy. Norwood: Ablex. 95–124.

90. Mandler, G. (1980). Recognizing: The judgment of previous occurrence Psychological Review, 87, 252–271. DOI:10.1037//0033-295x.87.3.252.

91. Marks, R. (2012 a). Täterintrojekte in der Behandlung von dissoziativen Kindern. In R. Vogt (Hrsg.). Täterintrojekte. Diagnostische und therapeutische Konzepte dissoziativer Strukturen. Kröning: Asanger.

92. Marks, R. (2012 b). When the Sleeping Tiger Roars – Perpetrator Introjects in Children. In R. Vogt, (Hrsg.). Perpetrator Introjects – Psychotherapeutic Diagnostics and Treatment Models (87 – 110). Kröning: Asanger.

93. Masson, J. M. (1986). Was hat man dir, du armes Kind, getan. Sigmund Freuds Unterdrückung der Verführungstheorie Hamburg: Reinbeck.

94. Mazzoni, G.A.L., Loftus, E.F. & Kirsch, I. (2001). Changing beliefs about implausible autobiographical events: A little plausibility goes a long way. Journal of Experimental Psychology: Applied, 7, 51–59. DOI:10.1037//1076-898x.7.1.51.

95. McQueen, D., Kennedy, R., Itzin, C. & Sinason, V. (2008). Psychoanalytic Guidelines for the Treatment of sexcually abused childsren and adults.

96. Mertens, W. (1993). Einführung in die psychoanalytische Therapie. Bd. 1-3. Stuttgart: Kohlhammer.

97. Mitscherlich, M. & Mitscherlich A. (1977). Die Unfähigkeit zu trauern. München: Piper.

98. Moser, T. (1994). Ödipus in Panik und Triumph: Eine Körperpsychotherapie. Frankfurt/Main: Suhrkamp.

99. Moser, T. (2001). Berührung auf der Couch: Formen der analytischen Körperpsychotherapie. Frankfurt / Main: Suhrkamp.

100. Moser, T. (2002). Fleischfressende Pflanze und Stierkampf: Zwei Handlungs-Formen aus der analytischen Körperpsychotherapie. Zeitschrift Psychoanalyse und Körper. 1. Jg., H. 1, 105-118.

101. Moser, T. (2010). Der grausame Gott und seine Dienerin. Gießen: Psychosozial.

102. Moser, T. (2012). Vater, Mutter, Gott und Krieg. Hass, Verachtung und Verrat in einer psychoanalytischen Behandlung. Gießen: Psychosozial.

103. Moser, T. (2015). Klinisches Notizbuch. Psychotherapeutische Fallgeschichten. Gießen: Psychosozial.

104. Moskowitz, A. (2016). Zur Beziehung von Dissoziation und Schizophrenie – Historische und aktuelle Perspektiven. In R. Vogt (Hrsg.). Täterbindung. S. 10-20. Kröning: Asanger.

105. Moskowitz, A. (2018). Childhood Experiences and Delusions: Trauma, Memory and the Double Bind. Unveröffentlichter Vortrag. ISSTD 35th Anniversary Conference, USA, Chicago.

106. Murphy, W., Mitchell, M. & Sardina, A. (2013). Analysis LOSTINTHEMALL.
`http://wendymurphylaw.com/LOSTINTHEMAIL.pdf`

107. Naic (2001). In Focus: Understanding the Effects of Maltreatment on Early Brain Development. National Clearinghouse on Child Abuse and Neglect Information National Adoption Information Clearinghouse. [October].

108. Nijenhuis, E., Van der Hart, O. & Steele, K. (2008). Das verfolgte Selbst. Paderborn: Junfermann.

109. Nijenhuis, E. (2012). Strukturelle Dissoziation - Bespiele aus der Praxis. In Kongressband 2012. Gesichter der Gewalt. Eigenverlag, Villa Lindenfels Stuttgart, 124-131.

110. Panksepp, J. (1998). Affective Neuroscience. The foundations of human and animal emotions. New York: Oxford University Press.

111. Perry, B.D., Pollard, R., Blakely, T., Baker, W. & Vigilante, D. (1995). Childhood trauma, the neurobiology of adaptation and "use-dependent" development of the brain: How "states" become "traits". In: *In Focus: Understanding the Effects of Maltreatment on Early Brain Development.* National Clearinghouse on Child Abuse and Neglect Information National Adoption Information Clearinghouse, October, 2001. `http://sossandra.org/ARCHIVED_EXTERNAL_ARTICLES/Bruce-Perry-How-States-Become-Traits.htm` Offizielle Zitierweise: Perry, BD, Pollard, R, Blakely, T, Baker, W, Vigilante, D *Childhood trauma, the neurobiology of adaptation and 'use-dependent' development of the brain: how "states" become "traits".* Infant Mental Health J, 16 (4): 271-291, 1995.

112. Pezdek, K., Finger, K. & Hodge, D. (1997). Planting false childhood memories: The role of event plausibility. *Psychological Science*, *8*(6), 437-441.

113. Porges, S.W. (2009). The polyvagal theory: New insights into adaptive reactions of the autonomic nervous system. Cleveland Clinic Journal of Medicine, 76, 86-90.

114. Porges, S.W. & Furman, S.A. (2011). The early development of the autonomic nervous system provides a neural platform for social behavior: A polyvagal perspective. Infant and Child Development, 20, 106-118.

115. Porges, S.W. & Carter, C.S. (2016). Soziale Verbundenheit als biologischer Imperativ - Das Verständnis von Trauma aus dem Blickwinkel der Polyvagal-Theorie. In R. Vogt (Hrsg.). (2016). Täterbindung. Gruppenpsychotherapie und soziale Neurobiologie. 124-145. Kröning: Asanger.

116. Porter, S., Yuille, J.C. & Lehman, D.R. (1999). The nature of real, implanted, and fabricated memories for emotional childhood events: Implications for the recovered memory debate. Law and Human Behavior, 23, 517–537. DOI:10.1023/a:1022344128649.

117. Putnam, F.W. (2003). Diagnose und Behandlung der Dissoziativen Identitätsstörung. Paderborn: Junfermann.

118. Rank, O. (2007). Das Trauma der Geburt. Gießen: Psychosozial.

119. Reddemann, L. (2001). Imagination als heilsame Kraft. Zur Behandlung von Traumafolgen mit ressourcenorientierten Verfahren. Stuttgart: Klett-Cotta.

120. Reddemann, L. (2012). Was ist gute Therapie für komplex traumatisierte Patientinnen und Patienten. In Firus et al. (2012). Traumatherapie in der Gruppe. Grundlagen, Gruppenarbeitsbuch und Therapie bei Komplextrauma. 161-186. Stuttgart: J.G.Cotta.

121. Rhodes, A., Spinazzola, J. & van der Kolk, B. (2016). Yoga for Adult Women with Chronic PTSD: A Long-Term Follow-Up Study; The Journal of Alternative and Complementary Medicine. March 2016, Vol. 22, No. 3, 189-196.

122. Richardson, S. (2016). *Internalised Perpetration – A framework.* Interact – A Journal of the Trauma and Abuse Group. Summer 2016, Volume 16 No. 1.

123. Ross, C.A. (2006). The CIA doctors: human rights violations by American psychiatrists. Greenleaf Book Group.

124. Sachs, A. & Galton, G. (Ed.). (2008). Forensic Aspects of DID, London: Karnac.

125. Sachs, A. (2007). Infanticidal Attachment: Symbolic and Concrete. Attachment: New Directions in Psychotherapy and Relational Psychoanalysis, Vol. 1, November 2007. 297-304.

126. Sachs, A. (2017). Stable vs. Active DID: Clinical observation and analysis. Awaiting Publication.

127. Sandberg, S., Rutter, M., Giles, S., Owen, A., Champion, L., Nicholls, J. & Drinnan, D. (1993). Assessment of psychosocial experiences in childhood: methodological issues and some illustrative findings. Journal of Child Psychology and Psychiatry, 34, 879–897. DOI:10.1111/j.1469- 7610.1993.tb01096.x.

128. Schwartz, H.L. (2013). The Alchemy of Wolves and Sheep. A Relational Approach to Internalized Perpetration in Complex Trauma Survivors. London: Routledge.

129. Schwartz, R. (2008). IFS Das System der Inneren Familie. Norderstedt: Books on Demand.

130. Shaw, J. & Porter, S. (2015). Constructing rich false memories of committing crime. Psychological science, *26*(3), 291-301.

131. Shaw, J. (2016 a). Stop Calling It False Memory "Syndrome". `https://blogs.scientificamerican.com/mind-guest-blog/stop-calling-it-false-memory-syndrome/` [February 16].

132. Shaw, J. (2016 b). Das trügerische Gedächtnis. Stuttgart: Carl Hanser.

133. Shore, R. (1997). Rethinking the brain. New York: Families and Work Institute. In *In Focus: Understanding the Effects of Maltreatment on Early Brain Development.* National Clearinghouse on Child Abuse and Neglect Information, National Adoption Information Clearinghouse, October, 2001.

134. Sifford, Darrell (1991). Accusations of Sex Abuse, Years Later. Philadelphia Inquirer, November 24.

135. Simkin, P. & Klaus, P. (2015). Wenn missbrauchte Frauen Mutter werden. Die Folgen früher sexueller Gewalt und therapeutische Hilfen. Stuttgart: Klett-Cotta.

136. Sinason, V. (Ed.). (1994). Treating survivors of Satanist abuse. London: Routledge.

137. Sinason, V. (1995). Leros, p. 71 in "Night Shift". London: Karnac.

138. Sinason, V. (Ed.). (1998). Memory in Dispute, Karnac, London.

139. Sinason, V. (2010). Mental Handicap and the Human Condition; an Analytic approach to intellectual disability (2nd revised ed.). Free Association Books.

140. Sinason, V. (Ed.). (2010). Attachment, trauma and Multiplicity (2nd edition). London: Routledge.

141. Sinason, V. (Ed.). (2012). Trauma, Identity and Dissociation: Working with Identity And Selves. London: Routledge.

142. Sinason, V. (2014). Fairbairn, abuse, trauma and multiplicity. In G.S.Clarke & D.E.Scharff (Eds.). Fairbairn and the onject relations tradition. pp 197-208. London: Karnac.

143. Smeets, T., Merckelbach, H., Horselenberg, R. & Jelicic, M. (2005). Trying to recollect past events: Confidence, beliefs, and memories. Clinical Psychology Review, 25, 917–934. DOI:10.1016/j. cpr.2005.03.005.

144. Smeets, T., Telgen, S., Ost, J., Jelicic, M. & Merckelbach, H. (2009). What's behind crashing memories? Plausibility, belief and memory in reports of having seen non-existent images. Applied Cognitive Psychology, 23, 1333–1341. DOI:10.1002/acp.1544.

145. Southwell, C. (2014). Interner organismischer Druck. In Studientexte in Biodynamischer Psychologie Band 1-3. Kiel: Boyesen.

146. Steller, M. (2015). Nichts als die Wahrheit. München: Heyne HC.

147. Stern, D.N. (1996). Die Lebenserfahrung des Säuglings (5. Aufl.). Stuttgart: Klett-Cotta.

148. Stern, D.N. (2000). Das präsymbolische Denken beim Kleinkind - Einige Implikationen für die Psychotherapie. In H. Salvisberg, M. Stigler & V. Maxeiner (Hrsg.). (2000). Erfahrung träumend zur Sprache bringen – Grundlagen und Wirkungsweisen der katahym-imaginativen Psychotherapie. Bern: Huber.

149. Strauß, B. (2014). Bindung. Buchreihe: Analyse der Psyche und Psychotherapie. Bd. 11. Gießen: Psychosozial.

150. Strauß, B., Buchheim, A. & Kächele, H. (Hrsg.) (2002). Klinische Bindungsforschung. Stuttgart: Schattauer.

151. Teicher, M.D. (2000). Wounds that time won't heal: The neurobiology of child abuse. Cerebrum: The Dana Forum on brain science, 2 (4), 50-67. In: *In Focus: Understanding the Effects of Maltreatment on Early Brain Development.* National Clearinghouse on Child Abuse and Neglect Information, National Adoption Information Clearinghouse, October, 2001.

152. Thompson, Tracy (1991). Delayed lawsuits of sexual abuse on the rise; Alleged victims base legal actions on memories critics say may be implanted in therapy. The Washington Post, 14. August.

153. Trautmann-Voigt, S. & Moll, M. (2011). Bindung in Bewegung. Gießen: Psychosozial.

154. Trautmann-Voigt, S. & Voigt, B. (Hrsg.). (1996). Bewegte Augenblicke im Leben eines Säuglings – und welche therapeutischen Konsequenzen?. Köln: Richter.

155. Trautmann-Voigt S. & Voigt, B. (Hrsg.). (1997). Freud lernt laufen (1. Aufl.). Frankfurt/Main: Brandes & Aspel.

156. Trautmann-Voigt, S. & Voigt, B. (Hrsg.). (2017). Psychodynamische Psychotherapie und Verhaltenstherapie. Stuttgart: Schattauer.

157. Tulving, E. (1985). Memory and consciousness. Canadian Psychology, 26, 1–12. DOI:10.1037/h0080017.

158. Unfried, N. & Dreiner, M. (2016). "Ich bin - ich spüre mich, ich bewege mich, ich handle ...". Kindliche Entwicklung in der prä- und perinatalen Entwicklung. In Trauma - Zeitschrift für Psychotraumatologie und ihre Anwendungen. Jg. 14, H 2, S. 62-75. Kröning: Asanger.

159. Van d. Hart, O., Nijenhuis, E. & Steele, K. (2008). Das verfolgte Selbst. Paderborn: Junfermann.

160. Van der Hart, O., Nijenhuis, E. & Steele, K. (2009). The Haunted Self. Norton Series on Interpersonal Neurobiolog, USA.

161. Vogt, R. (2004). Beseelbare Therapieobjekte. Strukturelle Handlungsinszenierungen in einer körper- und traumaorientierten Psychotherapie. Gießen: Psychosozial.

162. Vogt, R. (2006). " Beseelbare " Therapy Objects. Psychoanalytic interactional approach in a body- and trauma-oriented psychotherapy. Gießen: Psychosozial.

163. Vogt, R. (2007). Psychotrauma, State, Setting. Psychoanalytisch-handlungsaktives Modell zur Behandlung von Komplex-Traumatisierten u. a. Störungen. Gießen: Psychosozial.

164. Vogt, R. (Hrsg.). (2008 a). Körperpotenziale in der traumaorientierten Psychotherapie. Aktuelle Trends in körperorientierter Psychotraumatologie, Hirnforschung und Bewegungswissenschaften. Gießen: Psychosozial.

165. Vogt, R. (2008 b). Psychotrauma, State, Setting. Psychoanalytical-Action-Related Model for a Treatment of Complexly Traumatized Patients. Gießen: Psychosozial.

166. Vogt, R. (2009). Modelle der Selbstregulation in der körperorientierten und körperpsychotherapeutischen Behandlung von komplexen Psychotraumata. In M. Thielen (Hrsg.). Körper – Gefühl – Denken. Gießen: Psychosozial.

167. Vogt, R. (Hrsg.). (2010). Ekel als Folge traumatischer Erfahrungen. Psychodynamische Grundlagen und Studien, psychotherapeutische Settings, Fallbeispiele. Gießen: Psychosozial.

168. Vogt, R. (Hrsg.). (2012 a). Täterintrojekte. Diagnostik und Behandlungsmodelle dissoziativer Strukturen. Kröning: Asanger.

169. Vogt, R. (Ed.). (2012 b). Perpetrator Introjects – Psychotherapeutic Diagnostics and Treatment Models. Kröning: Asanger.

170. Vogt, R. (2013). SPIM 30. Behandlungsmodell für dissoziative Störungen. Kröning: Asanger.

171. Vogt, R. (Hrsg.). (2014 a). Verleumdung und Verrat. Dissoziative Störungen bei schwer Traumatisierten als Folge von Vertrauensbrüchen. Kröning: Asanger.

172. Vogt, R. (Hrsg.) (2014 b). SPIM 30. Behandlungsmodell für dissoziative Störungen. 2. Auflage. Kröning: Asanger.

173. Vogt, R. (Hrsg.). (2014 c). Täterintrojekte. In Trauma - Zeitschrift für Psychotraumatologie und ihre Anwendungen (ZPA). Heft 4 / 2014. Kröning: Asanger.

174. Vogt, R. (Ed.). (2015). SPIM 30. Treatment Model for Dissociative Trauma Disorders. Kröning: Asanger.

175. Vogt, R. (Hrsg.). (2016). Täterbindung Gruppentherapie und Soziale Neurobiologie. Kröning: Asanger.

176. Vogt, R. (2017). Vorschlag für eine mehrdimensionale Indikationsmatrix für unterschiedliche Traumatherapieverfahren. In S. Trautmann-Voigt & B. Voigt. (Hrsg.) (2017). Psychodynamische Psychotherapie und Verhaltenstherapie. Stuttgart: Schattauer.

177. Wade, K. A., Garry, M. & Pezdek, K. (2017). De-constructing rich false memories of committing crime: commentary on Shaw and Porter (2015). *Psychological Science.*

178. Waters, F. (2014). Kontakt zum Körper finden, Die Behandlung somatoformer Dissoziation. In S. Wieland (2014). Dissoziation bei traumatisierten Kindern und Jugendlichen – Grundlagen, klinische Fälle und Strategien. S. 147-190. Stuttgart: Klett-Cotta.

179. Waters, F. (2016). Healing the Fractured Child: Diagnoses and Treatment of Youth with Dissociation. New York: Springer.

180. Watkins, G.J. & Watkins, H.H. (2003). Ego-States. Theorie und Therapie. Heidelberg: Carl-Auer-Systeme.

181. Weinberg, D. (2005). Traumatherapie mit Kindern, Strukturierte Trauma-Interventionen und traumabezogene Spieltherapie. Stuttgart: Klett-Cotta.

182. Weinberg, D. (2010). Psychotherapie mit komplex traumatisierten Kindern, Behandlung von Bindungs- und Gewalttraumata der frühen Kindheit. Stuttgart: Klett-Cotta.

183. Weiss, T. & Weiss, G.H. (1988). Familientherapie ohne Familie. Kurztherapie mit Einzelpatienten. München: Piper.

184. Wieland, S. (2014). Dissoziation bei traumatisierten Kindern und Jugendlichen – Grundlagen, klinische Fälle und Strategien. Stuttgart: Klett-Cotta.

185. Wieland, S. (2015). Dissociation in Children and Adolescents Theory and Clinical Interventions (2nd ed.). London: Routledge.

186. Winnicott, D.W. (1973). Vom Spiel zur Kreativität. Stuttgart: Klett-Cotta.

187. Wygotski, L.S. (1986). Denken und Sprechen (6. Aufl.). Frankfurt/Main: Fischer.

188. Zulueta, F. (2008). Attachment research and the origins of violence: a story of damaged brains and damaged minds. 69-88. Prevention and Youth Crime.

5.5 Zugangsinformationen zum SPIM 30

Für Fortbildungen nach dem SPIM-30-Modell gibt es einige Zugangsmöglichkeiten. Interessierte Kliniken oder auch staatlich anerkannte Ausbildungsinstitute und andere Organisationen können Übersichtsvorträge, Grundlagen- und Spezialseminare oder Fortbildungsmodule in unserem Institut buchen. Andererseits bieten wir Anfängern, Seiteneinsteigern und anderen interessierten Berufskollegen auch Schnupperkurse direkt am Trauma-Institut-Leipzig (TIL) an, die auf den Webseiten des TIL sowie der LAGP eingesehen und gebucht werden können: www.traumainstitutleipzig.de www.leipzigerakademie.de)

In den Schnupperkursen wird das Arbeitskonzept prinzipiell erläutert und dieses kann über Trainingsvideos miterlebt werden. Dabei können alle Fragen zum konkreten Vorgehen nach dem SPIM-30-Modell gestellt werden. Spezielle Kenntnisse im Fachgebiet werden nicht vorausgesetzt, es wird jedoch versucht, auf die verschiedenen Bedürfnisse der Teilnehmer differenziert einzugehen. Diese Schnupperkurse sind außerdem eine Gelegenheit, sich im Nachhinein für eine Traumafachberater- oder Psychotraumatherapeutenfortbildung in Form eines Curriculums zu entscheiden. Die Zulassungsbedingungen und -prozeduren für unsere Fortbildungslehrgänge sind über die oben genannten Internet-Webseiten einsehbar. Vor Vertragsrealisierung werden Aufnahmegespräche geführt, in welchen inhaltliche Fragen abgeklärt werden können.

Schreiben Sie dazu am besten eine E-Mail an: info@traumainstitutleipzig.de. Für die Schnupperkurse in unserem Institut oder in Ihrer Behandlungseinrichtung gilt der nachfolgende Abstract:

Das SPIM-30-Programm

Indikationen:

Das SPIM-30-Behandlungsmodell für von Menschen gemachten Psychotraumata (man-made-disaster)

Indikationen sind bspw.:

- körperliche Gewalt zu Hause
- sexuelle Gewalt jeder Art
- familiäre Vernachlässigung

- soziale Katastrophen nach Krieg, Vertreibung, früher Entwurzelung
- schwere familiäre Zerrüttungen nach Scheidung der Eltern, Tod von Familienangehörigen
- Mobbing von Mitschülern
- lange frühe Aufenthalte in Krankenhäusern, Wochenkrippen, Heimen

Häufige Diagnosen

Chronifizierte Traumanachfolgestörungen wie PTBS, DESNOS, DDNOS, DIS, dissoziative Störungen des Jugendalters, Borderline, somatoforme dissoziative Störungen (Konversionsstörungen), schwere neurotische Entwicklungen, Persönlichkeitsstörungen, psychosomatische Störungen unklarer Genese u.v.a.

(Viele KlientInnen können sich zunächst wegen des dissoziativen Selbstschutzes an psychotraumatische Schweregrade von Vorfällen nicht erinnern und leiden an unspezifischen Symptomen.)

Besonderheiten von SPIM 30

- Einzelne Bausteine können gut in bisherige Verfahren wie AP, TP, VT oder die KJP-Methodik integriert werden (Theoretische Übersetzung für Täter-Übertragungen Introjekte / Bindungen).
- Umfangreiches Methodikspektrum mit sehr vielen Manual-Handouts.
- Umfassende Psychoedukation für KlientInnen zur Hirnphysiologie sowie interaktiven Settings zur Externalisierung seelischer Zustände (Diagnostik, Reorientierung).
- Einbeziehung geeigneter körperorientierter Methoden für komplextraumatisierte dissoziative Patienten zur effektiven Stabilisierung und Reorientierung.
- Konzeption der unterschiedlichen Schweregrade von traumatischen Regulationsstörungen des Erlebens und Verhaltens (Introjektionsmodell), Arbeit mit Affektstörungen.
- Anschauliche Bearbeitungssettings für die ambulante oder stationäre Einzel- und Gruppenpsychotherapie mit Persönlichkeits(trauma)anteilen.

- Stetige Einbeziehung neuer Erkenntnisse aus der internationalen Fachdiskussion
  – bspw. Einbeziehung von traumatisch geprägten (Täter-)Aggressionen u.v.a.

SPIM-30-Schnupperkurse als Überblicksseminare

Schnupperkurse im SPIM-30-Modell finden im Trauma-Institut-Leipzig statt. Darauf aufbauend können weitere Methodikkurse besucht werden und spätere Curricular zum:

Psychotraumafachpädagogen

(bspw. für Beratungslehrer, Konfliktmediatoren, Sozialpädagogen u.v.a.)

Traumafachberater und Traumafachpädagogen

(bspw. für SozialarbeiterInnen, Klinikpersonal, HeilpraktikerInnen, SozialpädagogInnen, ErzieherInnen, LehrerInnen, Konfliktmediatoren u.v.a.)

Psychotraumatherapeuten

(für approbierte psychotherapeutisch tätige Ärzte, Psychologen, psychotherapeutische Heilpraktiker), siehe Internet

Nähere Info und Anmeldung: via Internet www.traumainstitutleipzig.de.

Jede Veranstaltung ist mit 16 Fortbildungspunkten der OPK (Ostdeutsche Psychotherapeutenkammer) zertifiziert, welche ebenfalls von der SLÄK – Sächsische Landesärztekammer anerkannt werden.

Trainer

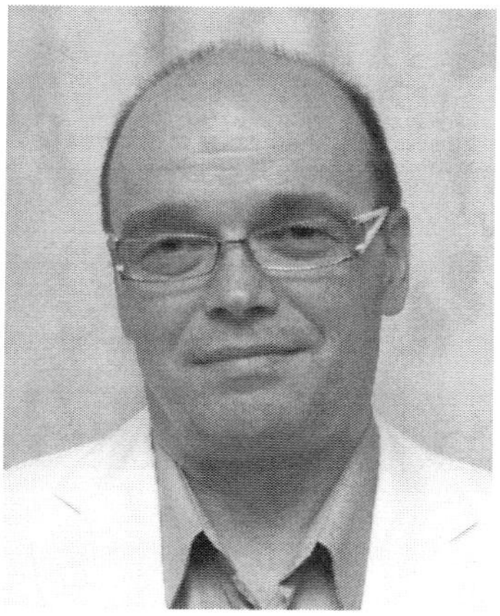

Dr. rer.nat., Dipl.-Psych. Ralf Vogt
Zertifizierter Psychotraumatologe, Psychoanalytiker, psychologischer Psychotherapeut, Therapeut für Katathymes Bilderleben, systemischer Familientherapeut u.a.
Past-Board-Member der Internationalen Psychotraumafachgesellschaft ISSTD (International Society for the Study of Trauma and Dissociation). 2011 Fellow Award sowie 2017 Cornelia B. Wilbur Award der ISSTD für besondere theoretische und praktische Beiträge im Fachgebiet. Mitglied ISSTD, ESTD, DeGPT.

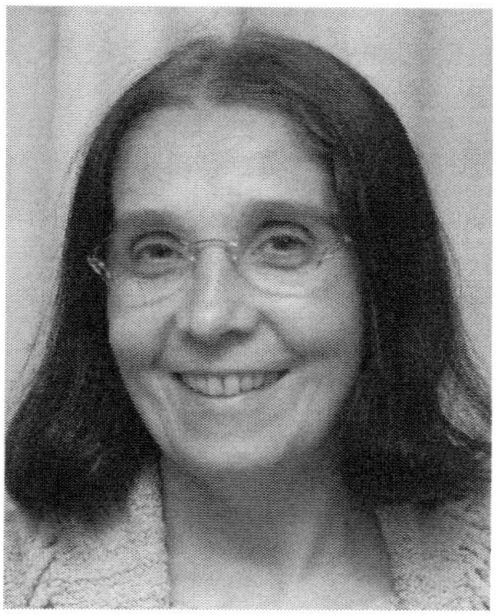

Dipl.-Psych. Irina Vogt
Zertifizierte Psychotraumatologin, Tiefenpsychologin, psychologische Psychotherapeutin.
Analytische Körperpsychotherapeutin und Entwicklung spieltherapeutischer Konzepte. Trägerin des Fellow Award 2011 der ISSTD (International Society for the Study of Trauma and Dissociation) für besondere theoretische und praktische Beiträge im Fachgebiet. Mitglied ISSTD, ESTD, DeGPT.

Das SPIM-30-Konzept

Das komplexe Behandlungsprogramm wurde aus der langjährigen Praxis mit komplextraumatisierten/dissoziativen Störungen in Etappen entwickelt: von 1996 bis 2000 (Dr. Vogt), von 2000 bis 2010 das SPIM-20-KT-Konzept (Dr. Vogt und DP Vogt) sowie als SPIM-30-Modell seit 2010 bis heute. Es wurde in mehr als 15 Jahren vervollkommnet und wissenschaftlich durch Studien erforscht. Es befindet sich fortlaufend in praxisorientierter Erweiterung, indem Anwendungsbereiche für Erwachsene und Kinder beschrieben werden.

Literaturauswahl

1. Vogt, R. (2004): Beseelbare Therapieobjekte. Strukturelle Handlungsinszenierungen in einer körper- und traumaorientierten Psychotherapie. Gießen: Psychosozial.
2. Vogt, R. (Hrsg.) (2008): Körperpotenziale in der traumaorientierten Psychotherapie. Aktuelle Trends in körperorientierter Psychotraumatologie, Hirnforschung und Bewegungswissenschaften. Gießen: Psychosozial.
3. Vogt, R. (Hrsg.) (2010): Ekel als Folge traumatischer Erfahrungen. Psychodynamische Grundlagen und Studien, psychotherapeutische Settings, Fallbeispiele. Gießen: Psychosozial.
4. Vogt, R. (Hrsg.) (2012): Täterintrojekte. Diagnostik und Behandlungsmodelle dissoziativer Strukturen. Kröning: Asanger.
5. Vogt, R. (2013): SPIM 30. Behandlungsmodell für dissoziative Störungen. Kröning: Asanger.
6. Vogt, R. (Hrsg.) (2014): Verleumdung und Verrat. Dissoziative Störungen bei schwer Traumatisierten als Folge von Vertrauensbrüchen. Kröning: Asanger.
7. Vogt, R. (Hrsg.) (2016): Täterbindung. Gruppentherapie und Soziale Neurobiologie. Kröning: Asanger.

Lehrfilme und Materialien

Zur Veranschaulichung der therapeutischen Arbeit sind vom Trauma-Institut-Leipzig 46 Lehrfilme auf 23 DVD hergestellt worden. Diese sind eine wichtige Lernhilfe für alle Ausbildungskandidaten und können nach Rücksprache erworben werden. Das bloße Anschauen der Videos ersetzt natürlich keine Ausbildung, weil sich die Inhalte der Indikationen zum therapeutischen oder beraterischen Vorgehen nicht durch die Betrachtung der Filme von selbst erschließen.

Materialien des SPIM-30-Programms können für den ausschließlichen Eigenbedarf einer Einrichtung selbst hergestellt werden. Ein Vertrieb durch Dritte ist ohne Zustimmung von uns nicht gestattet (Geschmacksmusterschutz).

Beim Wunsch nach einem konkreten Therapiehilfsmittel können wir bei Einzelanfragen behilflich sein (E-Mail: info@traumainstitutleipzig.de).